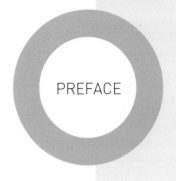

PREFACE

해마다 간호사 국가고시를 통해 면허를 받고 의료 혹은 보건현장에 배치되는 간호 인력은 2만 여명이 넘는다. 법이 정한 자격을 갖추고 국가면허시험을 통과하면 국가로부터 면허와 자격을 부여받는 간호사에게는 일정한 법적 지위와 특권이 주어진다. 간호사의 각종 의무와 책임은 바로 이러한 법적 지위에서 나오는데 이처럼 국가와 사회가 인정한 공인된 지위를 보통 전문적 지위라고 한다. 간호사라는 전문적 지위를 정당하게 받기 위한 첫 번째 관문이 바로 간호사 국가시험이다. 즉, 간호사가 되기 위한 최소한의 기준이라고 할 수 있다.

본 교재는 간호사 국가고시 대비 기본서로 최근 출제경향에 따른 핵심이론으로 구성하였기에 간호사 국가고시를 준비하는 간호 학생들에게 유용성을 더한 교재이다. 또한 각 단원에 상세한 해설을 첨부한 출제유형문제로 이론을 한 번 더 되새길 수 있다.

이 교재로 공부한 많은 간호 학생들이 합격의 기쁨을 나누면서 이 시대의 건강을 책임질 수 있는 리더로서 우뚝 서길 바란다.

공저자 올림

**시행처**

한국보건의료인국가시험원

**개요**

간호사는 의사의 진료를 돕고 의사의 처방이나 규정된 간호기술에 따라 치료를 행하며, 의사 부재 시에는 비상조치를 취하기도 한다. 환자의 상태를 점검ㆍ기록하고 환자나 가족들에게 치료, 질병예방에 대해 설명해 주는 의료인을 말한다.

**수행 직무**

- 간호사는 간호 요구자에 대한 교육ㆍ상담 및 건강증진을 위한 활동의 기획과 수행, 그 밖의 대통령령으로 정하는 보건활동을 임무로 한다(의료법 제2조 제2항 제5호).
- 대통령령으로 정하는 보건활동이란 다음의 보건활동을 말한다(의료법 시행령 제2조).
  - 「농어촌 등 보건의료를 위한 특별조치법」 제19조에 따라 보건진료 전담공무원으로서 하는 보건활동
  - 「모자보건법」 제10조 제1항에 따른 모자보건전문가가 행하는 모자보건 활동
  - 「결핵예방법」 제18조에 따른 보건활동
  - 그 밖의 법령에 따라 간호사의 보건활동으로 정한 업무
- 모든 개인, 가정, 지역사회를 대상으로 건강의 회복, 질병의 예방, 건강의 유지와 그 증진에 필요한 지식, 기력, 의지와 자원을 갖추도록 직접 도와주고 간호대상자에게 직접 간호뿐만 아니라 교육, 설명, 지시, 조언, 감독, 지도 등의 중재적 활동을 수행한다(의료법 제2조 및 동법 시행령 제2조, 대한간호협회 간호표준).

**응시 자격**

- 평가인증기구의 인증을 받은 간호학을 전공하는 대학이나 전문대학(구제(舊制) 전문학교와 간호학교를 포함한다)을 졸업한 자
- 보건복지부장관이 인정하는 외국의 학교를 졸업하고 외국의 간호사 면허를 받은 자

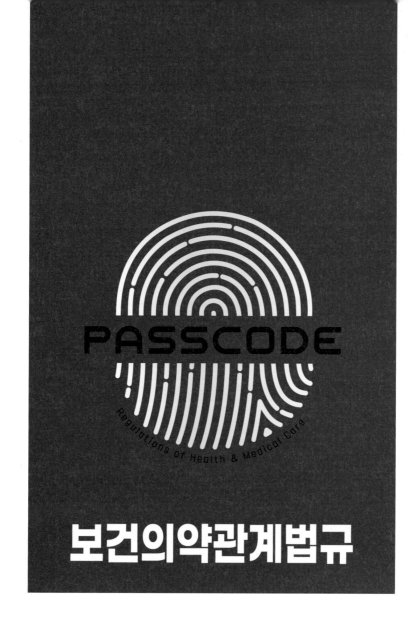

# PASSCODE

Regulations of Health & Medical Care

# 보건의약관계법규

# Always with you

사람이 길에서 우연하게 만나거나 함께 살아가는 것만이 인연은 아니라고 생각합니다.
책을 펴내는 출판사와 그 책을 읽는 독자의 만남도 소중한 인연입니다.
SD에듀는 항상 독자의 마음을 헤아리기 위해 노력하고 있습니다.
늘 독자와 함께하겠습니다.

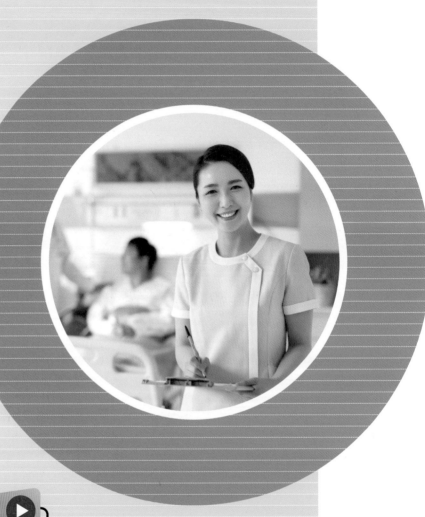

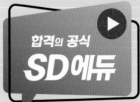

**시험 시간표**

| 구 분 | 시험과목(문제수) | 교시별 문제수 | 시험 형식 | 입장시간 | 시험시간 |
|---|---|---|---|---|---|
| 1교시 | 1. 성인간호학(70)<br>2. 모성간호학(35) | 105 | 객관식 | ~ 08:30 | 09:00 ~ 10:35<br>(95분) |
| 2교시 | 1. 아동간호학(35)<br>2. 지역사회간호학(35)<br>3. 정신간호학(35) | 105 | 객관식 | ~ 10:55 | 11:05 ~ 12:40<br>(95분) |
| 3교시 | 1. 간호관리학(35)<br>2. 기본간호학(30)<br>3. 보건의약관계법규(20) | 85 | 객관식 | ~ 13:40 | 13:50 ~ 15:10<br>(80분) |

※ 보건의약관계법규 : 감염병의 예방 및 관리에 관한 법률, 검역법, 국민건강보험법, 국민건강증진법, 마약류 관리에 관한 법률, 보건의료기본법, 응급의료에 관한 법률, 의료법, 지역보건법, 혈액관리법, 호스피스 · 완화의료 및 임종과정에 있는 환자의 연명의료결정에 관한 법률, 후천성면역결핍증 예방법과 그 시행령 및 시행규칙

**시험 과목**

- 시험과목 : 8과목
- 문제수 : 295문제
- 배점 : 1점 / 1문제
- 총점 : 295점
- 문제 형식 : 객관식 5지 선다형

**합격 기준**

- 전 과목 총점의 60% 이상, 매 과목 40% 이상 득점한 자를 합격자로 한다.
  ※ 과락 기준 : 정답 문항이 성인간호학 28문항, 모성간호학 · 아동간호학 · 지역사회간호학 · 정신간호학 · 간호관리학 14문항, 기본간호학 12문항, 보건의약관계법규 8문항 미만인 경우
- 응시자격이 없는 것으로 확인된 경우 합격자 발표 이후에도 합격이 취소된다.

**시험일정**

| 구 분 | 일 정 | 비 고 |
|---|---|---|
| 응시원서 접수 | • 2022년 10월 12일(수)~19일(수)<br>• 국시원 홈페이지 [원서 접수] 메뉴<br>• 외국대학 졸업자로 응시자격 확인서류를 제출하여야 하는 자는 접수기간 내에 반드시 국시원 별관(2층 고객지원센터)에 방문하여 서류 확인 후 접수 가능함 | • 응시수수료 : 90,000원<br>• 접수시간 : 해당 시험직종 접수 시작일 09:00부터 접수 마감일 18:00까지 |
| 시험 시행 | • 2023년 1월 20일(금)<br>• 국시원 홈페이지 – [시험안내] – [간호사] – [시험장소(필기/실기)] 메뉴 | • 응시자 준비물 : 응시표, 신분증, 필기도구 지참(컴퓨터용 흑색 수성사인펜은 지급함) |
| 최종합격자 발표 | • 2023년 2월 17일(금)<br>• 국시원 홈페이지 [합격자조회] 메뉴 | • 휴대전화번호가 기입된 경우에 한하여 SMS 통보 |

※ 상기 시험일정은 시행처의 사정에 따라 변경될 수 있으니 한국보건의료인국가시험원 홈페이지(www.kuksiwon.or.kr)에서 확인하시기 바랍니다.

**합격률**

| 회 차 | 연 도 | 접수인원 | 응시인원 | 합격인원 | 합격률(%) |
|---|---|---|---|---|---|
| 제62회 | 2022 | 24,367 | 24,175 | 23,362 | 96.6 |
| 제61회 | 2021 | 23,064 | 22,933 | 21,741 | 94.8 |
| 제60회 | 2020 | 22,586 | 22,432 | 21,582 | 96.2 |
| 제59회 | 2019 | 21,511 | 21,391 | 20,622 | 96.4 |
| 제58회 | 2018 | 20,870 | 20,731 | 19,927 | 96.1 |
| 제57회 | 2017 | 20,356 | 20,196 | 19,473 | 96.4 |
| 제56회 | 2016 | 18,755 | 18,655 | 17,505 | 93.8 |

# CONTENTS

# CONTENTS

PART

1

[ 의료법 ]

간호사 국가고시

# 보건의약관계법규

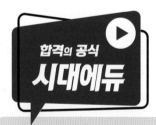

# 제 1 장

# 총 칙

## 목적(법 제1조)

이 법은 **모든 국민**이 **수준 높은 의료 혜택을 받을 수 있도록** 국민의료에 **필요한 사항을 규정**함으로써 **국민의 건강을 보호**하고 **증진**하는 데에 목적이 있다.

## 의료인(법 제2조)

① 이 법에서 "**의료인**"이란 **보건복지부장관의 면허**를 받은 **의사 · 치과의사 · 한의사 · 조산사 및 간호사**를 말한다.

② 의료인은 종별에 따라 다음 각 호의 임무를 수행하여 국민보건 향상을 이루고 국민의 건강한 생활 확보에 이바지할 사명을 가진다.

  1. 의사는 **의료와 보건지도**를 임무로 한다.

  2. 치과의사는 **치과 의료와 구강 보건지도**를 임무로 한다.

  3. 한의사는 **한방 의료와 한방 보건지도**를 임무로 한다.

  4. 조산사는 **조산**(助産)과 **임산부 및 신생아에 대한 보건과 양호지도**를 임무로 한다.

  5. 간호사는 다음 각 목의 업무를 임무로 한다.

    가. 환자의 간호요구에 대한 **관찰, 자료수집, 간호판단 및 요양**을 위한 간호

    나. **의사, 치과의사, 한의사**의 지도하에 시행하는 **진료의 보조**

    다. 간호 요구자에 대한 **교육 · 상담 및 건강증진을 위한 활동의 기획과 수행**, 그 밖의 대통령령으로 정하는 보건활동

    라. 제80조에 따른 간호조무사가 수행하는 가목부터 다목까지의 업무보조에 대한 지도

**01** 국민의료에 필요한 사항을 규정함으로써 국민의 건강을 보호하고 증진함을 목적으로 하는 법은?

❶ 의료법
② 지역보건법
③ 국민건강보험법
④ 국민건강증진법
⑤ 보건의료기본법

해설
목적(법 제1조)
이 법은 모든 국민이 수준 높은 의료 혜택을 받을 수 있도록 국민의료에 필요한 사항을 규정함으로써 국민의 건강을
보호하고 증진하는 데에 목적이 있다.

**02** 의료법상 간호사의 업무로 옳은 것은?

① 의사 부재 시에 대신하는 진료 보조활동
❷ 결핵예방법에 따른 보건활동
③ 장애인복지법에 따른 요양 및 보건활동
④ 요양환자에 대한 의료와 양호지도
⑤ 모자보건법에 근거한 양호지도

해설
간호사는 결핵예방법, 농어촌의료법, 모자보건법에 근거한 보건활동을 한다. 양호지도는 조무사의 업무이다.

**03** 다음 중 간호사의 임무로 옳은 것은?

① 의료와 보건지도

② 치과의료와 구강보건지도

❸ 간호판단과 요양을 위한 간호

④ 한방의료와 한방보건지도

⑤ 조산과 신생아에 대한 보건지도

**해설**

의료인(법 제2조)

5. 간호사는 다음 각 목의 업무를 임무로 한다.

　가. 환자의 간호요구에 대한 관찰, 자료수집, 간호판단 및 요양을 위한 간호

　나. 의사, 치과의사, 한의사의 지도하에 시행하는 진료의 보조

　다. 간호 요구자에 대한 교육·상담 및 건강증진을 위한 활동의 기획과 수행, 그 밖의 대통령령으로 정하는 보건활동

　라. 제80조에 따른 간호조무사가 수행하는 가목부터 다목까지의 업무보조에 대한 지도

출제
유형
문제

**04** 다음 중 의료법상 의료인은?

① 의사, 치과의사, 간호사, 조산사, 약사

② 의사, 치과의사, 한의사, 간호사, 약사

③ 의사, 치과의사, 간호사, 수의사, 약사

❹ 의사, 치과의사, 한의사, 간호사, 조산사

⑤ 의사, 치과의사, 한의사, 간호사, 수의사

**해설**

의료인(법 제2조)

① 이 법에서 "의료인"이란 보건복지부장관의 면허를 받은 의사·치과의사·한의사·조산사 및 간호사를 말한다.

# 제 2 장

# 의료기관의 지정

## 의료기관(법 제3조)

이 법에서 "의료기관"이란 의료인이 공중(公衆) 또는 특정 다수인을 위하여 의료·조산의 업(이하 "의료업"이라 한다)을 하는 곳을 말하며 다음과 같이 구분한다.

1. **의원급** 의료기관 : **의사, 치과의사 또는 한의사**가 주로 **외래환자**를 대상으로 각각 그 의료행위를 하는 의료기관으로서 그 종류는 다음 각 목과 같다.

   가. **의 원**

   나. **치과의원**

   다. **한의원**

2. 조산원 : 조산사가 **조산과 임산부 및 신생아를 대상으로 보건활동과 교육·상담을 하는 의료기관**을 말한다.

3. **병원급** 의료기관 : 의사, 치과의사 또는 한의사가 주로 **입원환자**를 대상으로 의료행위를 하는 의료기관으로서 그 종류는 다음 각 목과 같다.

   가. **병 원**

   나. **치과병원**

   다. **한방병원**

   라. **요양병원**(「장애인복지법」 제58조제1항제4호에 따른 의료재활시설로서 제3조의2의 요건을 갖춘 의료기관을 포함한다. 이하 같다)

   마. **정신병원**

   바. **종합병원**

## 병원 등(법 제3조의2)

병원·치과병원·한방병원 및 요양병원(이하 "병원 등"이라 한다)은 **30개 이상의 병상(병원·한방병원만 해당한다)** 또는 **요양병상(요양병원만 해당**하며, **장기입원이 필요한 환자를 대상**으로 **의료행위**를 하기 위하여 설치한 병상을 말한다)을 갖추어야 한다.

## 종합병원(법 제3조의3)

① 종합병원은 다음 각 호의 요건을 갖추어야 한다.

 1. **100개 이상의 병상**을 갖출 것
 2. **100병상 이상 300병상** 이하인 경우에는 내과·외과·소아청소년과·산부인과 중 3개 진료과목, 영상의학과, 마취통증의학과와 진단검사의학과 또는 병리과를 포함한 **7개 이상의 진료과목**을 갖추고 각 진료과목마다 전속하는 전문의를 둘 것
 3. **300병상**을 초과하는 경우에는 내과, 외과, 소아청소년과, 산부인과, 영상의학과, 마취통증의학과, 진단검사의학과 또는 병리과, 정신건강의학과 및 치과를 포함한 **9개 이상의 진료과목**을 갖추고 각 진료과목마다 전속하는 전문의를 둘 것

② 종합병원은 제1항제2호 또는 제3호에 따른 진료과목(이하 "필수진료과목"이라 한다) 외에 필요하면 추가로 진료과목을 설치·운영할 수 있다. 이 경우 필수진료과목 외의 진료과목에 대하여는 해당 의료기관에 전속하지 아니한 전문의를 둘 수 있다.

## 상급병원 지정(법 제3조의4)

① **보건복지부장관**은 다음 각 호의 요건을 갖춘 종합병원 중에서 **중증질환에 대하여 난이도가 높은 의료행위를 전문적으로 하는 종합병원을 상급종합병원으로 지정**할 수 있다.
 1. 보건복지부령으로 정하는 **20개 이상의 진료과목**을 갖추고 각 진료과목마다 **전속하는 전문의**를 둘 것
 2. 전문의가 되려는 자를 수련시키는 기관일 것
 3. 보건복지부령으로 정하는 인력·시설·장비 등을 갖출 것
 4. **질병군별(疾病群別) 환자구성 비율이 보건복지부령으로 정하는 기준**에 해당할 것
② 보건복지부장관은 제1항에 따른 지정을 하는 경우 제1항 각 호의 사항 및 전문성 등에 대하여 평가를 실시하여야 한다.
③ 보건복지부장관은 상급종합병원으로 지정받은 종합병원에 대하여 **3년마다** 평가를 실시하여 **재지정하거나 지정을 취소**할 수 있다.
④ 보건복지부장관은 제2항 및 제3항에 따른 평가업무를 **관계 전문기관 또는 단체에 위탁**할 수 있다.
⑤ 상급종합병원 지정·재지정의 기준·절차 및 평가업무의 위탁 절차 등에 관하여 필요한 사항은 **보건복지부령**으로 정한다.

## 전문병원 지정(법 제3조의5)

① 보건복지부장관은 병원급 의료기관 중에서 **특정 진료과목이나 특정 질환 등에 대하여 난이도가 높은 의료행위를 하는 병원**을 전문병원으로 지정할 수 있다.
② 제1항에 따른 전문병원은 다음 각 호의 요건을 갖추어야 한다.
 1. 특정 질환별·진료과목별 환자의 구성비율 등이 보건복지부령으로 정하는 기준에 해당할 것
 2. 보건복지부령으로 정하는 수 이상의 진료과목을 갖추고 각 진료과목마다 전속하는 전문의를 둘 것

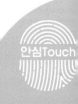

③ 보건복지부장관은 제1항에 따라 전문병원으로 지정하는 경우 제2항 각 호의 사항 및 **진료의 난이도 등에 대하여 평가**를 실시하여야 한다.

④ 보건복지부장관은 제1항에 따라 전문병원으로 지정받은 의료기관에 대하여 3년마다 제3항에 따른 평가를 실시하여 전문병원으로 재지정할 수 있다.

⑤ 보건복지부장관은 제1항 또는 제4항에 따라 지정받거나 **재지정받은 전문병원이 다음 각 호의 어느 하나에 해당하는 경우**에는 그 지정 또는 재지정을 취소할 수 있다. 다만, 제1호에 해당하는 경우에는 그 지정 또는 재지정을 취소하여야 한다.

1. 거짓이나 그 밖의 부정한 방법으로 지정 또는 재지정을 받은 경우

2. 지정 또는 재지정의 취소를 원하는 경우

3. 제4항에 따른 평가 결과 제2항 각 호의 요건을 갖추지 못한 것으로 확인된 경우

⑥ 보건복지부장관은 제3항 및 제4항에 따른 평가업무를 관계 전문기관 또는 단체에 위탁할 수 있다.

⑦ 전문병원 지정·재지정의 기준·절차 및 평가업무의 위탁 절차 등에 관하여 필요한 사항은 보건복지부령으로 정한다.

**01** 종합병원 개설 요건으로 옳은 것은?

① 150개 이상의 병상을 갖춰야 한다.

② 의사, 한의사, 치과의사만이 개설할 수 있다.

❸ 종합병원은 필수진료과목마다 전속하는 전문의를 둔다.

④ 200병상인 종합병원에서는 산부인과, 소아청소년과를 반드시 둔다.

⑤ 감염성 질환에 대하여 의료행위를 전문적으로 하는 종합병원을 상급종합병원으로 지정한다.

**해설**

**종합병원(법 제3조의3)**

① 종합병원은 다음 각 호의 요건을 갖추어야 한다.

  1. 100개 이상의 병상을 갖출 것

  2. 100병상 이상 300병상 이하인 경우에는 내과 · 외과 · 소아청소년과 · 산부인과 중 3개 진료과목, 영상의학과, 마취통증의학과와 진단검사의학과 또는 병리과를 포함한 7개 이상의 진료과목을 갖추고 각 진료과목마다 전속하는 전문의를 둘 것

  3. 300병상을 초과하는 경우에는 내과, 외과, 소아청소년과, 산부인과, 영상의학과, 마취통증의학과, 진단검사의학과 또는 병리과, 정신건강의학과 및 치과를 포함한 9개 이상의 진료과목을 갖추고 각 진료과목마다 전속하는 전문의를 둘 것

② 종합병원은 제1항제2호 또는 제3호에 따른 진료과목(이하 "필수진료과목"이라 한다) 외에 필요하면 추가로 진료과목을 설치 · 운영할 수 있다. 이 경우 필수진료과목 외의 진료과목에 대하여는 해당 의료기관에 전속하지 아니한 전문의를 둘 수 있다.

**02** 의료법에 따른 의료기관으로 알맞은 것은?

① 약 국  ② 보건소
③ 보건의료원  ❹ 상급종합병원
⑤ 한국희귀·필수의약품센터

**해설**
**의료기관(법 제3조)**
① 이 법에서 "의료기관"이란 의료인이 공중(公衆) 또는 특정 다수인을 위하여 의료·조산의 업(이하 "의료업"이라 한다)을 하는 곳을 말한다.
② 의료기관은 다음 각 호와 같이 구분한다.
1. 의원급 의료기관 : 의사, 치과의사 또는 한의사가 주로 외래환자를 대상으로 각각 그 의료행위를 하는 의료기관으로서 그 종류는 다음 각 목과 같다.
가. 의 원
나. 치과의원
다. 한의원
2. 조산원 : 조산사가 조산과 임산부 및 신생아를 대상으로 보건활동과 교육·상담을 하는 의료기관을 말한다.
3. 병원급 의료기관 : 의사, 치과의사 또는 한의사가 주로 입원환자를 대상으로 의료행위를 하는 의료기관으로서 그 종류는 다음 각 목과 같다.
가. 병 원
나. 치과병원
다. 한방병원
라. 요양병원(「장애인복지법」 제58조제1항제4호에 따른 의료재활시설로서 제3조의2의 요건을 갖춘 의료기관을 포함한다. 이하 같다)
마. 정신병원
바. 종합병원

**03** 의료인이 주로 외래환자를 대상으로 의료행위를 하는 의료기관은?

❶ 의 원  ② 병 원
③ 치과병원  ④ 한방병원
⑤ 요양병원

**해설**
**의료기관(법 제3조)**
1. 의원급 의료기관 : 의사, 치과의사 또는 한의사가 주로 외래환자를 대상으로 각각 그 의료행위를 하는 의료기관이다.

**04** 의료법상 병원급 의료기관에 해당하는 것이 아닌 것은?

① 병 원
② 한방병원
③ 치과병원
④ 요양병원
❺ 산후조리원

**해설**

**의료기관(법 제3조)**

3. "병원급 의료기관"이란 의사, 치과의사 또는 한의사가 주로 입원환자를 대상으로 의료행위를 하는 의료기관으로서 그 종류는 다음 각 목과 같다.
   가. 병 원
   나. 치과병원
   다. 한방병원
   라. 요양병원(「장애인복지법」 제58조제1항제4호에 따른 의료재활시설로서 제3조의2의 요건을 갖춘 의료기관을 포함한다. 이하 같다)
   마. 정신병원
   바. 종합병원

**05** 30개 이상의 병상 또는 요양병상을 갖춰야 하는 의료기관은?

① 의 원
❷ 병 원
③ 한의원
④ 조산원
⑤ 치과의원

**해설**

**병원 등(법 제3조의2)**

병원·치과병원·한방병원 및 요양병원(이하 "병원 등"이라 한다)은 30개 이상의 병상(병원·한방병원만 해당한다) 또는 요양병상(요양병원만 해당하며, 장기입원이 필요한 환자를 대상으로 의료행위를 하기 위하여 설치한 병상을 말한다)을 갖추어야 한다.

**06** 300병상을 초과하는 종합병원에 대한 설명으로 옳은 것은?

① 보건복지부장관은 3년마다 평가를 실시하여 재지정이나 지정을 취소할 수 있다.
② 5개의 진료과목을 갖추고 각 진료과목마다 전속하는 전문의를 두어야 한다.
③ 7개 이상의 진료과목을 갖추고 각 진료과목마다 전속하는 전문의를 두어야 한다.
❹ 9개 이상의 진료과목을 갖추고 각 진료과목마다 전속하는 전문의를 두어야 한다.
⑤ 20개 이상의 진료과목을 갖추고 각 진료과목마다 전속하는 전문의를 두어야 한다.

**해설**

**종합병원(법 제3조의3)**

3. 300병상을 초과하는 경우에는 내과, 외과, 소아청소년과, 산부인과, 영상의학과, 마취통증의학과, 진단검사의학과 또는 병리과, 정신건강의학과 및 치과를 포함한 9개 이상의 진료과목을 갖추고 각 진료과목마다 전속하는 전문의를 둘 것

**07** 300병상을 초과하는 종합병원에 설치해야 할 필수과목으로 이루어진 것은?

① 산부인과, 내과, 흉부외과

② 진단방사선과, 내과, 결핵과

③ 소아청소년과, 치과, 간호과

④ 산부인과, 일반외과, 결핵내과

❺ 영상의학과, 진단검사의학과, 내과

**해설**

종합병원(법 제3조의3)

3. 300병상을 초과하는 경우에는 내과, 외과, 소아청소년과, 산부인과, 영상의학과, 마취통증의학과, 진단검사의학과 또는 병리과, 정신건강의학과 및 치과를 포함한 9개 이상의 진료과목을 갖추고 각 진료과목마다 전속하는 전문의를 둘 것

**08** 100병상 이상 300병상 이하인 종합병원에 필수적으로 두어야 하는 진료과목은?

① 치 과  ❷ 영상의학과

③ 흉부외과  ④ 심장내과

⑤ 정신건강의학과

**해설**

종합병원(법 제3조의3)

2. 100병상 이상 300병상 이하인 경우에는 내과·외과·소아청소년과·산부인과 중 3개 진료과목, 영상의학과, 마취통증 의학과와 진단검사의학과 또는 병리과를 포함한 7개 이상의 진료과목을 갖추고 각 진료과목마다 전속하는 전문의를 둘 것

**09** 의료기관 개설 시 일정한 병상 수의 요건을 갖추지 않아도 되는 의료기관은?

❶ 의 원  ② 병 원

③ 요양병원  ④ 한방병원

⑤ 종합병원

**해설**

병원 등(법 제3조의2)

3. 병원·치과병원·한방병원 및 요양병원(이하 "병원 등"이라 한다)은 30개 이상의 병상(병원·한방병원만 해당한다) 또는 요양병상(요양병원만 해당하며, 장기입원이 필요한 환자를 대상으로 의료행위를 하기 위하여 설치한 병상을 말한다)을 갖추어야 한다.

**10** 의료기관 내에 게시하여야 하는 환자의 의무는?

① 진료받을 의무
② 비밀을 보호받을 의무
③ 알 권리와 자기결정 의무
④ 상담과 조정을 신청할 의무
❺ 의료인을 신뢰하고 존중할 의무

**해설**
환자의 권리 등의 게시(시행규칙 제1조의3)
① 「의료법」(이하 「법」이라 한다) 제4조제3항 전단에서 "「보건의료기본법」 제6조·제12조 및 제13조에 따른 환자의 권리 등 보건복지부령으로 정하는 사항"이란 [별표 1]과 같다.

> **환자의 권리와 의무**
> 1. 환자의 권리
>  가. 진료받을 권리
>  나. 알권리 및 자기결정권
>  다. 비밀을 보호받을 권리
>  라. 상담·조정을 신청할 권리
> 2. 환자의 의무
>  가. 의료인에 대한 신뢰·존중 의무
>  나. 부정한 방법으로 진료를 받지 않을 의무

② 의료기관의 장은 법 제4조제3항 후단에 따라 제1항에 따른 사항을 접수창구나 대기실 등 환자 또는 환자의 보호자가 쉽게 볼 수 있는 장소에 게시하여야 한다.

**출제 유형 문제**

**11** 의료법에 의한 상급종합병원의 기준으로 옳은 것은?

① 시·도지사가 인력 시설 물자를 점검한다.
② 9개 이상의 진료과목이 있고, 과목마다 전문의를 두어야 한다.
❸ 중증질환에 대해 난이도가 높은 의료행위를 전문적으로 하는 종합병원이다.
④ 특정 진료과목이나 질환 등에 대하여 난이도가 높은 의료행위를 하는 병원이다.
⑤ 상급종합병원 지정, 재지정의 기준, 절차 및 평가업무의 위탁 절차 등에 관하여 필요한 사항은 대통령령으로 정한다.

**해설**
상급종합병원 지정(법 제3조의4)
① 보건복지부장관은 다음 각 호의 요건을 갖춘 종합병원 중에서 중증질환에 대하여 난이도가 높은 의료행위를 전문적으로 하는 종합병원을 상급종합병원으로 지정할 수 있다.
  1. 보건복지부령으로 정하는 20개 이상의 진료과목을 갖추고 각 진료과목마다 전속하는 전문의를 둘 것
  2. 제77조제1항에 따라 전문의가 되려는 자를 수련시키는 기관일 것
  3. 보건복지부령으로 정하는 인력·시설·장비 등을 갖출 것
  4. 질병군별(疾病群別) 환자구성 비율이 보건복지부령으로 정하는 기준에 해당할 것
② 보건복지부장관은 제1항에 따른 지정을 하는 경우 제1항 각 호의 사항 및 전문성 등에 대하여 평가를 실시하여야 한다.
③ 보건복지부장관은 제1항에 따라 상급종합병원으로 지정받은 종합병원에 대하여 3년마다 제2항에 따른 평가를 실시하여 재지정하거나 지정을 취소할 수 있다.
④ 보건복지부장관은 제2항 및 제3항에 따른 평가업무를 관계 전문기관 또는 단체에 위탁할 수 있다.
⑤ 상급종합병원 지정·재지정의 기준·절차 및 평가업무의 위탁 절차 등에 관하여 필요한 사항은 보건복지부령으로 정한다.

**12** 전문병원 지정에 대한 설명 중 옳은 것은?

① 보건복지부장관은 4년마다 평가를 실시하여야 한다.
② 대통령령으로 정하는 수 이상의 진료과목을 갖추어야 한다.
❸ 전문병원의 지정에 관하여 필요한 사항은 보건복지부령으로 정한다.
④ 특정 질환별 환자의 수가 보건복지부령이 정하는 기준에 해당하여야 한다.
⑤ 보건복지부장관은 종합병원급 의료기관 중에서 특정 난이도가 높은 의료행위를 하는 병원을 전문병원으로 지정할 수 있다.

해설
① 3년마다 평가를 실시하여야 한다.
② 보건복지부령으로 정한다.
④ 특정 질환별·진료과목별 환자의 구성비율 등이 보건복지부령으로 정하는 기준에 해당되어야 한다.
⑤ 보건복지부장관은 병원급 의료기관 중에서 특정 진료과목이나 특정 질환 등에 대하여 난이도가 높은 의료행위를 하는 병원을 전문병원으로 지정할 수 있다.

출제
유형
문제

**13** 다음 중 상급종합병원 지정요건에 해당하는 것은?

① 전문병원 지정을 받은 기관
② 200개 이상의 병상을 갖출 것
③ 매 5년마다 진료의 난이도 등에 대해 평가를 받을 것
④ 9개 이상의 진료과목을 갖추고 각 진료과목마다 전속하는 전문의를 둘 것
❺ 질병군별 환자구성 비율이 보건복지부령으로 정하는 기준에 해당할 것

해설
**상급종합병원 지정(법 제3조의4)**
① 보건복지부장관은 다음 각 호의 요건을 갖춘 종합병원 중에서 중증질환에 대하여 난이도가 높은 의료행위를 전문적으로 하는 종합병원을 상급종합병원으로 지정할 수 있다.
　1. 보건복지부령으로 정하는 20개 이상의 진료과목을 갖추고 각 진료과목마다 전속하는 전문의를 둘 것
　2. 제77조제1항에 따라 전문의가 되려는 자를 수련시키는 기관일 것
　3. 보건복지부령으로 정하는 인력·시설·장비 등을 갖출 것
　4. 질병군별(疾病群別) 환자구성 비율이 보건복지부령으로 정하는 기준에 해당할 것
② 보건복지부장관은 제1항에 따른 지정을 하는 경우 제1항 각 호의 사항 및 전문성 등에 대하여 평가를 실시하여야 한다.
③ 보건복지부장관은 제1항에 따라 상급종합병원으로 지정받은 종합병원에 대하여 3년마다 제2항에 따른 평가를 실시하여 재지정하거나 지정을 취소할 수 있다.
④ 보건복지부장관은 제2항 및 제3항에 따른 평가업무를 관계 전문기관 또는 단체에 위탁할 수 있다.
⑤ 상급종합병원 지정·재지정의 기준·절차 및 평가업무의 위탁 절차 등에 관하여 필요한 사항은 보건복지부령으로 정한다.

# 제 3 장

# 의료인의 면허

## 의사 · 치과의사 및 한의사 면허(법 제5조)

① 의사 · 치과의사 또는 한의사가 되려는 자는 다음 각 호의 어느 하나에 해당하는 자격을 가진 자로서 제9조에 따른 의사 · 치과의사 또는 한의사 국가시험에 합격한 후 보건복지부장관의 면허를 받아야 한다.

1. 「고등교육법」 제11조의2에 따른 인정기관(이하 "평가인증기구"라 한다)의 인증(이하 "**평가인증기구의 인증**"이라 한다)을 받은 의학 · 치의학 또는 한의학을 전공하는 대학을 졸업하고 의학사 · 치의학사 또는 한의학사 학위를 받은 자

2. 평가인증기구의 인증을 받은 의학 · 치의학 또는 한의학을 전공하는 **전문대학원을 졸업**하고 석사학위 또는 박사학위를 받은 자

3. 외국의 제1호나 제2호에 해당하는 학교(보건복지부장관이 정하여 고시하는 인정기준에 해당하는 학교를 말한다)를 졸업하고 외국의 의사 · 치과의사 또는 한의사 면허를 받은 자로서 제9조에 따른 예비시험에 합격한 자

② 평가인증기구의 인증을 받은 의학 · 치의학 또는 한의학을 전공하는 대학 또는 전문대학원을 6개월 이내에 졸업하고 해당 학위를 받을 것으로 예정된 자는 제1항제1호 및 제2호의 자격을 가진 자로 본다. 다만, 그 졸업예정시기에 졸업하고 해당 학위를 받아야 면허를 받을 수 있다.

③ 제1항에도 불구하고 입학 당시 평가인증기구의 인증을 받은 의학 · 치의학 또는 한의학을 전공하는 대학 또는 전문대학원에 입학한 사람으로서 그 대학 또는 전문대학원을 졸업하고 해당 학위를 받은 사람은 같은 항 제1호 및 제2호의 자격을 가진 사람으로 본다.

## 조산사 면허(법 제6조)

조산사가 되려는 자는 다음 각 호의 어느 하나에 해당하는 자로서 제9조에 따른 **조산사 국가시험에 합격한 후 보건복지부장관의 면허를 받아야** 한다.

1. **간호사 면허**를 가지고 **보건복지부장관이 인정하는 의료기관에서 1년간 조산 수습과정을 마친 자**

2. 외국의 조산사 면허(보건복지부장관이 정하여 고시하는 인정기준에 해당하는 면허를 말한다)를 받은 자

3. 수습의료기관 : 산부인과 수련병원 및 소아청소년과 수련병원으로서 월평균 분만 건수 **100건** 이상 되는 의료기관

## 간호사 면허(법 제7조)

1. 평가인증기구의 인증을 받은 간호학을 전공하는 대학이나 전문대학[구제(舊制) 전문학교와 간호학교를 포함한다]을 졸업한 자
2. 외국의 제1호에 해당하는 학교(보건복지부장관이 정하여 고시하는 인정기준에 해당하는 학교를 말한다)를 졸업하고 외국의 간호사 면허를 받은 자

## 결격사유 등(법 제8조)

1. 「정신건강증진 및 정신질환자 복지서비스 지원에 관한 법률」 제3조제1호에 따른 **정신질환자**. 다만, **전문의가 의료인으로서 적합하다고 인정하는 사람은 제외한다.**
2. **마약·대마·향정신성의약품 중독자**
3. **피성년후견인·피한정후견인**
4. 의료법, 형법 및 의료 관련 법령 등을 위반하여 금고 이상의 형을 선고받고 그 형의 집행이 종료되지 아니하였거나 집행을 받지 아니하기로 확정되지 아니한 자

**01** 다음 중 2022년 의료인 국가시험에 응시할 수 있는 사람은?

① 한외마약을 제조하고 지속적으로 복용한 사람
② 조현병으로 입원치료를 받고 있는 사람
③ 질병 등으로 피성년후견인으로 지정된 사람
❹ 파산신고를 받은 사람
⑤ 의료법 위반으로 1년 금고형을 선고받고 형을 집행 중인 사람

해설
**결격사유 등(법 제8조)**
1. 「정신건강증진 및 정신질환자 복지서비스 지원에 관한 법률」 제3조제1호에 따른 정신질환자. 다만, 전문의가 의료인으로서 적합하다고 인정하는 사람은 그러하지 아니하다.
2. 마약·대마·향정신성의약품 중독자
3. 피성년후견인·피한정후견인
4. 이 법 또는 「형법」 제233조, 제234조, 제269조, 제270조, 제317조제1항 및 제347조(허위로 진료비를 청구하여 환자나 진료비를 지급하는 기관이나 단체를 속인 경우만을 말한다), 「보건범죄단속에 관한 특별조치법」, 「지역보건법」, 「후천성면역결핍증 예방법」, 「응급의료에 관한 법률」, 「농어촌 등 보건의료를 위한 특별 조치법」, 「시체 해부 및 보존 등에 관한 법률」, 「혈액관리법」, 「마약류관리에 관한 법률」, 「약사법」, 「모자보건법」, 그 밖에 대통령령으로 정하는 의료 관련 법령을 위반하여 금고 이상의 형을 선고받고 그 형의 집행이 종료되지 아니하였거나 집행을 받지 아니하기로 확정되지 아니한 자

**02** 의료인의 면허에 관한 사항으로 옳은 것은?

① 의료기관에서 6개월간 조산 수습과정을 마친 자는 조산사 시험에 응시할 수 있다.
② 간호학을 전공하는 외국대학을 졸업하고 학사학위를 받은 자는 국가시험에 응시할 수 있다.
③ 치의학을 전공하는 전문대학원을 졸업하면 석사학위를 받지 않아도 국가시험에 응시할 수 있다.
❹ 한의학을 전공하는 전문대학원을 6개월 이내에 졸업하고 학위를 받을 것으로 예정된 자는 국가시험에 응시할 수 있다.
⑤ 보건복지부장관이 인정하는 외국의 의학을 전공하는 학교를 졸업하고 면허를 받은 자는 예비시험을 보지 않아도 국가시험에 응시할 수 있다.

해설
① 간호사 면허를 가지고 보건복지부장관이 인정하는 의료기관에서 1년간 조산 수습과정을 마친 자는 조산사 시험에 응시할 수 있다.
② 보건복지부장관이 인정하는 외국의 학교를 졸업하고 외국의 간호사 면허를 받은 자는 간호사 국가시험에 응시할 수 있다.
③ 전문대학원을 졸업하고 석사학위를 받은 자는 국가시험에 응시할 수 있다.
⑤ 보건복지부장관이 인정하는 외국의 학교를 졸업하고 외국의 의사·치과의사 또는 한의사 면허를 받은 자로서 예비시험에 합격한 자는 국가고시에 응시할 수 있다.

**03**  **간호사 면허에 관하여 옳은 것은?**

① 국가시험에 합격한 자는 대통령이 발급하는 면허를 받을 수 있다.

❷ 간호학을 전공하는 간호학교를 졸업한 자는 국가시험에 응시할 수 있다.

③ 평생교육시설의 간호 관련 학과를 졸업한 후 간호사 국가시험에 응시할 수 있다.

④ 보건복지부장관이 인정하는 외국의 간호학을 전공하는 대학을 졸업 후 국가시험에 응시할 수 있다.

⑤ 간호대학 졸업과 조산교육과정 수료 후 조산사 국가시험에 합격하면 간호사 면허도 함께 받을 수 있다.

**해설**

① 간호사 면허는 보건복지부장관이 발급한다.

③ 평생교육시설의 관련 학과를 졸업한 경우 간호조무사의 국가시험에 응시할 수 있다.

④ 외국의 대학을 졸업 후 외국의 간호사 면허를 받은 자가 국가시험에 응시할 수 있다.

⑤ 간호사 면허를 먼저 취득한 뒤 조산사 면허시험을 응시할 수 있다.

**04**  **조산 수습의료기관으로 보건복지부장관의 인정을 받기 위해 산부인과 수련병원 및 소아청소년과 수련병원은 월평균 몇 건 이상의 분만건수를 가져야 하는가?**

① 50건

❷ 100건

③ 150건

④ 200건

⑤ 250건

**해설**

조산 수습의료기관 및 수습생 정원(시행규칙 제3조)

① 법 제6조제1호에 따른 조산(助産) 수습의료기관으로 보건복지부장관의 인정을 받을 수 있는 의료기관은 「전문의의 수련 및 자격인정 등에 관한 규정」에 따른 산부인과 수련병원 및 소아청소년과 수련병원으로서 월평균 분만 건수가 100건 이상 되는 의료기관이어야 한다.

**05** 의료인의 결격사유에 해당하는 것은?

❶ 향정신성의약품에 중독된 자
② 급성 전염병에 감염되어 격리조치된 자
③ 병역법을 위반하여 금고 이상의 형을 선고받은 자
④ 지체장애가 발생하여 독립적인 거동이 불가능해진 자
⑤ 의료 관련 법령을 위반하여 금고 이상의 형을 선고받고 그 집행이 종료된 자

**해설**

결격사유 등(법 제8조)

다음 각 호의 어느 하나에 해당하는 자는 의료인이 될 수 없다.

1. 「정신건강증진 및 정신질환자 복지서비스 지원에 관한 법률」 제3조제1호에 따른 정신질환자. 다만, 전문의가 의료인으로서 적합하다고 인정하는 사람은 그러하지 아니하다.
2. 마약·대마·향정신성의약품 중독자
3. 피성년후견인·피한정후견인
4. 이 법 또는 「형법」 제233조, 제234조, 제269조, 제270조, 제317조제1항 및 제347조(허위로 진료비를 청구하여 환자나 진료비를 지급하는 기관이나 단체를 속인 경우만을 말한다), 「보건범죄단속에 관한 특별조치법」, 「지역보건법」, 「후천성면역결핍증 예방법」, 「응급의료에 관한 법률」, 「농어촌 등 보건의료를 위한 특별 조치법」, 「시체 해부 및 보존 등에 관한 법률」, 「혈액관리법」, 「마약류관리에 관한 법률」, 「약사법」, 「모자보건법」, 그 밖에 대통령령으로 정하는 의료 관련 법령을 위반하여 금고 이상의 형을 선고받고 그 형의 집행이 종료되지 아니하였거나 집행을 받지 아니하기로 확정되지 아니한 자

# 제4장

# 국가의료시험의 시행

## 국가시험 등의 시행 및 공고 등(시행령 제4조)

① **보건복지부장관**은 매년 1회 이상 국가시험과 예비시험(이하 "국가시험 등"이라 한다)을 시행하여야 한다.

② 보건복지부장관은 국가시험 등의 관리에 관한 업무를 「한국보건의료인국가시험원법」에 따른 **한국보건의료인국가시험원**(이하 "국가시험 등 관리기관"이라 한다)이 시행하도록 한다.

③ 국가시험 등 관리기관의 장은 국가시험 등을 실시하려면 미리 보건복지부장관의 승인을 받아 시험 일시, 시험 장소, 시험과목, 응시원서 제출기간, 그 밖에 시험의 실시에 관하여 필요한 사항을 시험 실시 90일 전까지 공고하여야 한다. 다만, 시험장소는 지역별 응시인원이 확정된 후 시험 실시 **30일 전까지 공고**할 수 있다.

④ 제3항에도 불구하고 국가시험 등 관리기관의 장은 국민의 건강 보호를 위하여 **긴급하게 의료인력을 충원할 필요가 있다고 보건복지부장관이 인정하는 경우**에는 제3항에 따른 **공고기간을 단축**할 수 있다.

## 응시자격 제한 등(법 제10조)

① 제8조(결격사유 등)의 어느 하나에 해당하는 자는 국가시험 등에 응시할 수 없다.

② 부정한 방법으로 국가시험 등에 응시한 자나 국가시험 등에 관하여 **부정행위를 한 자는 그 수험을 정지시키거나 합격을 무효**로 한다.

③ 보건복지부장관은 수험이 정지되거나 합격이 무효가 된 사람에 대하여 처분의 사유와 위반 정도 등을 고려하여 **대통령령으로 정하는 바에 따라 그 다음에 치러지는 이 법에 따른 국가시험 등의 응시를 3회의 범위에서 제한할 수 있다.**

**01** 국가시험에서 부정행위를 하여 그 수험을 정지당하고 무효로 된 자에 대한 설명으로 옳은 것은?

① 이후의 국가시험에 응시할 수 없다.

② 그 다음 해의 시험에 응시할 수 있다.

❸ 그 후 3회의 범위에서 국가시험 응시가 제한된다.

④ 그 후 5회의 범위에서 국가시험 응시가 제한된다.

⑤ 특정 업무에 종사할 것을 조건으로 면허를 부여한다.

**해설**

응시자격 제한 등(법 제10조)

① 제8조 각 호의 어느 하나에 해당하는 자는 국가시험 등에 응시할 수 없다.

② 부정한 방법으로 국가시험 등에 응시한 자나 국가시험 등에 관하여 부정행위를 한 자는 그 수험을 정지시키거나 합격을 무효로 한다.

③ 보건복지부장관은 제2항에 따라 수험이 정지되거나 합격이 무효가 된 사람에 대하여 처분의 사유와 위반 정도 등을 고려하여 대통령령으로 정하는 바에 따라 그 다음에 치러지는 이 법에 따른 국가시험 등의 응시를 3회의 범위에서 제한할 수 있다.

**02** 간호사 면허시험에 응시할 수 있는 사람은?

① 피성년후견인

② 향정신성 약물중독자

③ 1년 전 부정행위로 인해 국가시험 합격이 취소된 자

④ 정신과 전문의가 의료인으로서 부적당하다고 인정한 정신질환자

❺ 의료 관련법을 위반하여 금고 이상의 형을 받고 집행이 종료된 자

**해설**

결격사유 등(법 제8조)

1. 정신보건법에 따른 정신질환자. 다만, 전문의가 의료인으로서 적합하다고 인정한 자는 제외한다.

2. 마약·대마·향정신성의약품 중독자

3. 피성년후견인·피한정후견인

4. 의료법, 형법, 보건의료 관련 법령을 위반하여 금고 이상의 형을 선고받고 그 형의 집행이 종료되지 아니하였거나 집행을 받지 아니하기로 확정되지 아니한 자

**03** 국가시험의 응시자격 제한에 대한 설명 중 옳지 않은 것은?

① 부정행위를 한 자는 수험을 정지시킬 수 있다.

② 부정행위를 한 자의 합격을 무효로 할 수 있다.

③ 부정한 방법으로 국가시험에 응시하면 응시자격이 제한된다.

❹ 부정행위를 한 자는 불합격처리하되 다음 회차 국가시험에 재응시할 수 있다.

⑤ 수험이 정지되거나 합격이 무효된 자는 그 사유에 따라 최대 3회 국가시험에 응시할 수 없다.

**해설**

응시자격 제한 등(법 제10조)

① 제8조(결격사유 등)의 어느 하나에 해당하는 자는 국가시험 등에 응시할 수 없다.

② 부정한 방법으로 국가시험 등에 응시한 자나 국가시험 등에 관하여 부정행위를 한 자는 그 수험을 정지시키거나 합격을 무효로 한다.

③ 보건복지부장관은 제2항에 따라 수험이 정지되거나 합격이 무효가 된 사람에 대하여 처분의 사유와 위반 정도 등을 고려하여 대통령령으로 정하는 바에 따라 그 다음에 치러지는 이 법에 따른 국가시험 등의 응시를 3회의 범위에서 제한할 수 있다.

출제
유형
문제

# 제 5 장

# 의료인의 권리와 의무

## 의료기술 등에 대한 보호(법 제12조)

① 의료인이 하는 **의료·조산·간호** 등 의료기술의 시행(이하 "**의료행위**"라 한다)에 대하여는 이 법이나 다른 법령에 따로 **규정된 경우 외에는 누구든지 간섭하지 못한다.**

② 누구든지 의료기관의 의료용 시설·기재·약품, 그 밖의 기물 등을 파괴·손상하거나 의료기관을 점거하여 진료를 방해하여서는 아니 되며, 이를 교사하거나 방조하여서는 아니 된다.

③ 누구든지 의료행위가 이루어지는 장소에서 의료행위를 행하는 의료인, 제80조에 따른 간호조무사 및 「의료기사 등에 관한 법률」 제2조에 따른 의료기사 또는 의료행위를 받는 사람을 **폭행·협박하여서는 아니 된다.**

## 의료기재 압류 금지(법 제13조)

의료인의 의료업무에 필요한 기구·약품, 그 밖의 재료는 압류하지 못한다.

## 기구 등 우선공급(법 제14조)

① 의료인은 의료행위에 필요한 **기구·약품, 그 밖의 시설 및 재료를 우선적으로 공급받을 권리**가 있다.

② 의료인은 제1항의 권리에 부수(附隨)되는 **물품, 노력, 교통수단**에 대하여서도 제1항과 같은 권리가 있다.

## 진료거부 금지 등(법 제15조)

① 의료인 또는 의료기관 개설자는 진료나 조산 요청을 받으면 정당한 사유 없이 거부하지 못한다.

② 의료인은 응급환자에게 「응급의료에 관한 법률」에서 정하는 바에 따라 최선의 처치를 하여야 한다.

## 세탁물 처리(법 제16조)

의료기관에서 나오는 세탁물은 의료인·의료기관 또는 특별자치시장·특별자치도지사·시장·군수·구청장(자치구의 구청장을 말한다. 이하 같다)에게 신고한 자가 아니면 처리할 수 없다.

**01** 의료인의 권리에 대해 옳은 것은?

① 의료행위에서 얻게 된 타인의 정보를 누설할 수 없다.

② 의료인은 진료나 조산 요청을 받으면 정당한 사유 없이 거부하지 못한다.

③ 의료기관을 점거할 수는 있으나 진료를 방해할 수는 없다.

❹ 의료인의 의료업무에 필요한 기구 및 약품은 압류하지 못한다.

⑤ 의료인은 환자나 환자의 보호자에게 요양방법이나 그 밖에 건강관리에 필요한 사항을 지도하여야 한다.

**해설**

①, ②, ⑤ : 의료인의 의무에 해당한다.

③ : 의료기관을 점거하거나 진료를 방해할 수 없다.

**의료인의 권리** : 의료인의 의료업무에 필요한 기구·약품은 압류하지 못한다.

**02** 의료법에 대한 내용으로 옳은 것은?

① 의료업무에 필요한 의료기재 중 일부는 압류할 수 있다.

② 의료기관에서 발생하는 세탁물은 누구나 처리할 수 있다.

③ 의료인의 의료행위가 잘못되었다면 보건복지부장관이 주의를 줄 수 있다.

④ 응급환자를 다른 의료기관으로 이송 시 반드시 담당의사가 따라가야 한다.

❺ 의료행위에 필요한 기구, 약품, 시설 등을 우선 공급받을 수 있는 권리를 가진다.

**해설**

**기구 등 우선공급(법 제14조)**

① 의료인은 의료행위에 필요한 기구·약품, 그 밖의 시설 및 재료를 우선적으로 공급받을 권리가 있다.

② 의료인은 제1항의 권리에 부수(附隨)되는 물품, 노력, 교통수단에 대하여서도 제1항과 같은 권리가 있다.

**03** 의료법에 명시된 세탁물 처리에 대한 설명 중 옳은 것은?

❶ 의료기관은 자체적으로 세탁물을 처리할 수 있다.

② 시·도지사에게 허가를 받은 자가 세탁물을 처리할 수 있다.

③ 의료기관에서 나오는 세탁물은 용역업체직원이 처리할 수 있다.

④ 세탁물을 처리하는 자의 시설, 장비 기준 등의 사항은 병원장이 정한다.

⑤ 세탁물을 처리하는 자는 병원장이 정하는 바에 따라 위생적으로 시행하여야 한다.

**해설**

① 의료기관은 시설 기준에 맞는 세탁물 처리시설에서 자체 처리와 처리업자에게 위탁 처리 중 어느 하나의 방법으로 세탁물을 처리하여야 한다(의료기관세탁물 관리규칙 제4조).

**세탁물 처리(법 제16조)**

① 의료기관에서 나오는 세탁물은 의료인·의료기관 또는 특별자치시장·특별자치도지사·시장·군수·구청장(자치구의 구청장을 말한다. 이하 같다)에게 신고한 자가 아니면 처리할 수 없다.

② 제1항에 따라 세탁물을 처리하는 자는 보건복지부령으로 정하는 바에 따라 위생적으로 보관·운반·처리하여야 한다.

③ 의료기관의 개설자와 제1항에 따라 의료기관세탁물처리업 신고를 한 자(이하 이 조에서 "세탁물처리업자"라 한다)는 제1항에 따른 세탁물의 처리업무에 종사하는 사람에게 보건복지부령으로 정하는 바에 따라 감염 예방에 관한 교육을 실시하고 그 결과를 기록하고 유지하여야 한다.

④ 세탁물처리업자가 보건복지부령으로 정하는 신고사항을 변경하거나 그 영업의 휴업(1개월 이상의 휴업을 말한다)·폐업 또는 재개업을 하려는 경우에는 보건복지부령으로 정하는 바에 따라 특별자치시장·특별자치도지사·시장·군수·구청장에게 신고하여야 한다.

⑤ 제1항에 따른 세탁물을 처리하는 자의 시설·장비 기준, 신고 절차 및 지도·감독, 그 밖에 관리에 필요한 사항은 보건복지부령으로 정한다.

출제
유형
문제

# 진단서 및 처방전의 기재

제 **6** 장

## 진단서 등(법 제17조)

① 의료업에 종사하고 직접 진찰하거나 검안(檢案)한 **의사**[이하 이 항에서는 검안서에 한하여 검시(檢屍)업무를 담당하는 국가기관에 종사하는 의사를 포함한다], **치과의사, 한의사**가 아니면 진단서 · 검안서 · 증명서를 작성하여 환자(환자가 사망하거나 의식이 없는 경우에는 직계존속 · 비속, 배우자 또는 배우자의 직계존속을 말하며, 환자가 사망하거나 의식이 없는 경우로서 환자의 직계존속 · 비속, 배우자 및 배우자의 직계존속이 모두 없는 경우에는 형제자매를 말한다) 또는 「형사소송법」 제222조제1항에 따라 검시(檢屍)를 하는 지방검찰청검사(검안서에 한한다)에게 교부하지 못한다. 다만, **진료 중이던 환자가 최종 진료시부터 48시간 이내에 사망한 경우에는 다시 진료하지 아니하더라도 진단서나 증명서를 내줄 수 있으며,** 환자 또는 사망자를 직접 진찰하거나 검안한 의사 · 치과의사 또는 한의사가 부득이한 사유로 진단서 · 검안서 또는 증명서를 내줄 수 없으면 **같은 의료기관에 종사하는 다른 의사 · 치과의사 또는 한의사가 환자의 진료기록부 등에 따라 내줄 수 있다.**

② 의료업에 종사하고 직접 조산한 의사 · 한의사 또는 조산사가 아니면 **출생 · 사망 또는 사산 증명서**를 내주지 못한다. 다만, 직접 조산한 의사 · 한의사 또는 조산사가 부득이한 사유로 증명서를 내줄 수 없으면 같은 의료기관에 종사하는 다른 의사 · 한의사 또는 조산사가 진료기록부 등에 따라 증명서를 내줄 수 있다.

③ 의사 · 치과의사 또는 한의사는 자신이 진찰하거나 검안한 자에 대한 진단서 · 검안서 또는 증명서 교부를 요구받은 때에는 **정당한 사유 없이 거부하지 못한다.**

④ 의사 · 한의사 또는 조산사는 자신이 조산(助産)한 것에 대한 출생 · 사망 또는 사산 증명서 교부를 요구받은 때에는 정당한 사유 없이 거부하지 못한다.

## 처방전(법 제17조의2)

① 의료업에 종사하고 직접 진찰한 의사, 치과의사 또는 한의사가 아니면 처방전[의사나 치과의사가 「전자서명법」에 따른 전자서명이 기재된 전자문서 형태로 작성한 처방전(이하 "전자처방전"이라 한다)을 포함한다. 이하 같다]을 작성하여 환자에게 교부하거나 발송(전자처방전에 한정한다. 이하 이 조에서 같다)하지 못하며, 의사, 치과의사 또는 한의사에게 직접 진찰을 받은 환자가 아니면 누구든지 그 의사, 치과의사 또는 한의사가 작성한 처방전을 수령하지 못한다.

② 제1항에도 불구하고 의사, 치과의사 또는 한의사는 다음 각 호의 어느 하나에 해당하는 경우로서 해당 환자 및 의약품에 대한 안전성을 인정하는 경우에는 환자의 직계존속 · 비속, 배우자 및 배우자의 직계존

속, 형제자매 또는 「노인복지법」 제34조에 따른 노인의료복지시설에서 근무하는 사람 등 대통령령으로 정하는 사람(이하 이 조에서 "대리수령자"라 한다)에게 처방전을 교부하거나 발송할 수 있으며 대리수령자는 환자를 대리하여 그 처방전을 수령할 수 있다.

**1. 환자의 의식이 없는 경우**

**2. 환자의 거동이 현저히 곤란하고 동일한 상병(傷病)에 대하여 장기간 동일한 처방이 이루어지는 경우**

③ 처방전의 발급 방법 · 절차 등에 필요한 사항은 보건복지부령으로 정한다.

**01** 대장암으로 입·퇴원한 환자의 진단서에 반드시 기재되어야 할 사항은?

① 외과적 수술 여부
② 식사의 가능 여부
③ 통상 활동의 가능 여부
❹ 진찰한 의사의 면허번호
⑤ 합병증의 발생 가능 여부

해설

진단서의 기재 사항(시행규칙 제9조)
① 법 제17조제1항에 따라 의사·치과의사 또는 한의사가 발급하는 진단서에는 별지 제5호의2서식에 따라 다음 각 호의 사항을 적고 서명날인하여야 한다.
  1. 환자의 성명, 주민등록번호 및 주소
  2. 병명 및 「통계법」 제22조제1항 전단에 따른 한국표준질병·사인 분류에 따른 질병분류기호(이하 "질병분류기호"라 한다)
  3. 발병 연월일 및 진단 연월일
  4. 치료 내용 및 향후 치료에 대한 소견
  5. 입원·퇴원 연월일
  6. 의료기관의 명칭·주소, 진찰한 의사·치과의사 또는 한의사(부득이한 사유로 다른 의사 등이 발급하는 경우에는 발급한 의사 등을 말한다)의 성명·면허자격·면허번호
② 질병의 원인이 상해(傷害)로 인한 것인 경우에는 별지 제5호의3서식에 따라 제1항 각 호의 사항 외에 다음 각 호의 사항을 적어야 한다.
  1. 상해의 원인 또는 추정되는 상해의 원인
  2. 상해의 부위 및 정도
  3. 입원의 필요 여부
  4. 외과적 수술 여부
  5. 합병증의 발생 가능 여부
  6. 통상 활동의 가능 여부
  7. 식사의 가능 여부
  8. 상해에 대한 소견
  9. 치료기간

**02** 진단서에 대한 설명으로 옳은 것은?

① 환자를 직접 간호한 간호사는 진단서를 교부할 수 있다.

② 진단서 교부를 요구받은 때에는 지체 없이 내주어야 한다.

③ 의료업에 종사하고 직접 조산한 의사와 간호사가 아니면 출생증명서를 내주지 못한다.

④ 진료 중이던 환자가 최종 진료 시부터 72시간 이내에 사망한 경우에는 다시 진료하지 아니하더라도 진단서나 증명서를 내줄 수 있다.

❺ 담당의가 부득이한 사유로 진단서를 발급할 수 없을 때 같은 의료기관에 종사하는 다른 의사가 환자 진료기록부에 따라 발급할 수 있다.

**해설**

진단서 등(법 제17조)

① 의료업에 종사하고 직접 진찰하거나 검안(檢案)한 의사[이하 이 항에서는 검안서에 한하여 검시(檢屍)업무를 담당하는 국가기관에 종사하는 의사를 포함한다], 치과의사, 한의사가 아니면 진단서·검안서·증명서를 작성하여 환자(환자가 사망하거나 의식이 없는 경우에는 직계존속·비속, 배우자 또는 배우자의 직계존속을 말하며, 환자가 사망하거나 의식이 없는 경우로서 환자의 직계존속·비속, 배우자 및 배우자의 직계존속이 모두 없는 경우에는 형제자매를 말한다) 또는 「형사소송법」제222조제1항에 따라 검시(檢屍)를 하는 지방검찰청검사(검안서에 한한다)에게 교부하지 못한다. 다만, 진료 중이던 환자가 최종 진료 시부터 48시간 이내에 사망한 경우에는 다시 진료하지 아니하더라도 진단서나 증명서를 내줄 수 있으며, 환자 또는 사망자를 직접 진찰하거나 검안한 의사·치과의사 또는 한의사가 부득이한 사유로 진단서·검안서 또는 증명서를 내줄 수 없으면 같은 의료기관에 종사하는 다른 의사·치과의사 또는 한의사가 환자의 진료기록부 등에 따라 내줄 수 있다.

② 의료업에 종사하고 직접 조산한 의사·한의사 또는 조산사가 아니면 출생·사망 또는 사산 증명서를 내주지 못한다. 다만, 직접 조산한 의사·한의사 또는 조산사가 부득이한 사유로 증명서를 내줄 수 없으면 같은 의료기관에 종사하는 다른 의사·한의사 또는 조산사가 진료기록부 등에 따라 증명서를 내줄 수 있다.

③ 의사·치과의사 또는 한의사는 자신이 진찰하거나 검안한 자에 대한 진단서·검안서 또는 증명서 교부를 요구받은 때에는 정당한 사유 없이 거부하지 못한다.

④ 의사·한의사 또는 조산사는 자신이 조산(助産)한 것에 대한 출생·사망 또는 사산 증명서 교부를 요구받은 때에는 정당한 사유 없이 거부하지 못한다.

⑤ 제1항부터 제4항까지의 규정에 따른 진단서, 증명서의 서식·기재사항, 그 밖에 필요한 사항은 보건복지부령으로 정한다.

**출제유형문제**

**03** 진료 중이던 환자가 사망한 경우 다시 진료하지 아니하더라도 진단서나 증명서를 내줄 수 있는 기간은 언제까지인가?

① 3일 이내  ② 7일 이내

③ 10일 이내  ④ 24시간 이내

❺ 48시간 이내

**해설**

진단서 등(법 제17조)

① 진료 중이던 환자가 최종 진료 시부터 48시간 이내에 사망한 경우에는 다시 진료하지 아니하더라도 진단서나 증명서를 내줄 수 있으며, 환자 또는 사망자를 직접 진찰하거나 검안한 의사·치과의사 또는 한의사가 부득이한 사유로 진단서·검안서 또는 증명서를 내줄 수 없으면 같은 의료기관에 종사하는 다른 의사·치과의사 또는 한의사가 환자의 진료기록부 등에 따라 내줄 수 있다.

**04** 당뇨로 입원한 환자가 퇴원 후 한 달이 지나서 진단서를 발급받고자 할 때 담당의사가 해외연수로 부재중이었다. 이때는 어떻게 할 수 있는가?

① 담당의사가 돌아올 때까지 기다렸다가 진단서를 발급받는다.
② 최종 진료 시로부터 48시간 내일 경우 진단서를 발급할 수 있다.
③ 같은 병원의 다른 의사에게 다시 진단을 받아 진단서를 발급받는다.
④ 같은 의료기관의 다른 의사 2명이 합의하면 진단서를 발급받을 수 있다.
❺ 같은 의료기관에 종사하는 다른 의사가 진료기록부 등에 의해 증명서를 교부할 수 있다.

**해설**
진단서 등(법 제17조)
① 환자 또는 사망자를 직접 진찰하거나 검안한 의사·치과의사 또는 한의사가 부득이한 사유로 진단서·검안서 또는 증명서를 내줄 수 없으면 같은 의료기관에 종사하는 다른 의사·치과의사 또는 한의사가 환자의 진료기록부 등에 따라 내줄 수 있다.

출제
유형
문제

**05** 다음 중 출생·사망 증명서를 교부할 수 있는 의료인은?

① 약 사
❷ 한의사
③ 간호사
④ 치과의사
⑤ 간호조무사

**해설**
진단서 등(법 제17조)
② 의료업에 종사하고 직접 조산한 의사·한의사 또는 조산사가 아니면 출생·사망 또는 사산 증명서를 내주지 못한다. 다만, 직접 조산한 의사·한의사 또는 조산사가 부득이한 사유로 증명서를 내줄 수 없으면 같은 의료기관에 종사하는 다른 의사·한의사 또는 조산사가 진료기록부 등에 따라 증명서를 내줄 수 있다.

## 06  처방전 작성 시 보건의료인이 유의해야 할 사항은?

① 개인정보유출 방지를 위해 처방전은 1회 1부만을 발급한다.

② 환자의 질병분류 기호는 반드시 처방전에 기재되어야 한다.

❸ 의사는 특별한 사유가 없다면 처방전에 대해 약사가 문의한 때 즉시 이에 응하여야 한다.

④ 다음 내원일에 사용할 의약품에 대한 처방전은 미리 발급할 수 없다.

⑤ 의료기관 사이에 전자처방전에 저장된 개인정보를 공유할 수 있다.

### 해설

③ 처방전을 발행한 의사 또는 치과의사(처방전을 발행한 한의사를 포함)는 처방전에 따라 의약품을 조제하는 약사 또는 한약사가 「약사법」에 따라 문의한 때 즉시 이에 응하여야 한다(법 제18조제4항).

**처방전의 기재 사항 등(시행규칙 제12조)**

① 법 제18조에 따라 의사나 치과의사는 환자에게 처방전을 발급하는 경우에는 별지 제9호서식의 처방전에 다음 각 호의 사항을 적은 후 서명(「전자서명법」에 따른 전자서명을 포함한다)하거나 도장을 찍어야 한다. 다만, 제3호의 사항은 환자가 요구한 경우에는 적지 않는다.

1. 환자의 성명 및 주민등록번호
2. 의료기관의 명칭, 전화번호 및 팩스번호
3. 질병분류기호
4. 의료인의 성명·면허종류 및 번호
5. 처방 의약품의 명칭(일반명칭, 제품명이나 「약사법」 제51조에 따른 대한민국약전에서 정한 명칭을 말한다)·분량·용법 및 용량
6. 처방전 발급 연월일 및 사용기간
7. 의약품 조제시 참고 사항
8. 「국민건강보험법 시행령」 [별표 2]에 따라 건강보험 가입자 또는 피부양자가 요양급여 비용의 일부를 부담하는 행위·약제 및 치료재료에 대하여 보건복지부장관이 정하여 고시하는 본인부담 구분기호
9. 「의료급여법 시행령」 [별표 1] 및 「의료급여법 시행규칙」 [별표 1의2]에 따라 수급자가 의료급여 비용의 전부 또는 일부를 부담하는 행위·약제 및 치료재료에 대하여 보건복지부장관이 정하여 고시하는 본인부담 구분기호

② 의사나 치과의사는 환자에게 처방전 2부를 발급하여야 한다. 다만, 환자가 그 처방전을 추가로 발급하여 줄 것을 요구하는 경우에는 환자가 원하는 약국으로 팩스·컴퓨터통신 등을 이용하여 송부할 수 있다.

③ 의사나 치과의사는 환자를 치료하기 위하여 필요하다고 인정되면 다음 내원일(內院日)에 사용할 의약품에 대하여 미리 처방전을 발급할 수 있다.

④ 제1항부터 제3항까지의 규정은 「약사법」 제23조제4항에 따라 의사나 치과의사 자신이 직접 조제할 수 있음에도 불구하고 처방전을 발행하여 환자에게 발급하려는 경우에 준용한다.

# 의료인의 의무

## 정보 누설 금지(법 제19조)

① 의료인이나 의료기관 종사자는 이 법이나 다른 법령에 특별히 규정된 경우 외에는 **의료·조산 또는 간호업무**나 제17조에 따른 진단서·검안서·증명서 작성·교부 업무, 제18조에 따른 처방전 작성·교부 업무, 제21조에 따른 진료기록 열람·사본 교부 업무, 제22조제2항에 따른 진료기록부 등 보존 업무 및 제23조에 따른 전자의무기록 작성·보관·관리 업무를 하면서 알게 된 **다른 사람의 정보를 누설하거나 발표하지 못한다.**

② 제58조제2항에 따라 의료기관 인증에 관한 업무에 종사하는 자 또는 종사하였던 자는 그 업무를 하면서 알게 된 정보를 다른 사람에게 누설하거나 부당한 목적으로 사용하여서는 아니 된다.

## 태아 성 감별 행위 등 금지(법 제20조)

① 의료인은 **태아 성 감별을 목적**으로 임부를 진찰하거나 검사하여서는 아니 되며, 같은 목적을 위한 다른 사람의 행위를 도와서도 아니 된다.

② 의료인은 **임신 32주 이전**에 태아나 임부를 진찰하거나 검사하면서 알게 된 태아의 성(性)을 임부, 임부의 가족, 그 밖의 다른 사람이 알게 하여서는 아니 된다.

**01** 의료인이 임신 30주 된 임부에 대한 진찰이나 검사를 통하여 알게 된 태아의 성별을 알려도 되는 사람은?

① 임부 본인
② 다른 의사
③ 임부의 가족
❹ 아무도 안 됨
⑤ 임부 본인과 배우자

**해설**

정보 누설 금지(법 제19조)

① 의료인이나 의료기관 종사자는 이 법이나 다른 법령에 특별히 규정된 경우 외에는 의료·조산 또는 간호업무나 제17조에 따른 진단서·검안서·증명서 작성·교부 업무, 제18조에 따른 처방전 작성·교부 업무, 제21조에 따른 진료기록 열람·사본 교부 업무, 제22조제2항에 따른 진료기록부 등 보존 업무 및 제23조에 따른 전자의무기록 작성·보관·관리 업무를 하면서 알게 된 다른 사람의 정보를 누설하거나 발표하지 못한다.

② 제58조제2항에 따라 의료기관 인증에 관한 업무에 종사하는 자 또는 종사하였던 자는 그 업무를 하면서 알게 된 정보를 다른 사람에게 누설하거나 부당한 목적으로 사용하여서는 아니 된다.

**출제
유형
문제**

**02** 태아 성 감별 행위 등의 금지에 대한 설명 중 옳은 것은?

① 의료인은 태아 성감별을 목적으로 임부를 진찰해도 된다.
② 임부가 의료인의 가족이라면 태아에 대한 정보를 살짝 귀띔해줄 수 있다.
③ 의료인은 태아 성감별을 목적으로 진료를 하는 전문의의 행위를 도와줄 수 있다.
④ 의료인은 임신 32주 이전에 알게 된 태아의 성을 임부에게만은 알게 할 수 있다.
❺ 의료인은 임신 32주 이전에 알게 된 태아의 성을 다른 사람이 알게 해서는 아니 된다.

**해설**

태아 성 감별 행위 등 금지(법 제20조)

① 의료인은 태아 성 감별을 목적으로 임부를 진찰하거나 검사하여서는 아니 되며, 같은 목적을 위한 다른 사람의 행위를 도와서도 아니 된다.

② 의료인은 임신 32주 이전에 태아나 임부를 진찰하거나 검사하면서 알게 된 태아의 성(性)을 임부, 임부의 가족, 그 밖의 다른 사람이 알게 하여서는 아니 된다.

# 제 8 장

# 진료 기록 및 열람

## 기록 열람 등(법 제21조)

① 환자는 의료인, 의료기관의 장 및 의료기관 종사자에게 본인에 관한 기록(추가기재·수정된 경우 추가기재·수정된 기록 및 추가기재·수정 전의 원본을 모두 포함한다. 이하 같다)의 전부 또는 일부에 대하여 열람 또는 그 사본의 발급 등 내용의 확인을 요청할 수 있다. 이 경우 의료인, 의료기관의 장 및 의료기관 종사자는 정당한 사유가 없으면 이를 거부하여서는 아니 된다.

② **의료인, 의료기관의 장 및 의료기관 종사자는 환자가 아닌 다른 사람에게 환자에 관한 기록을 열람하게 하거나 그 사본을 내주는 등 내용을 확인할 수 있게 하여서는 아니 된다.**

③ 제2항에도 불구하고 의료인, 의료기관의 장 및 의료기관 종사자는 다음 각 호의 **어느 하나에 해당하면 그 기록을 열람하게 하거나 그 사본을 교부하는 등 그 내용을 확인할 수 있게 하여야 한다.** 다만, 의사·치과의사 또는 한의사가 환자의 진료를 위하여 불가피하다고 인정한 경우에는 그러하지 아니하다.

1. **환자의 배우자, 직계 존속·비속, 형제·자매(환자의 배우자 및 직계 존속·비속, 배우자의 직계존속이 모두 없는 경우에 한정한다) 또는 배우자의 직계 존속**이 환자 본인의 동의서와 친족관계임을 나타내는 증명서 등을 첨부하는 등 보건복지부령으로 정하는 요건을 갖추어 요청한 경우

2. **환자가 지정하는 대리인**이 환자 본인의 동의서와 대리권이 있음을 증명하는 서류를 첨부하는 등 보건복지부령으로 정하는 요건을 갖추어 요청한 경우

3. 환자가 사망하거나 의식이 없는 등 환자의 동의를 받을 수 없어 환자의 배우자, 직계 존속·비속, 형제·자매(환자의 배우자 및 직계 존속·비속, 배우자의 직계존속이 모두 없는 경우에 한정한다) 또는 배우자의 직계 존속이 친족관계임을 나타내는 증명서 등을 첨부하는 등 보건복지부령으로 정하는 요건을 갖추어 요청한 경우

4. 급여비용 심사·지급·대상여부 확인·사후관리 및 요양급여의 적정성 평가·가감지급 등을 위하여 **국민건강보험공단 또는 건강보험심사평가원에 제공**하는 경우

5. 「의료급여법」 제5조, 제11조, 제11조의3 및 제33조에 따라 의료급여 수급권자 확인, 급여비용의 심사·지급, 사후관리 등 의료급여 업무를 위하여 보장기관(시·군·구), **국민건강보험공단, 건강보험심사평가원에 제공**하는 경우

6. 「**형사소송법**」에 따른 경우

6의2. 「**군사법원법**」에 따른 경우

7. 「**민사소송법**」에 따라 문서제출을 명한 경우

8. 「산업재해보상보험법」에 따라 **근로복지공단**이 보험급여를 받는 근로자를 진료한 산재보험 의료기관(의사를 포함한다)에 대하여 그 근로자의 진료에 관한 보고 또는 서류 등 제출을 요구하거나 조사하는 경우

9. 「자동차손해배상 보장법」에 따라 의료기관으로부터 자동차보험진료수가를 청구 받은 **보험회사** 등이 그 의료기관에 대하여 관계 진료기록의 열람을 청구한 경우

10. 「병역법」에 따라 **지방병무청장**이 병역판정검사와 관련하여 질병 또는 심신장애의 확인을 위하여 필요하다고 인정하여 의료기관의 장에게 병역판정검사대상자의 진료기록·치료 관련 기록의 제출을 요구한 경우

11. 「학교안전사고 예방 및 보상에 관한 법률」에 따라 **공제회**가 공제급여의 지급 여부를 결정하기 위하여 필요하다고 인정하여 「국민건강보험법」에 따른 요양기관에 대하여 관계 진료기록의 열람 또는 필요한 자료의 제출을 요청하는 경우

12. 「고엽제후유의증 등 환자지원 및 단체설립에 관한 법률」에 따라 의료기관의 장이 진료기록 및 임상소견서를 보훈병원장에게 보내는 경우

13. 「의료사고 피해구제 및 의료분쟁 조정 등에 관한 법률」에 따른 경우

14. 「국민연금법」에 따라 국민연금공단이 부양가족연금, 장애연금 및 유족연금 급여의 지급심사와 관련하여 가입자 또는 가입자였던 사람을 진료한 의료기관에 해당 진료에 관한 사항의 열람 또는 사본 교부를 요청하는 경우

14의2. 다음 각 목의 어느 하나에 따라 공무원 또는 공무원이었던 사람을 진료한 의료기관에 해당 진료에 관한 사항의 열람 또는 사본 교부를 요청하는 경우

　가. **「공무원연금법」**에 따라 인사혁신처장이 퇴직유족급여 및 비공무상장해급여와 관련하여 요청하는 경우

　나. 「공무원연금법」에 따라 공무원연금공단이 퇴직유족급여 및 비공무상장해급여와 관련하여 요청하는 경우

　다. 「공무원 재해보상법」에 따라 인사혁신처장(같은 법 제61조에 따라 업무를 위탁받은 자를 포함한다)이 요양급여, 재활급여, 장해급여, 간병급여 및 재해유족급여와 관련하여 요청하는 경우

14의3. **「사립학교교직원 연금법」**에 따라 사립학교교직원연금공단이 요양급여, 장해급여 및 재해유족급여의 지급심사와 관련하여 교직원 또는 교직원이었던 자를 진료한 의료기관에 해당 진료에 관한 사항의 열람 또는 사본 교부를 요청하는 경우

15. **「장애인복지법」**에 따라 대통령령으로 정하는 공공기관의 장이 장애 정도에 관한 심사와 관련하여 장애인 등록을 신청한 사람 및 장애인으로 등록한 사람을 진료한 의료기관에 해당 진료에 관한 사항의 열람 또는 사본 교부를 요청하는 경우

16. 「감염병의 예방 및 관리에 관한 법률」에 따라 질병관리청장, 시·도지사 또는 시장·군수·구청장이 감염병의 역학조사 및 예방접종에 관한 역학조사를 위하여 필요하다고 인정하여 의료기관의 장에게 감염병환자 등의 진료기록 및 예방접종을 받은 사람의 예방접종 후 이상반응에 관한 진료기록의 제출을 요청하는 경우

17. 「국가유공자 등 예우 및 지원에 관한 법률」에 따라 보훈심사위원회가 보훈심사와 관련하여 보훈심사대상자를 진료한 의료기관에 해당 진료에 관한 사항의 열람 또는 사본 교부를 요청하는 경우

18. 「한국보훈복지의료공단법」에 따라 한국보훈복지의료공단이 같은 법 제6조제1호에 따른 국가유공자 등에 대한 진료기록 등의 제공을 요청하는 경우

④ 진료기록을 보관하고 있는 의료기관이나 진료기록이 이관된 보건소에 근무하는 의사·치과의사 또는 한의사는 자신이 직접 진료하지 아니한 환자의 과거 진료 내용의 확인 요청을 받은 경우에는 진료기록을 근거로 하여 사실을 확인하여 줄 수 있다.

⑤ 제1항, 제3항 또는 제4항의 경우 의료인, 의료기관의 장 및 의료기관 종사자는「전자서명법」에 따른 전자서명이 기재된 전자문서를 제공하는 방법으로 환자 또는 환자가 아닌 다른 사람에게 기록의 내용을 확인하게 할 수 있다.

## 진료기록의 송부 등(법 제21조의2)

① 의료인 또는 의료기관의 장은 다른 의료인 또는 의료기관의 장으로부터 진료기록의 내용 확인이나 진료기록의 사본 및 환자의 진료경과에 대한 소견 등을 송부 또는 전송할 것을 요청받은 경우 해당 환자나 환자 보호자의 동의를 받아 그 요청에 응하여야 한다. 다만, **해당 환자의 의식이 없거나 응급환자인 경우 또는 환자의 보호자가 없어 동의를 받을 수 없는 경우에는 환자나 환자 보호자의 동의 없이 송부 또는 전송할 수 있다.**

② 의료인 또는 의료기관의 장이 응급환자를 다른 의료기관에 이송하는 경우에는 지체 없이 내원 당시 작성된 진료기록의 사본 등을 이송하여야 한다.

## 진료기록부 등의 기재 사항(시행규칙 제14조)

① 법에 따라 진료기록부·조산기록부와 간호기록부(이하 "진료기록부 등"이라 한다)에 기록해야 할 의료행위에 관한 사항과 의견은 다음 각 호와 같다.

1. 진료기록부
   가. 진료를 받은 사람의 주소·성명·연락처·주민등록번호 등 인적사항
   나. 주된 증상. 이 경우 의사가 필요하다고 인정하면 주된 증상과 관련한 병력(病歷)·가족력(家族歷)을 추가로 기록할 수 있다.
   다. 진단결과 또는 진단명
   라. 진료경과(외래환자는 재진환자로서 증상·상태, 치료내용이 변동되어 의사가 그 변동을 기록할 필요가 있다고 인정하는 환자만 해당한다)
   마. 치료 내용(주사·투약·처치 등)
   바. 진료 일시(日時)

2. 조산기록부
   가. 조산을 받은 자의 주소·성명·연락처·주민등록번호 등 인적사항
   나. 생·사산별(生·死産別) 분만 횟수
   다. 임신 후의 경과와 그에 대한 소견
   라. 임신 중 의사에 의한 건강진단의 유무(결핵·성병에 관한 검사를 포함한다)
   마. 분만 장소 및 분만 연월일시분(年月日時分)

　　　바. 분만의 경과 및 그 처치

　　　사. 산아(産兒) 수와 그 성별 및 생·사의 구별

　　　아. 산아와 태아부속물에 대한 소견

　　　차. 산후의 의사의 건강진단 유무

　3. **간호기록부**

　　　가. 간호를 받는 **사람의 성명**

　　　나. **체온·맥박·호흡·혈압에 관한 사항**

　　　다. **투약에 관한 사항**

　　　라. **섭취 및 배설물에 관한 사항**

　　　마. **처치와 간호에 관한 사항**

　　　바. **간호 일시(日時)**

② 의료인은 진료기록부 등을 **한글로 기록하도록 노력**하여야 한다.

## 진료기록부 등의 보존(시행규칙 제15조)

① 의료인이나 의료기관 개설자는 법에 따른 진료기록부 등을 다음 각 호에 정하는 기간 동안 보존하여야 한다. 다만, 계속적인 진료를 위하여 필요한 경우에는 1회에 한정하여 다음 각 호에 정하는 기간의 범위에서 그 기간을 연장하여 보존할 수 있다.

　1. **환자 명부 : 5년**

　2. **진료기록부 : 10년**

　3. **처방전 : 2년**

　4. **수술기록 : 10년**

　5. 검사내용 및 검사소견기록 : 5년

　6. 방사선 사진(영상물을 포함한다) 및 그 소견서 : 5년

　7. **간호기록부 : 5년**

　8. 조산기록부 : 5년

　9. 진단서 등의 부본(진단서·사망진단서 및 시체검안서 등을 따로 구분하여 보존할 것) : 3년

**01** 환자의 기록 열람을 요청할 수 있는 사람은?

① 환자 본인, 배우자의 형제자매
② 환자의 간병인, 환자의 대리인
③ 환자 방문객, 환자 직계 존·비속
④ 환자 본인, 환자의 형제자매, 환자의 간병인
❺ 환자 본인, 환자의 직계 존·비속, 배우자의 직계존속

해설

**기록 열람 등(법 제21조)**

① 환자는 의료인, 의료기관의 장 및 의료기관 종사자에게 본인에 관한 기록(추가기재·수정된 경우 추가기재·수정된 기록 및 추가기재·수정 전의 원본을 모두 포함한다. 이하 같다)의 전부 또는 일부에 대하여 열람 또는 그 사본의 발급 등 내용의 확인을 요청할 수 있다. 이 경우 의료인, 의료기관의 장 및 의료기관 종사자는 정당한 사유가 없으면 이를 거부하여서는 아니 된다.

② 의료인, 의료기관의 장 및 의료기관 종사자는 환자가 아닌 다른 사람에게 환자에 관한 기록을 열람하게 하거나 그 사본을 내주는 등 내용을 확인할 수 있게 하여서는 아니 된다.

③ 제2항에도 불구하고 의료인, 의료기관의 장 및 의료기관 종사자는 다음 각 호의 어느 하나에 해당하면 그 기록을 열람하게 하거나 그 사본을 교부하는 등 그 내용을 확인할 수 있게 하여야 한다. 다만, 의사·치과의사 또는 한의사가 환자의 진료를 위하여 불가피하다고 인정한 경우에는 그러하지 아니하다.

  1. 환자의 배우자, 직계 존속·비속, 형제·자매(환자의 배우자 및 직계 존속·비속, 배우자의 직계존속이 모두 없는 경우에 한정한다) 또는 배우자의 직계 존속이 환자 본인의 동의서와 친족관계임을 나타내는 증명서 등을 첨부하는 등 보건복지부령으로 정하는 요건을 갖추어 요청한 경우

  2. 환자가 지정하는 대리인이 환자 본인의 동의서와 대리권이 있음을 증명하는 서류를 첨부하는 등 보건복지부령으로 정하는 요건을 갖추어 요청한 경우

  4. 「국민건강보험법」 제14조, 제47조, 제48조 및 제63조에 따라 급여비용 심사·지급·대상여부 확인·사후관리 및 요양급여의 적정성 평가·가감지급 등을 위하여 국민건강보험공단 또는 건강보험심사평가원에 제공하는 경우

  10. 「병역법」 제11조의2에 따라 지방병무청장이 병역판정검사와 관련하여 질병 또는 심신장애의 확인을 위하여 필요하다고 인정하여 의료기관의 장에게 병역판정검사대상자의 진료기록·치료 관련 기록의 제출을 요구한 경우

**02** 다음 중 환자의 의무기록 열람이 가능한 경우는?

① 환자의 직장상사가 의무기록 열람을 요청하는 경우
② 사망한 환자의 배우자가 의무기록 열람을 요청하는 경우
③ 민간건강보험료 지급 심사를 위해 보험사가 의무기록을 요청하는 경우
❹ 배우자가 환자 본인의 동의서와 친족관계증명서를 첨부하여 의무기록 열람을 요청하는 경우
⑤ 환자가 지정하는 대리인이 환자 본인의 동의서를 첨부하여 의무기록 열람을 요청하는 경우

**해설**
기록 열람 등(법 제21조)
배우자가 환자 본인의 동의서와 친족관계증명서를 첨부하여 의무기록 열람을 요청하는 경우 가능하다.

**03** 다음 중 간호기록부에 기재되어야 하는 내용은?

① 치료 내용
② 진료 경과
③ 환자의 주된 증상
❹ 섭취 및 배설물에 관한 사항
⑤ 임신 중 의사의 건강진단 유무

**해설**
진료기록부 등의 기재 사항(시행규칙 제14조)
3. 간호기록부
　가. 간호를 받는 사람의 성명
　나. 체온 · 맥박 · 호흡 · 혈압에 관한 사항
　다. 투약에 관한 사항
　라. 섭취 및 배설물에 관한 사항
　마. 처치와 간호에 관한 사항
　바. 간호 일시(日時)

안심Touch

**04** 다음 중 5년 동안 보존해야 하는 의료기록은?

① 처방전　　　　　　　　　② 진단서
③ 수술기록　　　　　　　　④ 진료기록
❺ 간호기록

**해설**
진료기록부 등의 보존(시행규칙 제15조)
1. 환자 명부 : 5년
2. 진료기록부 : 10년
3. 처방전 : 2년
4. 수술기록 : 10년
5. 검사내용 및 검사소견기록 : 5년
6. 방사선 사진(영상물을 포함한다) 및 그 소견서 : 5년
7. 간호기록부 : 5년
8. 조산기록부 : 5년
9. 진단서 등의 부본(진단서·사망진단서 및 시체검안서 등을 따로 구분하여 보존할 것) : 3년

**05** 의무기록 또는 간호기록 중 법적 보존기간이 10년인 것은?

① 처방전　　　　　　　　　② 소견서
❸ 수술기록　　　　　　　　④ 간호기록부
⑤ 조산기록부

**해설**
진료기록부 등의 보존(시행규칙 제15조)
1. 환자 명부 : 5년
2. 진료기록부 : 10년
3. 처방전 : 2년
4. 수술기록 : 10년
5. 검사내용 및 검사소견기록 : 5년
6. 방사선 사진(영상물을 포함한다) 및 그 소견서 : 5년
7. 간호기록부 : 5년
8. 조산기록부 : 5년
9. 진단서 등의 부본(진단서·사망진단서 및 시체검안서 등을 따로 구분하여 보존할 것) : 3년

# 제 9 장

# 신 고

## 신고(법 제25조)

① 의료인은 대통령령으로 정하는 바에 따라 최초로 면허를 받은 후부터 **3년마다** 그 **실태와 취업상황** 등을 **보건복지부장관에게 신고**하여야 한다.

② 보건복지부장관은 보수교육을 이수하지 아니한 의료인에 대하여 제1항에 따른 **신고를 반려**할 수 있다.

③ 보건복지부장관은 제1항에 따른 신고 수리 업무를 대통령령으로 정하는 바에 따라 관련 단체 등에 위탁할 수 있다.

## 변사체 신고(법 제26조)

**의사 · 치과의사 · 한의사 및 조산사**는 사체를 검안하여 변사(變死)한 것으로 의심되는 때에는 사체의 소재지를 관할하는 **경찰서장**에게 신고하여야 한다.

**01** 의료인의 신고에 관한 사항으로 옳은 것은?

① 중앙회장은 의료인의 신고 내용과 결과를 분기별로 보건복지부장관에게 보고하여야 한다.

② 중앙회의 장은 신고 내용과 결과를 신고가 끝난 후 3개월 이내에 보건복지부장관에게 보고하여야 한다.

③ 의료인은 보건복지부령으로 정하는 바에 따라 의료인의 실태와 취업상황 등의 내용을 보건복지부장관에게 신고해야 한다.

❹ 면허의 효력이 정지된 의료인이 신고를 한 경우에는 그 내용과 결과를 지체 없이 보건복지부장관에게 보고하여야 한다.

⑤ 의료인은 대통령령으로 정하는 바에 따라 최초로 면허를 받은 후부터 2년마다 그 실태와 취업상황을 보건복지부장관에게 신고해야 한다.

해설

신고(법 제25조)

① 의료인은 대통령령으로 정하는 바에 따라 최초로 면허를 받은 후부터 3년마다 그 실태와 취업상황 등을 보건복지부장관에게 신고하여야 한다.

**02** 한의사가 변사체 신고를 해야 하는 사람은?

① 시·군·구청장

② 지역 경찰청장

③ 관할 보건소장

❹ 관할 경찰서장

⑤ 보건복지부장관

해설

변사체 신고(법 제26조)

의사·치과의사·한의사 및 조산사는 사체를 검안하여 변사(變死)한 것으로 의심되는 때에는 사체의 소재지를 관할하는 경찰서장에게 신고하여야 한다.

# 제 10 장

# 의료행위의 제한

## 무면허 의료행위 등 금지(법 제27조)

① 의료인이 아니면 누구든지 의료행위를 할 수 없으며 의료인도 면허된 것 이외의 의료행위를 할 수 없다. 다만, 다음 각 호의 어느 하나에 해당하는 자는 보건복지부령으로 정하는 범위에서 의료행위를 할 수 있다.

1. **외국의 의료인 면허를 가진 자로서 일정 기간 국내에 체류하는 자**

2. 의과대학, 치과대학, 한의과대학, 의학전문대학원, 치의학전문대학원, 한의학전문대학원, 종합병원 또는 외국 의료원조기관의 **의료봉사 또는 연구 및 시범사업을 위하여 의료행위를 하는 자**

3. 의학·치과의학·한방의학 또는 간호학을 전공하는 학교의 **학생**

② 의료인이 아니면 의사·치과의사·한의사·조산사 또는 간호사 명칭이나 이와 비슷한 명칭을 사용하지 못한다.

③ 누구든지 영리를 목적으로 환자를 의료기관이나 의료인에게 소개·알선·유인하는 행위 및 이를 사주하는 행위를 하여서는 아니 된다. 다만, 다음 각 호의 어느 하나에 해당하는 행위는 할 수 있다.

1. 환자의 경제적 사정 등을 이유로 개별적으로 관할 시장·군수·구청장의 사전승인을 받아 환자를 유치하는 행위

2. 「국민건강보험법」 제109조에 따른 가입자나 피부양자가 아닌 외국인(보건복지부령으로 정하는 바에 따라 국내에 거주하는 외국인은 제외한다)환자를 유치하기 위한 행위

④ 보험회사, 상호회사, 보험설계사, 보험대리점 또는 보험중개사는 외국인환자를 유치하기 위한 행위를 하여서는 아니 된다.

⑤ 누구든지 의료인이 아닌 자에게 의료행위를 하게 하거나 의료인에게 면허 사항 외의 의료행위를 하게 하여서는 아니 된다.

**01** 다음 중 면허가 없더라도 보건복지부령으로 정하는 범위에서 의료행위를 할 수 있는 경우는?

① 약학을 전공하는 학교의 학생
❷ 외국 의료인 봉사단체의 국내 의료봉사
③ 의과대학에서 치료를 위하여 의료행위를 하는 자
④ 외국의 의과대학에 다니면서 일정기간 국내에 체류하는 자
⑤ 영리를 위한 연구 및 시범사업을 위하여 의료행위를 하는 자

해설
무면허 의료행위 등 금지(법 제27조)
① 의료인이 아니면 누구든지 의료행위를 할 수 없으며 의료인도 면허된 것 이외의 의료행위를 할 수 없다. 다만, 다음 각 호의 어느 하나에 해당하는 자는 보건복지부령으로 정하는 범위에서 의료행위를 할 수 있다.
  1. 외국의 의료인 면허를 가진 자로서 일정 기간 국내에 체류하는 자
  2. 의과대학, 치과대학, 한의과대학, 의학전문대학원, 치의학전문대학원, 한의학전문대학원, 종합병원 또는 외국 의료원조기관의 의료봉사 또는 연구 및 시범사업을 위하여 의료행위를 하는 자
  3. 의학·치과의학·한방의학 또는 간호학을 전공하는 학교의 학생

**02** 다음 중 외국의 의료인 면허를 소지하고 있는 자의 의료행위에 대한 설명으로 옳은 것은?

① 국가비상사태 시 국가의 요청에 따라 할 수 있다.
② 시·도지사의 승인을 받아 의료행위를 할 수 있다.
③ 응급환자가 요청하는 경우 의료행위를 할 수 있다.
❹ 국제의료봉사단의 의료봉사 업무를 수행할 수 있다.
⑤ 의료인 예비시험을 합격하면 의료행위를 할 수 있다.

해설
외국면허 소지자의 의료행위(시행규칙 제18조)
외국의 의료인 면허를 가진 자로서 다음 각 호의 어느 하나에 해당하는 업무를 수행하기 위하여 국내에 체류하는 자는 그 업무를 수행하기 위하여 필요한 범위에서 보건복지부장관의 승인을 받아 의료행위를 할 수 있다.
1. 외국과의 교육 또는 기술협력에 따른 교환교수의 업무
2. 교육연구사업을 위한 업무
3. 국제의료봉사단의 의료봉사 업무

# 제11장

# 중앙회 설립

## 중앙회와 지부(법 제28조)

① 의사·치과의사·한의사·조산사 및 간호사는 대통령령으로 정하는 바에 따라 각각 전국적 조직을 두는 의사회·치과의사회·한의사회·조산사회 및 간호사회(이하 "중앙회"라 한다)를 각각 설립하여야 한다.

② 중앙회는 법인으로 한다.

③ 중앙회가 설립된 경우에는 의료인은 당연히 해당하는 중앙회의 회원이 되며, 중앙회의 정관을 지켜야 한다.

④ 중앙회에 관하여 이 법에 규정되지 아니한 사항에 대하여는 「민법」 중 사단법인에 관한 규정을 준용한다.

⑤ 중앙회는 대통령령으로 정하는 바에 따라 특별시·광역시·도와 특별자치도(이하 "시·도"라 한다)에 지부를 설치하여야 하며, 시·군·구(자치구만을 말한다. 이하 같다)에 분회를 설치할 수 있다. 다만, 그 외의 지부나 외국에 의사회 지부를 설치하려면 보건복지부장관의 승인을 받아야 한다.

⑥ 중앙회가 지부나 분회를 설치한 때에는 그 지부나 분회의 책임자는 지체 없이 특별시장·광역시장·도지사·특별자치도지사(이하 "시·도지사"라 한다) 또는 시장·군수·구청장에게 신고하여야 한다.

⑦ 각 중앙회는 제66조의2에 따른 자격정지 처분 요구에 관한 사항 등을 심의·의결하기 위하여 **윤리위원회**를 둔다.

⑧ 윤리위원회의 구성, 운영 등에 관한 사항은 대통령령으로 정한다.


## 설립 허가 등(법 제29조)

① 중앙회를 설립하려면 대표자는 대통령령으로 정하는 바에 따라 정관과 그 밖에 필요한 서류를 보건복지부장관에게 제출하여 설립 허가를 받아야 한다.

② 중앙회의 정관에 적을 사항은 대통령령으로 정한다.

③ 중앙회가 정관을 변경하려면 보건복지부장관의 허가를 받아야 한다.


## 협조 의무(법 제30조)

① 중앙회는 보건복지부장관으로부터 의료와 국민보건 향상에 관한 협조 요청을 받으면 협조하여야 한다.

② 중앙회는 보건복지부령으로 정하는 바에 따라 **회원의 자질 향상을 위하여** 필요한 보수(補修)교육을 실시하여야 한다.

③ 의료인은 제2항에 따른 **보수교육**을 받아야 한다.

## 보수교육(시행규칙 제20조)

① 중앙회는 법에 따라 다음 각 호의 사항이 포함된 보수교육을 **매년 실시**하여야 한다.

1. 직업윤리에 관한 사항
2. 업무 전문성 향상 및 업무 개선에 관한 사항
3. 의료 관계 법령의 준수에 관한 사항
4. 선진 의료기술 등의 동향 및 추세 등에 관한 사항
5. 그 밖에 보건복지부장관이 의료인의 자질 향상을 위하여 필요하다고 인정하는 사항

② 의료인은 보수교육을 **연간 8시간 이상 이수**하여야 한다.

③ 보건복지부장관은 보수교육의 내용을 평가할 수 있다.

④ 각 중앙회장은 보수교육을 다음 각 호의 기관으로 하여금 실시하게 할 수 있다.

1. 법에 따라 설치된 지부(이하 "지부"라 한다) 또는 중앙회의 정관에 따라 설치된 의학·치의학·한의학·간호학 분야별 전문학회 및 전문단체
2. 의과대학·치과대학·한의과대학·의학전문대학원·치의학전문대학원·한의학전문대학원·간호대학 및 그 부속병원
3. 수련병원
4. 「한국보건복지인력개발원법」에 따른 한국보건복지인력개발원
5. 다른 법률에 따른 보수교육 실시기관

⑤ 각 중앙회장은 의료인이 기관에서 보수교육을 받은 경우 그 교육이수 시간의 전부 또는 일부를 보수교육 이수시간으로 인정할 수 있다.

⑥ 다음 각 호의 어느 하나에 해당하는 사람에 대하여는 해당 연도의 보수교육을 **면제**한다.

1. 전공의
2. 의과대학·치과대학·한의과대학·간호대학의 대학원 재학생
3. 영 제8조에 따라 면허증을 발급받은 신규 면허취득자
4. 보건복지부장관이 보수교육을 받을 필요가 없다고 인정하는 사람

⑦ 다음 각 호의 어느 하나에 해당하는 사람에 대하여는 해당 연도의 보수교육을 유예할 수 있다.

1. 해당 연도에 **6개월 이상 환자진료 업무에 종사하지 아니한 사람**
2. 보건복지부장관이 **보수교육을 받기가 곤란하다고 인정하는 사람**

⑧ 보수교육이 면제 또는 유예되는 사람은 해당 연도의 보수교육 실시 전에 별지 제10호의2서식의 보수교육 면제·유예 신청서에 보수교육 면제 또는 유예 대상자임을 증명할 수 있는 서류를 첨부하여 각 중앙회장에게 제출하여야 한다.

⑨ 제8항에 따른 신청을 받은 각 중앙회장은 보수교육 면제 또는 유예 대상자 여부를 확인하고, 보수교육 면제 또는 유예 대상자에게 별지 제10호의3서식의 보수교육 면제·유예 확인서를 교부하여야 한다.

**01** 의료인 보수교육에 대한 설명으로 옳은 것은?

① 중앙회는 격년으로 보수교육을 실시해야 한다.

② 의료인은 보수교육을 연간 12시간 이상 이수하여야 한다.

③ 각 중앙회장은 타 기관에 보수교육을 위탁할 수 없다.

❹ 보수교육 면제 대상자는 자신의 면제 사실을 중앙회에 신고해야 한다.

⑤ 신규 면허취득자는 보수교육을 연간 8시간 이상 이수해야 한다.

**해 설**

보수교육(시행규칙 제20조)

① 중앙회는 법 제30조제2항에 따라 다음 각 호의 사항이 포함된 보수교육을 매년 실시하여야 한다.
  1. 직업윤리에 관한 사항
  2. 업무 전문성 향상 및 업무 개선에 관한 사항
  3. 의료 관계 법령의 준수에 관한 사항
  4. 선진 의료기술 등의 동향 및 추세 등에 관한 사항
  5. 그 밖에 보건복지부장관이 의료인의 자질 향상을 위하여 필요하다고 인정하는 사항
② 의료인은 제1항에 따른 보수교육을 연간 8시간 이상 이수하여야 한다.
③ 보건복지부장관은 제1항에 따른 보수교육의 내용을 평가할 수 있다.
④ 각 중앙회장은 제1항에 따른 보수교육을 다음 각 호의 기관으로 하여금 실시하게 할 수 있다.
  1. 법 제28조제5항에 따라 설치된 지부(이하 "지부"라 한다) 또는 중앙회의 정관에 따라 설치된 의학·치의학·한의학·간호학 분야별 전문학회 및 전문단체
  2. 의과대학·치과대학·한의과대학·의학전문대학원·치의학전문대학원·한의학전문대학원·간호대학 및 그 부속병원
  3. 수련병원
  4. 「한국보건복지인력개발원법」에 따른 한국보건복지인력개발원
  5. 다른 법률에 따른 보수교육 실시기관
⑤ 각 중앙회장은 의료인이 제4항제5호의 기관에서 보수교육을 받은 경우 그 교육이수 시간의 전부 또는 일부를 보수교육 이수시간으로 인정할 수 있다.
⑥ 다음 각 호의 어느 하나에 해당하는 사람에 대하여는 해당 연도의 보수교육을 면제한다.
  1. 전공의
  2. 의과대학·치과대학·한의과대학·간호대학의 대학원 재학생
  3. 영 제8조에 따라 면허증을 발급받은 신규 면허취득자
  4. 보건복지부장관이 보수교육을 받을 필요가 없다고 인정하는 사람
⑦ 다음 각 호의 어느 하나에 해당하는 사람에 대하여는 해당 연도의 보수교육을 유예할 수 있다.
  1. 해당 연도에 6개월 이상 환자진료 업무에 종사하지 아니한 사람
  2. 보건복지부장관이 보수교육을 받기가 곤란하다고 인정하는 사람
⑧ 보수교육이 면제 또는 유예되는 사람은 해당 연도의 보수교육 실시 전에 보수교육 면제·유예 신청서에 보수교육 면제 또는 유예 대상자임을 증명할 수 있는 서류를 첨부하여 각 중앙회장에게 제출하여야 한다.

**02** 다음 중 보수교육을 받아야 하는 사람은?

① 전공의
❷ 노인전문간호사
③ 신규 면허소지자
④ 간호대학원 재학생
⑤ 한의과대학원 재학생

해설

보수교육(시행규칙 제20조)
⑥ 다음 각 호의 어느 하나에 해당하는 사람에 대하여는 해당 연도의 보수교육을 면제한다.
  1. 전공의
  2. 의과대학·치과대학·한의과대학·간호대학의 대학원 재학생
  3. 영 제8조에 따라 면허증을 발급받은 신규 면허취득자
  4. 보건복지부장관이 보수교육을 받을 필요가 없다고 인정하는 사람

# 제 12 장

# 의료기관의 개설

## 개설 등(법 제33조)

① 의료인은 다음 각 호의 어느 하나에 해당하는 경우 외에는 그 의료기관 내에서 의료업을 하여야 한다.

1. **응급환자를 진료**하는 경우
2. **환자나 환자 보호자의 요청에 따라 진료**하는 경우
3. **국가나 지방자치단체의 장이 공익상 필요하다고 인정하여 요청하는** 경우
4. 보건복지부령으로 정하는 바에 따라 **가정간호를 하는 경우**
5. 그 밖에 **이 법 또는 다른 법령으로 특별히 정한 경우나 환자가 있는 현장에서 진료를 하여야 하는 부득이한 사유**가 있는 경우

② 다음 각 호의 어느 하나에 해당하는 자가 아니면 의료기관을 개설할 수 없다. 이 경우 의사는 종합병원·병원·요양병원·정신병원 또는 의원을, 치과의사는 치과병원 또는 치과의원을, 한의사는 한방병원·요양병원 또는 한의원을, 조산사는 **조산원**만을 개설할 수 있다.

1. **의사, 치과의사, 한의사 또는 조산사**
2. **국가나 지방자치단체**
3. **의료업을 목적으로 설립된 법인(이하 "의료법인"이라 한다)**
4. 비영리법인
5. 준정부기관, 지방의료원, 한국보훈복지의료공단

③ **의원·치과의원·한의원 또는 조산원을 개설하려는 자**는 보건복지부령으로 정하는 바에 따라 **시장·군수·구청장에게 신고**하여야 한다.

④ **종합병원·병원·치과병원·한방병원·요양병원 또는 정신병원을 개설**하려면 **시·도 의료기관개설위원회의 심의를 거쳐 보건복지부령으로 정하는 바에 따라 시·도지사의 허가**를 받아야 한다.

⑤ 개설된 의료기관이 개설 장소를 이전하거나 개설에 관한 신고 또는 허가사항 중 보건복지부령으로 정하는 중요사항을 변경하려는 때에도 제3항 또는 제4항과 같다.

⑥ 조산원을 개설하는 자는 반드시 **지도의사(指導醫師)**를 정하여야 한다.

⑦ 다음 각 호의 어느 하나에 해당하는 경우에는 의료기관을 개설할 수 없다.

1. 약국 시설 안이나 구내인 경우
2. 약국의 시설이나 부지 일부를 분할·변경 또는 개수하여 의료기관을 개설하는 경우
3. 약국과 전용 복도·계단·승강기 또는 구름다리 등의 통로가 설치되어 있거나 이런 것들을 설치하여 의료기관을 개설하는 경우
4. 「건축법」 등 관계 법령에 따라 허가를 받지 아니하거나 신고를 하지 아니하고 건축 또는 증축·개축한 건축물에 의료기관을 개설하는 경우

안심Touch

⑧ 의료인은 어떠한 명목으로도 둘 이상의 의료기관을 개설·운영할 수 없다. 다만, 2 이상의 의료인 면허를 소지한 자가 의원급 의료기관을 개설하려는 경우에는 **하나의 장소**에 한하여 면허 종별에 따른 의료기관을 함께 개설할 수 있다.

## 의료기관 개설위원회 설치 등(법 제33조의2)

① 의료기관 개설 허가에 관한 사항을 심의하기 위하여 시·도지사 소속으로 **의료기관개설위원회**를 둔다.
② 의료기관개설위원회의 위원은 의사회·치과의사회·한의사회·조산사회 및 간호사회의 의료인으로서 경험이 풍부한 사람과 의료기관단체의 회원으로서 해당 지역 내 의료기관의 개설·운영 등에 관한 경험이 풍부한 사람으로 한다.
③ 의료기관개설위원회의 구성과 운영에 필요한 사항과 그 밖에 필요한 사항은 보건복지부령으로 정한다.

## 실태조사(법 제33조의3)

① 보건복지부장관은 의료기관을 개설할 수 없는 자가 개설·운영하는 의료기관의 실태를 파악하기 위하여 보건복지부령으로 정하는 바에 따라 조사(이하 이 조에서 "**실태조사**"라 한다)를 실시하고, 위법이 확정된 경우 그 결과를 공표하여야 한다. 이 경우 수사기관의 수사로 위반한 의료기관의 위법이 확정된 경우도 공표 대상에 포함한다.
② 보건복지부장관은 실태조사를 위하여 관계 중앙행정기관의 장, 지방자치단체의 장, 관련 기관·법인 또는 단체 등에 협조를 요청할 수 있다. 이 경우 요청을 받은 자는 특별한 사정이 없으면 이에 협조하여야 한다.
③ 실태조사의 시기·방법 및 결과 공표의 방법 등에 관하여 필요한 사항은 보건복지부령으로 정한다.

**01** 의원을 개설하고자 하는 자는 어떤 절차를 거치는가?

① 시·도지사에게 신고하여야 한다.
② 시·도지사에게 허가받아야 한다.
③ 보건복지부장관에게 허가받아야 한다.
❹ 시장·군수·구청장에게 신고하여야 한다.
⑤ 시장·군수·구청장에게 허가받아야 한다.

**해설**
개설 등(법 제33조)
③ 의원·치과의원·한의원 또는 조산원을 개설하려는 자는 보건복지부령으로 정하는 바에 따라 시장·군수·구청장에게 신고하여야 한다.

**02** 다음 중 요양병원은 누구의 허가를 받아야 하는가?

❶ 시·도지사의 허가
② 지역구 의원의 허가
③ 시·군·구청장의 허가
④ 보건복지부장관의 허가
⑤ 보건복지부차관의 허가

**해설**
개설 등(법 제33조)
④ 종합병원·병원·치과병원·한방병원·요양병원 또는 정신병원을 개설하려면 시·도 의료기관개설위원회의 심의를 거쳐 보건복지부령으로 정하는 바에 따라 시·도지사의 허가를 받아야 한다.

# 제13장

# 가정간호 및 원격의료

## 가정간호(시행규칙 제24조)

① 의료기관이 실시하는 가정간호의 범위는 다음 각 호와 같다.

   1. **간 호**

   2. **검체의 채취**(보건복지부장관이 정하는 현장검사를 포함한다. 이하 같다) 및 운반

   3. **투 약**

   4. **주 사**

   5. **응급처치 등에 대한 교육 및 훈련**

   6. **상 담**

   7. **다른 보건의료기관 등에 대한 건강관리에 관한 의뢰**

② 가정간호를 실시하는 간호사는 「전문간호사 자격인정 등에 관한 규칙」에 따른 **가정전문간호사**이어야 한다.

③ 가정간호는 의사나 한의사가 의료기관 외의 장소에서 계속적인 치료와 관리가 필요하다고 판단하여 가정전문간호사에게 치료나 관리를 의뢰한 자에 대하여만 실시하여야 한다.

④ 가정전문간호사는 가정간호 중 검체의 채취 및 운반, 투약, 주사 또는 치료적 의료행위인 간호를 하는 경우에는 의사나 한의사의 진단과 처방에 따라야 한다. 이 경우 의사 및 한의사 처방의 유효기간은 **처방일부터 90일**까지로 한다.

⑤ 가정간호를 실시하는 의료기관의 장은 **가정전문간호사를 2명 이상** 두어야 한다.

⑥ 가정간호를 실시하는 의료기관의 장은 가정간호에 관한 기록을 **5년간 보존**하여야 한다.

⑦ 이 규칙에서 정한 것 외에 가정간호의 질 관리 등 가정간호의 실시에 필요한 사항은 보건복지부장관이 따로 정한다.

## 원격의료(법 제34조)

① 의료인(**의료업에 종사하는 의사·치과의사·한의사만 해당한다**)은 컴퓨터·화상통신 등 정보통신기술을 활용하여 먼 곳에 있는 의료인에게 의료지식이나 기술을 지원하는 원격의료(이하 "원격의료"라 한다)를 할 수 있다.

② 원격의료를 행하거나 받으려는 자는 보건복지부령으로 정하는 **시설과 장비**를 갖추어야 한다.

③ 원격의료를 하는 자(이하 "원격지의사"라 한다)는 환자를 직접 대면하여 진료하는 경우와 같은 책임을 진다.

④ 원격지의사의 원격의료에 따라 의료행위를 한 의료인이 의사·치과의사 또는 한의사(이하 "현지의사"라 한다)인 경우에는 그 의료행위에 대하여 원격지의사의 과실을 인정할 만한 명백한 근거가 없으면 환자에 대한 책임은 **현지의사**에게 있는 것으로 본다.

**01** 가정전문간호사의 가정간호 중 의사의 진단과 처방 없이 독자적으로 수행이 가능한 업무는?

❶ 상 담
② 투 약
③ 주 사
④ 검체 채취
⑤ 치료적 의료행위인 간호

**[해설]**
가정간호(시행규칙 제24조)
① 법 제33조제1항제4호에 따라 의료기관이 실시하는 가정간호의 범위는 다음 각 호와 같다.
　1. 간 호
　2. 검체의 채취(보건복지부장관이 정하는 현장검사를 포함한다. 이하 같다) 및 운반
　3. 투 약
　4. 주 사
　5. 응급처치 등에 대한 교육 및 훈련
　6. 상 담
　7. 다른 보건의료기관 등에 대한 건강관리에 관한 의뢰

**02** 가정간호를 실시하는 의료기관의 장은 가정전문간호사를 몇인 이상 두어야 하는가?

① 1인
❷ 2인
③ 3인
④ 4인
⑤ 5인

**[해설]**
가정간호(시행규칙 제24조)
⑤ 가정간호를 실시하는 의료기관의 장은 가정전문간호사를 2명 이상 두어야 한다.

**03** 가정간호 중 투약을 할 때 의사 처방의 유효기간은?

① 30일

② 60일

❸ 90일

④ 120일

⑤ 150일

**[해설]**

④ 가정전문간호사는 가정간호 중 검체의 채취 및 운반, 투약, 주사 또는 치료적 의료행위인 간호를 하는 경우에는 의사나 한의사의 진단과 처방에 따라야 한다. 이 경우 의사 및 한의사 처방의 유효기간은 처방일부터 90일까지로 한다.

출제
유형
문제

**04** 원격의료에 대한 사항으로 옳은 것은?

① 의료업을 종사하는 의사·치과의사·간호사만 원격의료를 할 수 있다.

② 원격의료에 따라 의료행위를 한 경우 원격지의사가 환자에 대한 책임을 진다.

③ 원격지의사란 원격의료에 따라 의료행위를 한 의사·치과의사·한의사를 말한다.

❹ 원격의료를 하는 자는 환자를 직접 대면하여 진료하는 경우와 같은 책임을 진다.

⑤ 간호사는 정보통신기술을 활용하여 먼 곳에 있는 의료인에게 기술을 지원하는 원격의료를 할 수 있다.

**[해설]**

원격의료(법 제34조)

① 의료인(의료업에 종사하는 의사·치과의사·한의사만 해당한다)은 제33조제1항에도 불구하고 컴퓨터·화상통신 등 정보통신기술을 활용하여 먼 곳에 있는 의료인에게 의료지식이나 기술을 지원하는 원격의료(이하 "원격의료"라 한다)를 할 수 있다.

② 원격의료를 행하거나 받으려는 자는 보건복지부령으로 정하는 시설과 장비를 갖추어야 한다.

③ 원격의료를 하는 자(이하 "원격지의사"라 한다)는 환자를 직접 대면하여 진료하는 경우와 같은 책임을 진다.

④ 원격지의사의 원격의료에 따라 의료행위를 한 의료인이 의사·치과의사 또는 한의사(이하 "현지의사"라 한다)인 경우에는 그 의료행위에 대하여 원격지의사의 과실을 인정할 만한 명백한 근거가 없으면 환자에 대한 책임은 제3항에도 불구하고 현지의사에게 있는 것으로 본다.

# 제14장

# 개설자의 준수사항

## 준수사항(법 제36조)

의료기관을 개설하는 자는 보건복지부령으로 정하는 바에 따라 다음 각 호의 사항을 지켜야 한다.

1. 의료기관의 종류에 따른 시설기준 및 규격에 관한 사항
2. 의료기관의 안전관리시설 기준에 관한 사항
3. 의료기관 및 요양병원의 운영 기준에 관한 사항
4. 고가의료장비의 설치·운영 기준에 관한 사항
5. 의료기관의 종류에 따른 의료인 등의 정원 기준에 관한 사항
6. 급식관리 기준에 관한 사항
7. 의료기관의 위생 관리에 관한 사항
8. 의료기관의 **의약품 및 일회용 의료기기의 사용**에 관한 사항
9. 의료기관의 「감염병의 예방 및 관리에 관한 법률」에 따른 **감염병환자 등의 진료 기준에 관한 사항**
10. 의료기관 내 수술실, 분만실, 중환자실 등 감염관리가 필요한 시설의 **출입 기준**에 관한 사항
11. **의료인 및 환자 안전을 위한 보안장비 설치 및 보안인력 배치** 등에 관한 사항
12. 의료기관의 **신체보호대 사용**에 관한 사항
13. 의료기관의 의료관련감염 예방에 관한 사항

## 의약품 및 일회용 의료기기의 사용 기준(시행규칙 제 39조의3)

의료기관을 개설하는 자는 의약품 및 일회용 의료기기의 사용에 관한 다음 각 호의 기준을 지켜야 한다.

1. 변질·오염·손상되었거나 유효기한·사용기한이 지난 의약품을 진열하거나 사용하지 말 것
2. 규격품으로 판매하도록 지정·고시된 한약을 조제하는 경우에는 품질관리에 관한 사항을 준수할 것(한의원 또는 한방병원만 해당한다)
3. 포장이 개봉되거나 손상된 일회용 주사 의료용품은 사용하지 말고 폐기할 것
4. 일회용 주사기에 주입된 주사제는 지체 없이 환자에게 사용할 것
5. 일회용 의료기기는 한 번 사용한 경우 다시 사용하지 말고 폐기할 것

**01** 의료기관의 관리자가 지켜야 할 준수사항으로 옳은 것은?

① 입원실 정원은 5%까지는 초과해도 괜찮다.

❷ 입원실이 아닌 장소에 환자를 입원시키지 않는다.

③ 외래진료실에 진료 중인 환자 외에 1명이 미리 대기하고 있도록 한다.

④ 전염의 우려가 있는 환자가 사용하였던 침구, 식기 등은 깨끗이 씻는다.

⑤ 정신병환자는 정신병원에 자리가 없는 경우 요양병원에 최대 3일 동안 입원시킬 수 있다.

해설

의료기관의 운영 기준(시행규칙 제35조의2)

1. 입원실의 정원을 초과하여 환자를 입원시키지 말 것
2. 입원실은 남·여별로 구별하여 운영할 것
3. 입원실이 아닌 장소에 환자를 입원시키지 말 것
4. 외래진료실에는 진료 중인 환자 외에 다른 환자를 대기시키지 말 것

# 제15장

## 요양병원의 운영

### 요양병원의 운영(시행규칙 제36조)

① **요양병원의 입원 대상**은 다음 각 호의 어느 하나에 해당하는 자로서 주로 요양이 필요한 자로 한다.

1. **노인성 질환자**
2. **만성질환자**
3. **외과적 수술 후 또는 상해 후 회복기간에 있는 자**

② 제1항에도 불구하고 「감염병의 예방 및 관리에 관한 법률」에 따라 질병관리청장이 고시한 감염병에 걸린 같은 법 제2조제13호부터 제15호까지에 따른 감염병환자, **감염병의사환자 또는 병원체보유자**(이하 "감염병환자 등"이라 한다) 및 같은 법 제42조제1항 각 호의 어느 하나에 해당하는 **감염병환자 등은 요양병원의 입원 대상**으로 하지 아니한다.

③ 제1항에도 불구하고 「정신건강증진 및 정신질환자 복지서비스 지원에 관한 법률」 제3조제1호에 따른 정신질환자(노인성 치매환자는 제외한다)는 같은 법 제3조제5호에 따른 **정신의료기관 외의 요양병원의 입원 대상으로 하지 아니한다.**

④ 각급 의료기관은 제1항에 따른 환자를 요양병원으로 옮긴 경우에는 환자 이송과 동시에 진료기록 사본 등을 그 요양병원에 송부하여야 한다.

⑤ 요양병원 개설자는 요양환자의 상태가 악화되는 경우에 적절한 조치를 할 수 있도록 환자 후송 등에 관하여 다른 의료기관과 협약을 맺거나 자체 시설 및 인력 등을 확보하여야 한다.

**01** 요양병원에 입원이 가능한 사람은?

① 결핵 환자
❷ 만성질환자
③ 에이즈 환자
④ 조울증 환자
⑤ 알코올 의존자

해설

**요양병원의 운영(시행규칙 제36조)**
① 법 제36조제3호에 따른 요양병원의 입원 대상은 다음 각 호의 어느 하나에 해당하는 자로서 주로 요양이 필요한 자로 한다.
  1. 노인성 질환자
  2. 만성질환자
  3. 외과적 수술 후 또는 상해 후 회복기간에 있는 자

# 제 16 장

# 의료인의 정원

## 의료인 등의 정원(시행규칙 제38조)

① 의 사
  1. 종합병원·병원·의원 : 연평균 1일 입원환자/20명(단, 외래환자 3명은 입원환자 1명으로 환산)
  2. 요양병원 : 연평균 1일 입원환자 80명까지는 의사 2명으로 하되, 80명을 초과하는 입원환자는 매 40명마다 1명, 외래환자 3명은 입원환자 1명으로 환산

② 간호사
  1. 종합병원·병원·의원 : 연평균 1일 입원환자/**2.5명**(단, 외래환자 12명은 입원환자 1명으로 환산)
  2. 한방병원·한의원 : 연평균 1일 입원환자/5명(단, 외래환자 12명은 입원환자 1명으로 환산)
  3. 요양병원 : 연평균 1일 입원환자 6명마다 1명, 외래환자 12명은 입원환자 1명으로 환산, 간호조무사는 간호사 정원의 2/3 범위 내에서 둘 수 있음

③ 조산사
  1. 종합병원 : 산부인과에 배정된 간호사 정원의 3분의 1 이상
  2. 병원 : 종합병원과 같음(산부인과가 있는 경우에만 둠)


## 당직의료인(시행규칙 제39조의9)

① 각종 병원에 두어야 하는 당직의료인의 수는 **입원환자 200명까지는 의사·치과의사 또는 한의사의 경우에는 1명, 간호사의 경우에는 2명을 두되, 입원환자 200명을 초과하는 200명마다 의사·치과의사 또는 한의사의 경우에는 1명, 간호사의 경우에는 2명을 추가**한 인원 수로 한다.

② 요양병원에 두어야 하는 당직의료인의 수는 다음 각 호의 기준에 따른다.
  1. 의사·치과의사 또는 한의사의 경우에는 입원환자 300명까지는 1명, 입원환자 300명을 초과하는 300명마다 1명을 추가한 인원 수
  2. 간호사의 경우에는 입원환자 80명까지는 1명, 입원환자 80명을 초과하는 80명마다 1명을 추가한 인원 수

③ 다음 각 호의 어느 하나에 해당하는 의료기관은 입원환자를 진료하는 데에 지장이 없도록 해당 병원의 자체 기준에 따라 당직의료인을 배치할 수 있다.
  1. 정신병원
  2. 의료재활시설로서 요건을 갖춘 의료기관
  3. 국립정신건강센터, 국립정신병원, 국립소록도병원, 국립결핵병원 및 국립재활원
  4. 그 밖에 제1호부터 제3호까지에 준하는 의료기관으로서 보건복지부장관이 당직의료인의 배치 기준을 자체적으로 정할 필요가 있다고 인정하여 고시하는 의료기관

**01** A 병원에 연평균 1일 입원환자의 수는 250명이며, 외래환자의 수는 300명이다. 이때 병원에 필요한 간호사 수는?

① 90명

② 100명

❸ 110명

④ 120명

⑤ 130명

**해설**

의료인 등의 정원(시행규칙 제38조)

연평균 1일 입원환자/2.5명(단, 외래환자 12명 = 입원환자 1명)

→ (250+300/12)/2.5 = 110명

**02** 요양병원의 연평균 1일 입원환자가 12명이라면 요양병원에 두어야 할 간호사는 몇 명인가?

① 1명

❷ 2명

③ 3명

④ 4명

⑤ 5명

**해설**

의료인 등의 정원(시행규칙 제38조)

• 연평균 1일 입원환자 6명마다 1명

• 외래환자 12명은 입원환자 1명

• 간호조무사 : 간호사 정원의 2/3 범위 내

# 제 17 장

# 감염관리위원회

## 감염관리위원회 및 감염관리실의 설치(시행규칙 제43조)

① "보건복지부령으로 정하는 일정 규모 이상의 병원급 의료기관"이란 **100개 이상의 병상을 갖춘 병원급 의료기관**을 말한다.

② 감염관리위원회(이하 "위원회"라 한다)는 다음 각 호의 업무를 심의한다.

　1. 병원감염에 대한 대책, 연간 감염예방계획의 수립 및 시행에 관한 사항

　2. 감염관리요원의 선정 및 배치에 관한 사항

　3. 감염병환자 등의 처리에 관한 사항

　4. 병원의 전반적인 위생관리에 관한 사항

　5. 병원감염관리에 관한 자체 규정의 제정 및 개정에 관한 사항

　6. 그 밖에 병원감염관리에 관한 중요한 사항

③ 감염관리실(이하 "감염관리실"이라 한다)은 다음 각 호의 업무를 수행한다.

　1. 병원감염의 발생 감시

　2. 병원감염관리 실적의 분석 및 평가

　3. 직원의 감염관리교육 및 감염과 관련된 직원의 건강관리에 관한 사항

　4. 그 밖에 감염 관리에 필요한 사항

## 위원회의 구성(시행규칙 제44조)

① 위원회는 **위원장 1명을 포함한 7명 이상 15명 이하의 위원**으로 구성한다.

② 위원장은 해당 의료기관의 장으로 하고, 부위원장은 위원 중에서 위원장이 지명한다.

③ 위원은 다음 각 호의 어느 하나에 해당하는 사람과 해당 의료기관의 장이 위촉하는 외부 전문가로 한다.

　1. 감염관리실장

　2. 진료부서의 장

　3. 간호부서의 장

　4. 진단검사부서의 장

　5. 감염 관련 의사 및 해당 의료기관의 장이 필요하다고 인정하는 사람

④ 제3항 각 호에 해당하는 자는 당연직 위원으로 하되 그 임기는 해당 부서의 재직기간으로 하고, 위촉하는 위원의 임기는 **2년**으로 한다.

**01** 다음 중 감염관리위원회를 설치해야 하는 의료기관은?

① 병상이 50개인 병원
❷ 병상이 100개인 요양병원
③ 종합병원 및 150개 이상의 병상을 갖춘 병원
④ 병상이 100개인 중환자실을 운영하는 치과병원
⑤ 병상이 100개인 중환자실을 운영하는 한방병원

해설
감염관리위원회 및 감염관리실의 설치(시행규칙 제43조)
① 법 제47조제1항에서 "보건복지부령으로 정하는 일정 규모 이상의 병원급 의료기관"이란 100개 이상의 병상을 갖춘 병원급 의료기관을 말한다.

**02** 의료법에서 제시한 감염관리위원회의 구성에 대한 설명으로 옳은 것은?

① 위원의 임기는 5년으로 한다.
❷ 간호부서의 장은 당연직 위원이 될 수 있다.
③ 의료기관의 외의 외부 전문가는 위원회에 포함될 수 없다.
④ 위원회는 위원장 1명을 포함하여 20명의 위원으로 구성한다.
⑤ 위원장은 해당 의료기관의 장으로 하고, 부위원장은 의료기관의 부원장으로 한다.

해설
위원회의 구성(시행규칙 제44조)
① 위원회는 위원장 1명을 포함한 7명 이상 15명 이하의 위원으로 구성한다.
② 위원장은 해당 의료기관의 장으로 하고, 부위원장은 위원 중에서 위원장이 지명한다.
③ 위원은 다음 각 호의 어느 하나에 해당하는 사람과 해당 의료기관의 장이 위촉하는 외부 전문가로 한다.
　　1. 감염관리실장
　　2. 진료부서의 장
　　3. 간호부서의 장
　　4. 진단검사부서의 장
　　5. 감염 관련 의사 및 해당 의료기관의 장이 필요하다고 인정하는 사람
④ 제3항 각 호에 해당하는 자는 당연직 위원으로 하되 그 임기는 해당 부서의 재직기간으로 하고, 위촉하는 위원의 임기는 2년으로 한다.

# 제18장

## 의료광고

### 의료광고의 금지 등(법 제56조)

① 의료기관 개설자, 의료기관의 장 또는 의료인(이하 "의료인 등"이라 한다)이 아닌 자는 의료에 관한 광고 **(의료인 등이 신문·잡지·음성·음향·영상·인터넷·인쇄물·간판, 그 밖의 방법에 의하여 의료행위, 의료기관 및 의료인 등에 대한 정보를 소비자에게 나타내거나 알리는 행위를 말한다. 이하 "의료광고"라 한다)**를 하지 못한다.

② 의료인 등은 다음 각 호의 어느 하나에 해당하는 의료광고를 하지 못한다.

1. 평가를 받지 아니한 신의료기술에 관한 광고

2. 환자에 관한 치료경험담 등 소비자로 하여금 치료 효과를 오인하게 할 우려가 있는 내용의 광고

3. **거짓된 내용을 표시하는 광고**

4. **다른 의료인 등의 기능 또는 진료 방법과 비교하는 내용의 광고**

5. **다른 의료인 등을 비방하는 내용의 광고**

6. **수술 장면 등 직접적인 시술행위를 노출하는 내용의 광고**

7. 의료인 등의 기능, 진료 방법과 관련하여 심각한 부작용 등 중요한 정보를 누락하는 광고

8. 객관적인 사실을 과장하는 내용의 광고

9. **법적 근거가 없는 자격이나 명칭을 표방하는 내용의 광고**

10. **신문, 방송, 잡지 등을 이용하여 기사(記事) 또는 전문가의 의견 형태로 표현되는 광고**

11. 제57조에 따른 심의를 받지 아니하거나 심의받은 내용과 다른 내용의 광고

12. 제27조제3항에 따라 **외국인환자를 유치하기 위한 국내광고**

13. 소비자를 속이거나 소비자로 하여금 잘못 알게 할 우려가 있는 방법으로 제45조에 따른 비급여 진료비용을 할인하거나 면제하는 내용의 광고

14. 각종 상장·감사장 등을 이용하는 광고 또는 인증·보증·추천을 받았다는 내용을 사용하거나 이와 유사한 내용을 표현하는 광고. 다만, 다음 각 목의 어느 하나에 해당하는 경우는 제외한다.

    가. 의료기관 인증을 표시한 광고

    나. 중앙행정기관·특별지방행정기관 및 그 부속기관, 지방자치단체 또는 공공기관으로부터 받은 인증·보증을 표시한 광고

    다. 다른 법령에 따라 받은 인증·보증을 표시한 광고

    라. 세계보건기구와 협력을 맺은 국제평가기구로부터 받은 인증을 표시한 광고 등 대통령령으로 정하는 광고

15. 그 밖에 의료광고의 방법 또는 내용이 국민의 보건과 건전한 의료경쟁의 질서를 해치거나 소비자에게 피해를 줄 우려가 있는 것으로서 대통령령으로 정하는 내용의 광고

안심Touch

③ 의료광고는 다음 각 호의 방법으로는 하지 못한다.

1. 방 송
2. 그 밖에 국민의 보건과 건전한 의료경쟁의 질서를 유지하기 위하여 제한할 필요가 있는 경우로서 대통령령으로 정하는 방법

④ 금지되는 의료광고의 구체적인 내용 등 의료광고에 관하여 필요한 사항은 대통령령으로 정한다.

⑤ 보건복지부장관, 시장·군수·구청장은 제2항제2호부터 제5호까지 및 제7호부터 제9호까지를 위반한 의료인 등에 대하여 제63조, 제64조 및 제67조에 따른 처분을 하려는 경우에는 지체 없이 그 내용을 **공정거래위원회**에 통보하여야 한다.

## 의료광고의 심의(법 제57조)

① 의료인 등이 다음 각 호의 어느 하나에 해당하는 매체를 이용하여 의료광고를 하려는 경우 미리 의료광고가 규정에 위반되는지 여부에 관하여 **기관 또는 단체의 심의**를 받아야 한다.

1. 신문·인터넷신문 또는 **정기간행물**
2. **옥외광고물 중 현수막(懸垂幕), 벽보, 전단(傳單) 및 교통시설·교통수단에 표시(교통수단 내부에 표시되거나 영상·음성·음향 및 이들의 조합으로 이루어지는 광고**를 포함한다)되는 것
3. **전광판**
4. 대통령령으로 정하는 인터넷 매체[이동통신단말장치에서 사용되는 **애플리케이션(Application)**을 포함한다]
5. 그 밖에 매체의 성질, 영향력 등을 고려하여 대통령령으로 정하는 광고매체

② 다음 각 호의 기관 또는 단체는 대통령령으로 정하는 바에 따라 **자율심의를 위한 조직** 등을 갖추어 보건복지부장관에게 신고한 후 의료광고 심의 업무를 수행할 수 있다.

1. 의사회·치과의사회·한의사회
2. 「소비자기본법」에 따라 등록한 소비자단체로서 대통령령으로 정하는 기준을 충족하는 단체

③ 다음 각 호의 사항으로만 구성된 의료광고는 심의를 받지 않아도 됨

1. 의료기관의 명칭·소재지·전화번호
2. 의료기관이 설치·운영하는 진료과목(**제43조제5항에 따른 진료과목을 말한다**)

> **진료과목의 표시(시행령 제41조)**
> ① 법 제43조에 따라 의료기관이 표시할 수 있는 진료과목은 다음 각 호와 같다.
> 1. 종합병원 : 제2호 및 제3호의 진료과목
> 2. 병원·정신병원이나 의원 : 내과, 신경과, 정신건강의학과, 외과, 정형외과, 신경외과, 흉부외과, 성형외과, 마취통증의학과, 산부인과, 소아청소년과, 안과, 이비인후과, 피부과, 비뇨의학과, 영상의학과, 방사선종양학과, 병리과, 진단검사의학과, 재활의학과, 결핵과, 예방의학과, 가정의학과, 핵의학과, 직업환경의학과 및 응급의학과
> 3. 치과병원이나 치과의원 : 구강악안면외과, 치과보철과, 치과교정과, 소아치과, 치주과, 치과보존과, 구강내과, 영상치의학과, 구강병리과, 예방치과 및 통합치의학과

    4. 한방병원이나 한의원 : 한방내과, 한방부인과, 한방소아과, 한방안·이비인후·피부과, 한방신
       경정신과, 한방재활의학과, 사상체질과 및 침구과

    5. 요양병원 : 제2호 및 제4호의 진료과목

② 법 제43조 제1항부터 제3항까지의 규정에 따라 추가로 진료과목을 설치한 의료기관이 표시할 수
  있는 진료과목과 법 제43조 제4항에 따라 추가로 설치한 진료과목의 진료에 필요한 시설·장비는
  [별표 8]과 같다.

③ 의료기관이 진료과목을 표시하는 경우에는 제1항 및 제2항의 진료과목 중 그 의료기관이 확보하고
  있는 시설·장비 및 의료관계인에 해당하는 과목만을 표시할 수 있다.

④ 의료기관의 진료과목 표시판에는 "진료과목"이라는 글자와 진료과목의 명칭을 표시하여야 한다.

  3. 의료기관에 소속된 의료인의 성명·성별 및 면허의 종류

  4. 그 밖에 대통령령으로 정하는 사항

④ 자율심의기구는 제1항에 따른 심의를 할 때 적용하는 심의 기준을 상호 협의하여 마련하여야 한다.

⑤ 의료광고 심의를 받으려는 자는 자율심의기구가 정하는 수수료를 내야 한다.

⑥ 제2항제1호에 따른 자율심의기구가 수행하는 의료광고 심의 업무 및 이와 관련된 업무의 수행에 관하여는
  제29조제3항, 제30조제1항, 제32조, 제83조제1항 및 「민법」 제37조를 적용하지 아니하며, 제2항제2호에
  따른 자율심의기구가 수행하는 의료광고 심의 업무 및 이와 관련된 업무의 수행에 관하여는 「민법」 제37조
  를 적용하지 아니한다.

⑦ 자율심의기구는 의료광고 제도 및 법령의 개선에 관하여 보건복지부장관에게 의견을 제시할 수 있다.

⑧ 심의의 유효기간은 **심의를 신청하여 승인을 받은 날부터 3년**으로 한다.

⑨ 의료인 등이 제8항에 따른 유효기간의 만료 후 계속하여 의료광고를 하려는 경우에는 유효기간 만료
  6개월 전에 자율심의기구에 의료광고 심의를 신청하여야 한다.

⑩ 규정에서 정한 것 외에 자율심의기구의 구성·운영 및 심의에 필요한 사항은 자율심의기구가 정한다.

⑪ 자율심의기구는 제1항 및 제4항에 따른 심의 관련 업무를 수행할 때에는 규정에 따라 공정하고 투명하게
  하여야 한다.

## 의료광고에 관한 심의위원회(법 제57조의2)

① 자율심의기구는 의료광고를 심의하기 위하여 제2항 각 호의 구분에 따른 심의위원회(이하 이 조에서
  "심의위원회"라 한다)를 설치·운영하여야 한다.

② 심의위원회의 종류와 심의 대상은 다음 각 호와 같다.

  1. 의료광고심의위원회 : 의사, 의원, 의원의 개설자, 병원, 병원의 개설자, 요양병원(한의사가 개설한
    경우는 제외한다), 요양병원의 개설자, 정신병원, 정신병원의 개설자, 종합병원(치과는 제외한다. 이
    하 이 호에서 같다), 종합병원의 개설자, 조산사, 조산원, 조산원의 개설자가 하는 의료광고의 심의

  2. 치과의료광고심의위원회 : 치과의사, 치과의원, 치과의원의 개설자, 치과병원, 치과병원의 개설자,
    종합병원(치과만 해당한다. 이하 이 호에서 같다), 종합병원의 개설자가 하는 의료광고의 심의

3. 한방의료광고심의위원회 : 한의사, 한의원, 한의원의 개설자, 한방병원, 한방병원의 개설자, 요양병원(한의사가 개설한 경우만 해당한다. 이하 이 호에서 같다), 요양병원의 개설자가 하는 의료광고의 심의

③ 자율심의기구 중 의사회는 심의위원회만, 치과의사회는 같은 항 제2호에 따른 심의위원회만, 한의사회는 같은 항 제3호에 따른 심의위원회만 설치·운영하고, 자율심의기구는 제2항 각 호의 어느 하나에 해당하는 심의위원회만 설치·운영할 수 있다.

④ 심의위원회는 위원장 1명과 부위원장 1명을 포함하여 15명 이상 25명 이하의 위원으로 구성한다. 이 경우 제2항 각 호의 심의위원회 종류별로 다음 각 호의 구분에 따라 구성하여야 한다.

1. 의료광고심의위원회 : 제5항제2호부터 제9호까지의 사람을 각각 1명 이상 포함하되, 같은 항 제4호부터 제9호까지의 사람이 전체 위원의 3분의 1 이상이 되도록 구성하여야 한다.

2. 치과의료광고심의위원회 : 제5항제1호 및 제3호부터 제9호까지의 사람을 각각 1명 이상 포함하되, 같은 항 제4호부터 제9호까지의 사람이 전체 위원의 3분의 1 이상이 되도록 구성하여야 한다.

3. 한방의료광고심의위원회 : 제5항제1호·제2호 및 제4호부터 제9호까지의 사람을 각각 1명 이상 포함하되, 같은 항 제4호부터 제9호까지의 사람이 전체 위원의 3분의 1 이상이 되도록 구성하여야 한다.

⑤ 심의위원회 위원은 다음 각 호의 어느 하나에 해당하는 사람 중에서 자율심의기구의 장이 위촉한다.

1. 의 사
2. 치과의사
3. 한의사
4. 약 사
5. 소비자단체의 장이 추천하는 사람
6. 대한변호사협회에 등록한 변호사로서 대한변호사협회의 장이 추천하는 사람
7. 법인 중 여성의 사회참여 확대 및 복지 증진을 주된 목적으로 설립된 법인의 장이 추천하는 사람
8. 환자의 권익 보호를 주된 목적으로 하는 단체의 장이 추천하는 사람
9. 그 밖에 보건의료 또는 의료광고에 관한 학식과 경험이 풍부한 사람

⑥ 제1항부터 제5항까지의 규정에서 정한 것 외에 심의위원회의 구성 및 운영에 필요한 사항은 자율심의기구가 정한다.

**01** 의료법에 의하여 허용되는 의료광고는?

① 외국인환자를 유치하기 위한 국내광고

❷ 의료인이 6개월 이상 경력이 수록된 광고

③ 평가를 받지 아니한 신의료기술에 관한 광고

④ 수술 장면 등 직접적인 시술행위를 노출하는 내용의 광고

⑤ 의료인의 진료 방법이 질병 치료에 반드시 효과가 있다고 표현하는 광고

해설

의료광고의 금지 등(법 제56조)

① 의료기관 개설자, 의료기관의 장 또는 의료인(이하 "의료인 등"이라 한다)이 아닌 자는 의료에 관한 광고(의료인 등이 신문 · 잡지 · 음성 · 음향 · 영상 · 인터넷 · 인쇄물 · 간판, 그 밖의 방법에 의하여 의료행위, 의료기관 및 의료인 등에 대한 정보를 소비자에게 나타내거나 알리는 행위를 말한다. 이하 "의료광고"라 한다)를 하지 못한다.

② 의료인 등은 다음 각 호의 어느 하나에 해당하는 의료광고를 하지 못한다.

1. 제53조에 따른 평가를 받지 아니한 신의료기술에 관한 광고

2. 환자에 관한 치료경험담 등 소비자로 하여금 치료 효과를 오인하게 할 우려가 있는 내용의 광고

3. 거짓된 내용을 표시하는 광고

4. 다른 의료인 등의 기능 또는 진료 방법과 비교하는 내용의 광고

5. 다른 의료인 등을 비방하는 내용의 광고

6. 수술 장면 등 직접적인 시술행위를 노출하는 내용의 광고

7. 의료인 등의 기능, 진료 방법과 관련하여 심각한 부작용 등 중요한 정보를 누락하는 광고

8. 객관적인 사실을 과장하는 내용의 광고

9. 법적 근거가 없는 자격이나 명칭을 표방하는 내용의 광고

10. 신문, 방송, 잡지 등을 이용하여 기사(記事) 또는 전문가의 의견 형태로 표현되는 광고

11. 제57조에 따른 심의를 받지 아니하거나 심의받은 내용과 다른 내용의 광고

12. 제27조제3항에 따라 외국인환자를 유치하기 위한 국내광고

13. 소비자를 속이거나 소비자로 하여금 잘못 알게 할 우려가 있는 방법으로 제45조에 따른 비급여 진료비용을 할인하거나 면제하는 내용의 광고

14. 각종 상장 · 감사장 등을 이용하는 광고 또는 인증 · 보증 · 추천을 받았다는 내용을 사용하거나 이와 유사한 내용을 표현하는 광고. 다만, 다음 각 목의 어느 하나에 해당하는 경우는 제외한다.

　　가. 제58조에 따른 의료기관 인증을 표시한 광고

　　나. 「정부조직법」 제2조부터 제4조까지의 규정에 따른 중앙행정기관 · 특별지방행정기관 및 그 부속기관, 「지방자치법」 제2조에 따른 지방자치단체 또는 「공공기관의 운영에 관한 법률」 제4조에 따른 공공기관으로부터 받은 인증 · 보증을 표시한 광고

　　다. 다른 법령에 따라 받은 인증 · 보증을 표시한 광고

　　라. 세계보건기구와 협력을 맺은 국제평가기구로부터 받은 인증을 표시한 광고 등 대통령령으로 정하는 광고

15. 그 밖에 의료광고의 방법 또는 내용이 국민의 보건과 건전한 의료경쟁의 질서를 해치거나 소비자에게 피해를 줄 우려가 있는 것으로서 대통령령으로 정하는 내용의 광고

**02** 의료광고 심의 대상이 아닌 것은?

① 전 단
② 신 문
❸ 입소문
④ 현수막
⑤ 인터넷 신문

**해설**

**의료광고의 심의(법 제57조)**

① 의료인 등이 다음 각 호의 어느 하나에 해당하는 매체를 이용하여 의료광고를 하려는 경우 미리 의료광고가 제56조제1항부터 제3항까지의 규정에 위반되는지 여부에 관하여 제2항에 따른 기관 또는 단체의 심의를 받아야 한다.

1. 「신문 등의 진흥에 관한 법률」 제2조에 따른 신문·인터넷 신문 또는 「잡지 등 정기간행물의 진흥에 관한 법률」 제2조에 따른 정기간행물

2. 「옥외광고물 등의 관리와 옥외광고산업 진흥에 관한 법률」 제2조제1호에 따른 옥외광고물 중 현수막(懸垂幕), 벽보, 전단(傳單) 및 교통시설·교통수단에 표시(교통수단 내부에 표시되거나 영상·음성·음향 및 이들의 조합으로 이루어지는 광고를 포함한다)되는 것

3. 전광판

4. 대통령령으로 정하는 인터넷 매체[이동통신단말장치에서 사용되는 애플리케이션(Application)을 포함한다]

5. 그 밖에 매체의 성질, 영향력 등을 고려하여 대통령령으로 정하는 광고매체

# 제 19 장

# 의료기관 인증

## 의료기관 인증(법 제58조)

① 인증권자 : 보건복지부장관

② 인증목적 : 의료의 질과 환자안전의 수준을 높이기 위하여

③ 인증대상 : 병원급 의료기관 및 대통령령으로 정하는 의료기관

④ 인증업무 위탁 : 의료기관평가인증원

## 의료기관인증위원회(법 제58조의2)

① 보건복지부장관은 의료기관 인증에 관한 주요 정책을 심의하기 위하여 보건복지부장관 소속으로 의료기관인증위원회(이하 이 조에서 "위원회"라 한다)를 둔다.

② 위원회는 위원장 1명을 포함한 15인 이내의 위원으로 구성한다.

③ 위원회의 위원장은 보건복지부차관으로 하고, 위원회의 위원은 다음 각 호의 사람 중에서 보건복지부장관이 임명 또는 위촉한다.

  1. 의료인 단체 및 의료기관단체에서 추천하는 자

  2. 노동계, 시민단체, 소비자단체(「소비자기본법」 제29조에 따른 소비자단체를 말한다)에서 추천하는 자

  3. 보건의료에 관한 학식과 경험이 풍부한 자

  4. 시설물 안전진단에 관한 학식과 경험이 풍부한 자

  5. 보건복지부 소속 3급 이상 공무원 또는 고위공무원단에 속하는 공무원

④ 위원회는 다음 각 호의 사항을 심의한다.

  1. 인증기준 및 인증의 공표를 포함한 의료기관 인증과 관련된 주요 정책에 관한 사항

  2. 의료기관 대상 평가제도 통합에 관한 사항

  3. 의료기관 인증 활용에 관한 사항

  4. 그 밖에 위원장이 심의에 부치는 사항

⑤ 위원회의 구성 및 운영, 그 밖에 필요한 사항은 대통령령으로 정한다.

안심Touch

## 의료기관 인증기준 및 방법(법 제58조의3)

① 인증기준
  1. 환자의 권리와 안전
  2. 의료기관의 의료서비스 질 향상 활동
  3. 의료서비스의 제공과정 및 성과
  4. 의료기관의 조직·인력관리 및 운영
  5. 환자 만족도
② 인정방법
  1. 인증등급 : 인증, 조건부인증, 불인증
  2. 인증 유효기간 : 인증은 4년, 조건부인증은 1년

## 의료기관 인증의 신청 및 평가(법 제58조의4)

① 의료기관 인증을 받고자 하는 의료기관의 장은 보건복지부령으로 정하는 바에 따라 보건복지부장관에게 신청할 수 있다.
② **요양병원**(「장애인복지법」 제58조제1항제4호에 따른 의료재활시설로서 제3조의2에 따른 요건을 갖춘 의료기관은 제외한다)**의 장**은 보건복지부령으로 정하는 바에 따라 보건복지부장관에게 인증을 신청하여야 한다.
③ 인증을 신청하여야 하는 요양병원이 조건부인증 또는 불인증을 받거나 인증 또는 조건부인증이 취소된 경우 해당 요양병원의 장은 보건복지부령으로 정하는 기간 내에 다시 인증을 신청하여야 한다.
④ 보건복지부장관은 인증을 신청한 의료기관에 대하여 인증기준 적합 여부를 평가하여야 한다. 이 경우 보건복지부장관은 보건복지부령으로 정하는 바에 따라 필요한 조사를 할 수 있고, 인증을 신청한 의료기관은 정당한 사유가 없으면 조사에 협조하여야 한다.
⑤ 보건복지부장관은 제4항에 따른 평가 결과와 인증등급을 지체 없이 해당 의료기관의 장에게 통보하여야 한다.

**01** 의료법에 의해 시행되는 의료기관의 인증에 대한 설명으로 옳은 것은?

① 의료기관인증위원회의 위원장은 보건복지부장관으로 한다.
② 보건복지부령으로 정하는 바에 따라 의료기관의 인증업무를 위탁할 수 있다.
③ 의료기관인증위원회는 위원장 1명을 포함한 20명 이내의 위원으로 구성한다.
④ 보건복지부장관은 의료의 질과 환자 안전의 수준을 높이기 위하여 의원급 이상의 의료기관에 대한 인증을 할 수 있다.
❺ 보건복지부장관은 의료기관 인증에 관한 주요 정책을 심의하기 위하여 보건복지부장관 소속으로 의료기관인증위원회를 둔다.

**해설**
① 위원회의 위원장은 보건복지부차관으로 하고 위원은 보건복지부장관이 임명 또는 위촉한다.
② 대통령령으로 정하는 바에 따라 의료기관의 인증업무를 위탁할 수 있다.
③ 위원회는 위원장 1명을 포함한 15명 이내로 구성한다.
④ 병원급 의료기관에 대한 인증을 할 수 있다.

**02** 의료기관의 인증 방법과 결과의 공표에 관한 사항으로 옳지 않은 것은?

① 공표 내용은 인터넷 홈페이지에 올릴 수 있다.
❷ 공표 등에 필요한 사항은 대통령령으로 정한다.
③ 공표 내용은 인증기준, 인증 유효기간, 평가결과를 포함한다.
④ 보건복지부장관은 평가결과의 인증등급을 활용하여 의료기관에 행정적, 재정적 지원을 할 수 있다.
⑤ 의료기관의 장은 이의가 있는 경우 30일 이내에 이의신청서를 보건복지부장관에게 제출하여야 한다.

**해설**
이의신청(법 제58조의5)
① 의료기관 인증을 신청한 의료기관의 장은 평가결과 또는 인증등급에 관하여 보건복지부장관에게 이의신청을 할 수 있다.
② 제1항에 따른 이의신청은 평가결과 또는 인증등급을 통보받은 날부터 30일 이내에 하여야 한다. 다만, 책임질 수 없는 사유로 그 기간을 지킬 수 없었던 경우에는 그 사유가 없어진 날부터 기산한다.
③ 제1항에 따른 이의신청의 방법 및 처리 결과의 통보 등에 필요한 사항은 보건복지부령으로 정한다.

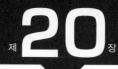

# 제20장

# 지도와 명령

## 지도와 명령(법 제59조)

① 보건복지부장관 또는 시·도지사는 보건의료정책을 위하여 필요하거나 국민보건에 중대한 위해(危害)가 발생하거나 발생할 우려가 있으면 의료기관이나 의료인에게 필요한 지도와 명령을 할 수 있다.

② 보건복지부장관, 시·도지사 또는 시장·군수·구청장은 의료인이 정당한 사유 없이 진료를 중단하거나 의료기관 개설자가 집단으로 휴업하거나 폐업하여 환자 진료에 막대한 지장을 초래하거나 초래할 우려가 있다고 인정할 만한 상당한 이유가 있으면 그 의료인이나 의료기관 개설자에게 업무개시 명령을 할 수 있다.

③ 의료인과 의료기관 개설자는 **정당한 사유 없이 명령을 거부할 수 없다.**

## 보고와 업무 검사 등(법 제61조)

① 보건복지부장관, 시·도지사 또는 시장·군수·구청장은 의료기관 개설자 또는 의료인에게 필요한 사항을 보고하도록 명할 수 있고, 관계 공무원을 시켜 그 업무 상황, 시설 또는 진료기록부·조산기록부·간호기록부 등 관계 서류를 검사하게 하거나 관계인에게서 진술을 들어 사실을 확인받게 할 수 있다. 이 경우 의료기관 개설자 또는 의료인은 정당한 사유 없이 이를 거부하지 못한다.

② 관계 공무원은 권한을 증명하는 증표 및 조사기간, 조사범위, 조사담당자, 관계 법령 등이 기재된 조사명령서를 지니고 이를 관계인에게 내보여야 한다.

③ 조사명령서에 관한 사항은 보건복지부령으로 정한다.

## 개설 허가 취소 등(법 제64조)

① 명령권자 : 보건복지부장관 또는 시장·군수·구청장

② 범위 : 의료업 정지(1년 이내), 개설허가 취소, 의료기관 폐쇄

③ 사 유

  1. 개설 신고나 개설 허가를 한 날부터 3개월 이내에 정당한 사유 없이 업무를 시작하지 아니한 때

  2. 의료인이 다른 의료인 또는 의료법인 등의 명의로 의료기관을 개설하거나 운영한 때

  3. 무자격자에게 의료행위를 하게 하거나 의료인에게 면허 사항 외의 의료행위를 하게 한 때

  4. 관계 공무원의 직무 수행을 기피 또는 방해하거나 명령을 위반한 때

5. 의료법인·비영리법인, 준정부기관·지방의료원 또는 한국보훈복지의료공단의 설립허가가 취소되거나 해산된 때

6. 제33조제2항을 위반하여 의료기관을 개설한 때

7. 둘 이상의 의료기관을 개설·운영한 때

8. 폐업·휴업 신고를 하지 아니하고 6개월 이상 의료업을 하지 아니한 때

9. 시정명령(제4조제5항 위반에 따른 시정명령을 제외한다)을 이행하지 아니한 때

10. 「약사법」을 위반하여 담합행위를 한 때

11. **의료기관 개설자가 거짓으로 진료비를 청구하여 금고 이상의 형을 선고받고 그 형이 확정된 때**

12. 의료기관 개설 준수사항을 위반하여 사람의 생명 또는 신체에 중대한 위해를 발생하게 한 때

④ 경 과

1. 개설 허가를 취소당하거나 폐쇄 명령을 받은 자는 그 취소된 날이나 폐쇄 명령을 받은 날부터 6개월 이내에, 의료업 정지처분을 받은 자는 그 업무 정지기간 중에 각각 의료기관을 개설·운영하지 못한다. 다만, 제1항제8호에 따라 의료기관 개설 허가를 취소당하거나 폐쇄 명령을 받은 자는 취소당한 날이나 폐쇄 명령을 받은 날부터 3년 안에는 의료기관을 개설·운영하지 못한다.

2. 보건복지부장관 또는 시장·군수·구청장은 의료기관이 제1항에 따라 그 의료업이 정지되거나 개설 허가의 취소 또는 폐쇄 명령을 받은 경우 해당 의료기관에 입원 중인 환자를 다른 의료기관으로 옮기도록 하는 등 환자의 권익을 보호하기 위하여 필요한 조치를 하여야 한다.

**01** 보건복지부장관이 업무개시 명령을 내릴 수 있는 경우로 옳지 않은 것은?

① 집단으로 휴업한 때
② 집단으로 폐업한 때
③ 정당한 이유 없이 진료를 중단한 때
❹ 개설신고 또는 허가한 날부터 3개월 이내에 업무개시를 하지 않을 때
⑤ 환자 진료에 막대한 지장을 초래할 우려가 있다고 인정할만한 이유가 상당할 때

해설
**지도와 명령(법 제59조)**
① 보건복지부장관 또는 시·도지사는 보건의료정책을 위하여 필요하거나 국민보건에 중대한 위해(危害)가 발생하거나 발생할 우려가 있으면 의료기관이나 의료인에게 필요한 지도와 명령을 할 수 있다.
② 보건복지부장관, 시·도지사 또는 시장·군수·구청장은 의료인이 정당한 사유 없이 진료를 중단하거나 의료기관 개설자가 집단으로 휴업하거나 폐업하여 환자 진료에 막대한 지장을 초래하거나 초래할 우려가 있다고 인정할 만한 상당한 이유가 있으면 그 의료인이나 의료기관 개설자에게 업무개시 명령을 할 수 있다.
③ 의료인과 의료기관 개설자는 정당한 사유 없이 제2항의 명령을 거부할 수 없다.

**02** 의료지도원을 두어야 하는 곳은?

❶ 보건복지부
② 질병관리본부
③ 국공립종합병원
④ 권역응급의료센터
⑤ 식품의약품안전처

해설
**의료지도원(법 제69조)**
① 제61조에 따른 관계 공무원의 직무를 행하게 하기 위하여 보건복지부, 시·도 및 시·군·구에 의료지도원을 둔다.
② 의료지도원은 보건복지부장관, 시·도지사 또는 시장·군수·구청장이 그 소속 공무원 중에서 임명하되, 자격과 임명 등에 필요한 사항은 보건복지부령으로 정한다.
③ 의료지도원 및 그 밖의 공무원은 직무를 통하여 알게 된 의료기관, 의료인, 환자의 비밀을 누설하지 못한다.

출제
유형
문제

# 제21장

# 면허 취소 및 자격정지

## 면허 취소

① 의료인 결격사유(법 제8조)
   1. 정신질환자(전문의가 의료인으로 적합하다고 인정하는 자 제외)
   2. 마약·대마·향정신성의약품 중독자
   3. 피성년후견인·피한정후견인
   4. 형법, 의료 관련 법령을 위반, 금고 이상의 형을 선고받고 그 형의 집행이 종료되지 아니하였거나 집행을 받지 아니하기로 확정되지 아니한 자
② 취소 가능사유(법 제65조 관련)
   1. 자격정지 처분 기간 중에 의료행위를 하거나 3회 이상 자격정지 처분을 받은 경우
   2. 면허 조건을 이행하지 아니한 경우
   3. 면허증을 빌려준 경우
   4. 일회용 주사 의료용품 재사용으로 인해 사람의 생명 또는 신체에 중대한 위해를 발생하게 한 경우

## 면허 재교부(법 제65조)

① 재교부 사유
   1. 취소의 원인이 된 사유가 없어진 경우
   2. 개전의 정(잘못을 뉘우치는 마음가짐)이 뚜렷하다고 인정된 경우
② 면허취소 사유별 재교부 불가 기간
   1. 1년 : 면허 조건을 이행하지 않은 경우
   2. 2년 : 자격정지 처분 기간 중에 의료행위를 한 경우, 3회 이상 자격정지 처분을 받은 경우
   3. 3년
      가. 형법 및 보건의료 관련 법령을 위반하여 금고 이상의 형을 선고하고 그 형의 집행이 종료되지 아니하였거나 집행을 받지 아니하기로 확정되지 아니한 경우
      나. 일회용 의료기기 재사용으로 사람의 생명, 신체에 중대한 위해를 발생시킨 경우
      다. 면허증을 빌려준 경우

## 자격정지 등(법 제66조)

① 자격정지권자 : 보건복지부장관

② 자격정지 기간 : 1년 이내

③ 사 유

　보건복지부장관은 의료인이 다음 각 호의 어느 하나에 해당하면 1년의 범위에서 면허자격을 정지시킬
수 있다. 이 경우 의료기술과 관련한 판단이 필요한 사항에 관하여는 **관계 전문가의 의견을 들어 결정할
수 있다.**

　1. 의료인의 품위를 심하게 손상시키는 행위를 한 때

　2. 의료기관 개설자가 될 수 없는 자에게 고용되어 의료행위를 한 때

　3. 일회용 의료기기 재사용 금지를 위반한 때

　4. 진단서·검안서 또는 증명서를 거짓으로 작성하여 내주거나 진료기록부 등을 거짓으로 작성하거나
고의로 사실과 다르게 추가기재·수정한 때

　5. 태아 성 감별 행위 금지 등을 위반한 때

　6. 의료기사가 아닌 자에게 의료기사의 업무를 하게 하거나 의료기사에게 그 업무 범위를 벗어나게 한 때

　7. 관련 서류를 위조·변조하거나 속임수 등 부정한 방법으로 진료비를 거짓 청구한 때

　8. 의약품 공급자 또는 의료기기 수입업자 등으로부터 부당한 경제적 이익 등을 제공받은 때

　9. 그 밖에 이 법 또는 이 법에 따른 명령을 위반한 때

## 의료인의 품위 손상 행위의 범위(시행령 제32조)

1. **학문적으로 인정되지 아니하는 진료행위(조산 업무와 간호 업무를 포함**한다. 이하 같다)

2. 비도덕적 진료행위

3. 거짓 또는 과대 광고행위

3의2. 「방송법」 제2조제1호에 따른 방송, 「신문 등의 진흥에 관한 법률」 제2조제1호·제2호에 따른 신문·인
터넷신문, 「잡지 등 정기간행물의 진흥에 관한 법률」 제2조제1호에 따른 정기간행물 또는 제24조제1항
각 호의 인터넷 매체[이동통신단말장치에서 사용되는 애플리케이션(Application)을 포함한다]에서 다음
각 목의 건강·의학정보(의학, 치의학, 한의학, 조산학 및 간호학의 정보를 말한다. 이하 같다)에 대하여
거짓 또는 과장하여 제공하는 행위

　가. 식품에 대한 건강·의학정보

　나. 건강기능식품에 대한 건강·의학정보

　다. 의약품, 한약, 한약제제 또는 의약외품에 대한 건강·의학정보

　라. 의료기기에 대한 건강·의학정보

　마. 화장품, 기능성화장품 또는 유기농화장품에 대한 건강·의학정보

4. 불필요한 검사·투약(投藥)·수술 등 지나친 진료행위를 하거나 부당하게 많은 진료비를 요구하는 행위

5. 전공의(專攻醫)의 선발 등 직무와 관련하여 부당하게 금품을 수수하는 행위

6. 다른 의료기관을 이용하려는 환자를 영리를 목적으로 자신이 종사하거나 개설한 의료기관으로 유인하거나 유인하게 하는 행위

7. 자신이 처방전을 발급하여 준 환자를 영리를 목적으로 특정 약국에 유치하기 위하여 약국개설자나 약국에 종사하는 자와 담합하는 행위

**01** 다음 중 보건복지부장관이 간호사의 면허를 취소시킬 수 있는 경우는?

❶ 다른 사람에게 간호사 면허증을 빌려주었다.
② 임신 34주된 태아의 성을 임부에게 가르쳐주었다.
③ 환자의 요청에 따라 간호기록부를 거짓으로 작성하였다.
④ 불법의료행위시술소에 고용되어 의료행위를 시행하였다.
⑤ 환자에게 불필요한 진료행위를 하여 진료비를 거짓으로 청구하였다.

**해설**
보기 ②, ③, ④, ⑤번은 자격정지 사유에 해당하며 보건복지부장관은 의료인의 면허자격을 1년의 범위에서 정지시킬 수 있다.
**면허 취소와 재교부(법 제65조)**
1. 의료인 결격사유에 해당하는 경우
2. 자격정지 처분 기간 중에 의료행위를 하거나 3회 이상 자격정지 처분을 받은 경우
3. 면허 조건을 이행하지 아니한 경우
4. 면허를 대여한 경우
5. 삭 제
6. 사람의 생명 또는 신체에 중대한 위해를 발생하게 한 경우
7. 사람의 생명 또는 신체에 중대한 위해를 발생하게 할 우려가 있는 수술, 수혈, 전신마취를 의료인 아닌 자에게 하게 하거나 의료인에게 면허 사항 외로 하게 한 경우

**02** 다음 중 면허를 반드시 취소해야만 하는 자는?

① 면허를 대여한 자                    ❷ 향정신성의약품 중독자
③ 자격정지 기간 중 의료행위를 한 자    ④ 의료법을 위반하여 벌금형을 받은 자
⑤ 일회용 주사 의료용품을 재사용한 자

**해설**
**결격사유(법 제8조)**
1. 「정신건강증진 및 정신질환자 복지서비스 지원에 관한 법률」 제3조제1호에 따른 정신질환자. 다만, 전문의가 의료인으로서 적합하다고 인정하는 사람은 그러하지 아니하다.
2. 마약·대마·향정신성의약품 중독자
3. 피성년후견인·피한정후견인
4. 이 법 또는 「형법」 제233조, 제234조, 제269조, 제270조, 제317조제1항 및 제347조(허위로 진료비를 청구하여 환자나 진료비를 지급하는 기관이나 단체를 속인 경우만을 말한다), 「보건범죄단속에 관한 특별조치법」, 「지역보건법」, 「후천성면역결핍증 예방법」, 「응급의료에 관한 법률」, 「농어촌 등 보건의료를 위한 특별 조치법」, 「시체 해부 및 보존 등에 관한 법률」, 「혈액관리법」, 「마약류관리에 관한 법률」, 「약사법」, 「모자보건법」, 그 밖에 대통령령으로 정하는 의료 관련 법령을 위반하여 금고 이상의 형을 선고받고 그 형의 집행이 종료되지 아니하였거나 집행을 받지 아니하기로 확정되지 아니한 자

**03** 간호사의 면허 자격정지 사유인 "의료인의 품위를 심하게 손상시키는 행위를 한 때"에 해당하는 것은?

① 자신의 간호사 면허증을 빌려준 경우
② 3회 이상 자격정지 처분을 받은 경우
❸ 학문적으로 인정되지 아니하는 간호 업무를 한 경우
④ 의료기관 개설자가 될 수 없는 자에게 고용되어 의료행위를 한 때
⑤ 면허를 받은 후 그 실태와 취업상황을 보건복지부장관에게 신고하지 아니한 경우

해설

의료인의 품위 손상 행위의 범위(시행령 제32조)
① 법 제66조제2항에 따른 의료인의 품위 손상 행위의 범위는 다음 각 호와 같다.
  1. 학문적으로 인정되지 아니하는 진료행위(조산 업무와 간호 업무를 포함한다. 이하 같다)
  2. 비도덕적 진료행위
  3. 거짓 또는 과대 광고행위
  3의2. 「방송법」제2조제1호에 따른 방송, 「신문 등의 진흥에 관한 법률」제2조제1호ㆍ제2호에 따른 신문ㆍ인터넷신문, 「잡지 등 정기간행물의 진흥에 관한 법률」제2조제1호에 따른 정기간행물 또는 제24조제1항 각 호의 인터넷 매체[이동통신단말장치에서 사용되는 애플리케이션(Application)을 포함한다]에서 다음 각 목의 건강ㆍ의학정보 (의학, 치의학, 한의학, 조산학 및 간호학의 정보를 말한다. 이하 같다)에 대하여 거짓 또는 과장하여 제공하는 행위
    가. 「식품위생법」제2조제1호에 따른 식품에 대한 건강ㆍ의학정보
    나. 「건강기능식품에 관한 법률」제3조제1호에 따른 건강기능식품에 대한 건강ㆍ의학정보
    다. 「약사법」제2조제4호부터 제7호까지의 규정에 따른 의약품, 한약, 한약제제 또는 의약외품에 대한 건강ㆍ의학 정보
    라. 「의료기기법」제2조제1항에 따른 의료기기에 대한 건강ㆍ의학정보
    마. 「화장품법」제2조제1호부터 제3호까지의 규정에 따른 화장품, 기능성화장품 또는 유기농화장품에 대한 건강ㆍ의 학정보
  4. 불필요한 검사ㆍ투약(投藥)ㆍ수술 등 지나친 진료행위를 하거나 부당하게 많은 진료비를 요구하는 행위
  5. 전공의(專攻醫)의 선발 등 직무와 관련하여 부당하게 금품을 수수하는 행위
  6. 다른 의료기관을 이용하려는 환자를 영리를 목적으로 자신이 종사하거나 개설한 의료기관으로 유인하거나 유인하게 하는 행위
  7. 자신이 처방전을 발급하여 준 환자를 영리를 목적으로 특정 약국에 유치하기 위하여 약국개설자나 약국에 종사하는 자와 담합하는 행위

출제 유형 문제

안심Touch

# 제 **22** 장

# 전문의 · 전문간호사 · 간호조무사 · 의료유사업자

## 전문의(법 제77조)

① 자격인정 : 의사·치과의사 또는 한의사로서 전문의가 되려는 자는 대통령령으로 정하는 수련을 거쳐 보건복지부장관에게 자격 인정을 받아야 한다.

② 전문과목 표시 : 전문의 자격을 인정받은 자가 아니면 전문과목을 표시하지 못한다. 다만, 보건복지부장관은 의료체계를 효율적으로 운영하기 위하여 전문의 자격을 인정받은 치과의사와 한의사에 대하여 종합병원·치과병원·한방병원 중 보건복지부령으로 정하는 의료기관에 한하여 전문과목을 표시하도록 할 수 있다.

## 전문간호사(법 제78조)

① 자격인정

    1. 보건복지부령으로 정하는 전문간호사 교육과정을 이수한 자

    2. 보건복지부장관이 인정하는 외국의 해당 분야 전문간호사 자격이 있는 자

② 자격구분 : **보건, 마취, 정신, 가정, 감염관리, 산업, 응급, 노인, 중환자, 호스피스, 종양, 임상, 아동**

③ 교육과정

    1. 실시기관 : 보건복지부장관이 지정하는 전문간호사 교육기관

    2. 교육기간 : 2년 이상

    3. 신청자격 : 교육을 받기 전 10년 이내에 해당 분야의 기관에서 3년 이상 간호사로서 실무경력이 있는 자

## 간호조무사(법 제80조, 법 제80조의2)

① 자격인정권자 : 보건복지부장관

② 업무 : 무면허 의료행위 금지 규정에도 불구하고 간호업무의 보조에 관한 업무, 진료의 보조에 관한 업무를 할 수 있음

## 의료유사업자(법 제81조)

① 종류 : 접골사, 침사, 구사

② 업무 : 무면허 의료행위 금지 규정에도 불구하고 각 해당 시술소에서 시술을 업으로 할 수 있음

**01** 간호사에게 간호사 면허 외에 전문간호사 자격을 인정할 수 있는 자는?

① 시·도지사
❷ 보건복지부장관
③ 해당 지역 보건소장
④ 소속 의료기관의 장
⑤ 특별자치도지사 또는 시장·군수·구청장

**해설**
**전문간호사(법 제78조)**
① 보건복지부장관은 간호사에게 간호사 면허 외에 전문간호사 자격을 인정할 수 있다.
② 전문간호사가 되려는 사람은 다음 각 호의 어느 하나에 해당하는 사람으로서 보건복지부장관이 실시하는 전문간호사 자격시험에 합격한 후 보건복지부장관의 자격인정을 받아야 한다.
  1. 보건복지부령으로 정하는 전문간호사 교육과정을 이수한 자
  2. 보건복지부장관이 인정하는 외국의 해당 분야 전문간호사 자격이 있는 자
③ 전문간호사는 제2항에 따라 자격을 인정받은 해당 분야에서 간호 업무를 수행하여야 한다.
④ 전문간호사의 자격 구분, 자격 기준, 자격 시험, 자격증, 업무 범위, 그 밖에 필요한 사항은 보건복지부령으로 정한다.

**02** 현행 의료법에서 자격을 인정하는 전문간호사에 포함되는 것은?

① 수술전문간호사      ② 복지전문간호사
③ 심사전문간호사      ④ 결핵전문간호사
❺ 호스피스전문간호사

**해설**
**전문간호사 자격구분**
• 보 건
• 정 신
• 감염 관리
• 응 급
• 중환자
• 종 양
• 아 동
• 마 취
• 가 정
• 산 업
• 노 인
• 호스피스
• 임 상

**03** 의료유사업자에 해당하는 자는?

**❶ 접골사**                          ② 안경사
③ 물리치료사                       ④ 재활치료사
⑤ 임상병리사

**해설**

**의료유사업자(법 제81조)**
① 이 법이 시행되기 전의 규정에 따라 자격을 받은 접골사(接骨士), 침사(鍼士), 구사(灸士)(이하 "의료유사업자"라 한다)는 제27조에도 불구하고 각 해당 시술소에서 시술(施術)을 업(業)으로 할 수 있다.
② 의료유사업자에 대하여는 이 법 중 의료인과 의료기관에 관한 규정을 준용한다. 이 경우 "의료인"은 "의료유사업자"로, "면허"는 "자격"으로, "면허증"은 "자격증"으로, "의료기관"은 "시술소"로 한다.
③ 의료유사업자의 시술행위, 시술업무의 한계 및 시술소의 기준 등에 관한 사항은 보건복지부령으로 정한다.

# 제 **23** 장

# 벌 칙

## 청문(법 제84조)

**보건복지부장관, 시·도지사 또는 시장·군수·구청장**은 다음 각 호의 어느 하나에 해당하는 처분을 하려면 청문을 실시하여야 한다.

1. 전자의무기록시스템 인증의 취소
2. 설립 허가의 취소
3. 의료기관 인증 또는 조건부인증의 취소
4. 시설·장비 등의 사용금지 명령
5. 개설허가 취소나 의료기관 폐쇄 명령
6. 면허의 취소

## 의료행위 방해(법 제87조의2)

① 제12조제3항(**누구든지 의료행위가 이루어지는 장소에서 의료행위를 행하는 의료인, 간호조무사, 의료기사 또는 의료행위를 받는 사람을 폭행·협박하여서는 아니 됨**)을 위반한 죄를 범하여 사람을 상해에 이르게 한 경우에는 **7년 이하의 징역 또는 1천만원 이상 7천만원 이하의 벌금**에 처하고, 중상해에 이르게 한 경우에는 3년 이상 10년 이하의 징역에 처하며, 사망에 이르게 한 경우에는 무기 또는 5년 이상의 징역에 처한다.

② 다음 각 호의 어느 하나에 해당하는 자는 **5년 이하의 징역이나 5천만원 이하의 벌금**에 처한다.

  1. **면허를 대여한 사람**

  1의2. **면허를 대여받거나 면허 대여를 알선한 사람**

  2. 무면허 의료행위 등의 금지를 위반하여 의료인이 아닌 자에게 의료행위를 하게 하거나 의료인에게 면허 사항 외의 의료행위를 하게 한 자

## 01 태아 성 감별 행위를 한 경우 받는 벌칙은?

① 5년 이하 징역 또는 5천만원 이하 벌금
② 3년 이하 징역 또는 3천만원 이하 벌금
❸ 2년 이하의 징역 또는 2천만원 이하 벌금
④ 1년 이하의 빙역 또는 1천만원 이하 벌금
⑤ 6개월 이하의 징역 또는 5백만원 이하 벌금

**해설**
**벌칙(법 제88조의2)**
의료법 제20조(태아 성 감별 행위 등 금지)를 위반한 자는 2년 이하의 징역이나 2천만원 이하의 벌금에 처한다.

## 02 면허증 갱신기간이 지난 간호사가 해야 하는 갱신신청에 대한 설명으로 옳은 것은?

① 보건소에 갱신 신청을 한다.
② 구 면허증 관련 서류는 첨부하지 않아도 된다.
③ 건강진단서와 여권사본을 반드시 첨부해야 한다.
④ 보건복지부장관에게 제출하는 신청서는 직접 제출한다.
❺ 신청서를 받은 시·도지사는 신청인에게 접수증을 발급하여야 한다.

**해설**
**면허증 등의 갱신신청(시행규칙 제78조)**
① 법률 제2533호 의료법 중 개정법률 부칙 제2조 단서 및 같은 법률 부칙 제7조에 따른 갱신기간이 지난 후에 의사, 치과의사, 한의사, 조산사, 간호사, 전문의 또는 한지 의료인의 면허증 또는 자격증을 갱신하려는 자는 별지 제28호서식의 신청서(전자문서로 된 신청서를 포함한다)에 다음 각 호의 서류를 첨부하여 소속 중앙회의 확인을 받아 해당 면허증 또는 자격증을 발급한 기관(보건복지부장관 또는 시·도지사)에 제출하여야 한다. 이 경우, 보건복지부장관에게 제출하는 신청서는 관할 시·도지사를 거쳐야 한다.
1. 구 면허증 또는 자격증(분실 시 분실사유서)
2. 건강진단서
3. 사진(신청 전 6개월 이내에 모자 등을 쓰지 않고 촬영한 천연색 상반신 정면사진으로 가로 3.5cm, 세로 4.5cm의 사진을 말한다) 2장
4. 갱신 지연사유서
5. 시민확인서 및 여권사본(외국인만 첨부한다)
② 제1항의 신청서를 받은 시·도지사는 신청인에게 별지 제28호서식의 접수증을 발급하여야 한다.

# MEMO

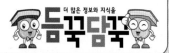

# 감염병의 예방 및 관리에 관한 법률

간호사 국가고시

# 보건의약관계법규

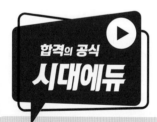

합격의 공식
**시대에듀**

# 제 1 장

# 총 칙

## 목적(법 제1조)

국민 건강에 위해(危害)가 되는 **감염병의 발생과 유행을 방지**하고, 그 **예방 및 관리를 위하여 필요한 사항을 규정함으로써 국민 건강의 증진 및 유지에 이바지함을 목적**으로 한다.

## 정의(법 제2조)

1. "감염병"이란 제1급감염병, 제2급감염병, 제3급감염병, 제4급감염병, 기생충감염병, 세계보건기구 감시 대상 감염병, 생물테러감염병, 성매개감염병, 인수(人獸)공통감염병 및 의료관련감염병을 말한다.

2. 제1급감염병 : **생물테러감염병** 또는 **치명률이 높거나 집단 발생의 우려가 커서 발생 또는 유행 즉시 신고**하여야 하고, **음압격리**와 같은 높은 수준의 격리가 필요한 감염병으로서 다음 각 목의 감염병을 말한다. 다만, 갑작스러운 국내 유입 또는 유행이 예견되어 긴급한 예방·관리가 필요하여 질병관리청장이 보건복지부장관과 협의하여 지정하는 감염병을 포함한다.

   가. 에볼라바이러스병
   나. 마버그열
   다. 라싸열
   라. 크리미안콩고출혈열
   마. 남아메리카출혈열
   바. 리프트밸리열
   사. 두 창
   아. 페스트
   자. 탄 저
   차. 보툴리눔독소증
   카. 야토병
   타. 신종감염병증후군
   파. 중증급성호흡기증후군(SARS)
   하. 중동호흡기증후군(MERS)
   거. 동물인플루엔자 인체감염증
   너. 신종인플루엔자
   더. 디프테리아

3. 제2급감염병 : 전파가능성을 고려하여 **발생 또는 유행 시 24시간 이내에 신고**하여야 하고, 격리가 필요한 다음 각 목의 감염병을 말한다. 다만, 갑작스러운 국내 유입 또는 유행이 예견되어 긴급한 예방·관리가 필요하여 질병관리청장이 보건복지부장관과 협의하여 지정하는 감염병을 포함한다.

　가. 결핵(結核)

　나. 수두(水痘)

　다. 홍역(紅疫)

　라. 콜레라

　마. 장티푸스

　바. 파라티푸스

　사. 세균성이질

　아. 장출혈성대장균감염증

　자. A형간염

　차. 백일해(百日咳)

　카. 유행성이하선염(流行性耳下腺炎)

　타. 풍진(風疹)

　파. 폴리오

　하. 수막구균 감염증

　거. b형헤모필루스인플루엔자

　너. 폐렴구균 감염증

　더. 한센병

　러. 성홍열

　머. 반코마이신내성황색포도알균(VRSA) 감염증

　버. 카바페넴내성장내세균속균종(CRE) 감염증

　서. E형간염

4. 제3급감염병 : 그 **발생을 계속 감시할 필요**가 있어 **발생 또는 유행 시 24시간 이내에 신고**하여야 하는 다음 각 목의 감염병을 말한다. 다만, 갑작스러운 국내 유입 또는 유행이 예견되어 긴급한 예방·관리가 필요하여 **질병관리청장이 보건복지부장관과 협의**하여 지정하는 감염병을 포함한다.

　가. 파상풍(破傷風)

　나. B형간염

　다. 일본뇌염

　라. C형간염

　마. 말라리아

　바. 레지오넬라증

　사. 비브리오패혈증

　아. 발진티푸스

　자. 발진열(發疹熱)

　차. 쯔쯔가무시증

    카. 렙토스피라증

    타. 브루셀라증

    파. 공수병(恐水病)

    하. 신증후군출혈열(腎症侯群出血熱)

    거. 후천성면역결핍증(AIDS)

    너. 크로이츠펠트-야콥병(CJD) 및 변종크로이츠펠트-야콥병(vCJD)

    더. 황 열

    러. 뎅기열

    머. 큐열(Q熱)

    버. 웨스트나일열

    서. 라임병

    어. 진드기매개뇌염

    저. 유비저(類鼻疽)

    처. 치쿤구니야열

    커. 중증열성혈소판감소증후군(SFTS)

    터. 지카바이러스 감염증

5. 제4급감염병 : 제1급감염병부터 제3급감염병까지의 감염병 외에 **유행 여부를 조사하기 위하여 표본감시 활동이 필요한 다음 각 목의 감염병**을 말한다.

    가. 인플루엔자

    나. 매독(梅毒)

    다. 회충증

    라. 편충증

    마. 요충증

    바. 간흡충증

    사. 폐흡충증

    아. 장흡충증

    자. 수족구병

    차. 임 질

    카. 클라미디아감염증

    타. 연성하감

    파. 성기단순포진

    하. 첨규콘딜롬

    거. 반코마이신내성장알균(VRE) 감염증

    너. 메티실린내성황색포도알균(MRSA) 감염증

    더. 다제내성녹농균(MRPA) 감염증

    러. 다제내성아시네토박터바우마니균(MRAB) 감염증

    머. 장관감염증

버. 급성호흡기감염증

서. 해외유입기생충감염증

어. 엔테로바이러스감염증

저. 사람유두종바이러스 감염증

6. "기생충감염병"이란 기생충에 감염되어 발생하는 감염병 중 질병관리청장이 고시하는 감염병을 말한다.

7. "세계보건기구 감시대상 감염병"이란 세계보건기구가 국제공중보건의 비상사태에 대비하기 위하여 감시 대상으로 정한 질환으로서 질병관리청장이 고시하는 감염병을 말한다.

8. "생물테러감염병"이란 고의 또는 테러 등을 목적으로 이용된 병원체에 의하여 발생된 감염병 중 질병관리 청장이 고시하는 감염병을 말한다.

9. "성매개감염병"이란 성 접촉을 통하여 전파되는 감염병 중 질병관리청장이 고시하는 감염병을 말한다.

10. "인수공통감염병"이란 동물과 사람 간에 서로 전파되는 병원체에 의하여 발생되는 감염병 중 질병관리청 장이 고시하는 감염병을 말한다.

11. "의료관련감염병"이란 환자나 임산부 등이 의료행위를 적용받는 과정에서 발생한 감염병으로서 감시활동 이 필요하여 질병관리청장이 고시하는 감염병을 말한다.

12. "감염병환자"란 감염병의 병원체가 인체에 침입하여 증상을 나타내는 사람으로서 제11조제6항의 진단 기준에 따른 의사, 치과의사 또는 한의사의 진단이나 제16조의2에 따른 감염병병원체 확인기관의 실험실 검사를 통하여 확인된 사람을 말한다.

13. "감염병의사환자"란 감염병병원체가 인체에 침입한 것으로 의심이 되나 감염병환자로 확인되기 전 단계 에 있는 사람을 말한다.

14. "병원체보유자"란 임상적인 증상은 없으나 감염병병원체를 보유하고 있는 사람을 말한다.

14의2. "감염병의심자"란 다음 각 목의 어느 하나에 해당하는 사람을 말한다.

　　가. 감염병환자, 감염병의사환자 및 병원체보유자(이하 "감염병환자 등"이라 한다)와 접촉하거나 접촉이 의심되는 사람(이하 "접촉자"라 한다)

　　나. 「검역법」에 따른 검역관리지역 또는 중점검역관리지역에 체류하거나 그 지역을 경유한 사람으로서 감염이 우려되는 사람

　　다. 감염병병원체 등 위험요인에 노출되어 감염이 우려되는 사람

15. "감시"란 감염병 발생과 관련된 자료, 감염병병원체·매개체에 대한 자료를 체계적이고 지속적으로 수 집, 분석 및 해석하고 그 결과를 제때에 필요한 사람에게 배포하여 감염병 예방 및 관리에 사용하도록 하는 일체의 과정을 말한다.

15의2. "표본감시"란 감염병 중 감염병환자의 발생빈도가 높아 전수조사가 어렵고 중증도가 비교적 낮은 감염병의 발생에 대하여 감시기관을 지정하여 정기적이고 지속적인 의과학적 감시를 실시하는 것을 말한다.

16. "역학조사"란 감염병환자 등이 발생한 경우 **감염병의 차단과 확산 방지** 등을 위하여 **감염병환자 등의 발생 규모를 파악**하고 **감염원을 추적**하는 등의 활동과 **감염병 예방접종 후 이상반응 사례가 발생한 경우나 감염병 여부가 불분명하나 그 발병원인을 조사할 필요가 있는 사례가 발생한 경우** 그 원인을 규명하기 위하여 하는 활동을 말한다.

17. "예방접종 후 이상반응"이란 예방접종 후 그 접종으로 인하여 발생할 수 있는 모든 증상 또는 질병으로서 해당 예방접종과 시간적 관련성이 있는 것을 말한다.

18. "고위험병원체"란 생물테러의 목적으로 이용되거나 사고 등에 의하여 외부에 유출될 경우 국민 건강에 심각한 위험을 초래할 수 있는 감염병병원체로서 보건복지부령으로 정하는 것을 말한다.

19. "관리대상 해외 신종감염병"이란 기존 감염병의 변이 및 변종 또는 기존에 알려지지 아니한 새로운 병원체에 의해 발생하여 국제적으로 보건문제를 야기하고 국내 유입에 대비하여야 하는 감염병으로서 질병관리청장이 보건복지부장관과 협의하여 지정하는 것을 말한다.

20. "의료·방역 물품"이란 「약사법」제2조에 따른 의약품·의약외품, 「의료기기법」제2조에 따른 의료기기 등 의료 및 방역에 필요한 물품 및 장비로서 질병관리청장이 지정하는 것을 말한다.


## 국가 및 지방자치단체의 책무(법 제4조)

① 국가 및 지방자치단체는 감염병환자 등의 인간으로서의 존엄과 가치를 존중하고 그 기본적 권리를 보호하며, 법률에 따르지 아니하고는 취업 제한 등의 불이익을 주어서는 아니 된다.

② 국가 및 지방자치단체는 감염병의 예방 및 관리를 위하여 다음 각 호의 사업을 수행하여야 한다.

  1. **감염병의 예방 및 방역대책**

  2. 감염병환자 등의 진료 및 보호

  3. **감염병 예방을 위한 예방접종계획의 수립 및 시행**

  4. 감염병에 관한 교육 및 홍보

  5. 감염병에 관한 정보의 수집·분석 및 제공

  6. **감염병에 관한 조사·연구**

  7. 감염병병원체(감염병병원체 확인을 위한 혈액, 체액 및 조직 등 검체를 포함한다) 수집·검사·보존·관리 및 약제내성 감시(藥劑耐性 監視)

  8. **감염병 예방 및 관리 등을 위한 전문인력의 양성**

  8의2. 감염병 예방 및 관리 등의 업무를 수행한 전문인력의 보호

  9. **감염병 관리정보 교류 등을 위한 국제협력**

  10. 감염병의 치료 및 예방을 위한 의료·방역 물품의 비축

  11. 감염병 예방 및 관리사업의 평가

  12. **기후변화, 저출산·고령화 등 인구변동 요인에 따른 감염병 발생조사·연구 및 예방대책 수립**

  13. 한센병의 예방 및 진료 업무를 수행하는 법인 또는 단체에 대한 지원

  14. 감염병 예방 및 관리를 위한 정보시스템의 구축 및 운영

  15. **해외 신종감염병의 국내 유입에 대비한 계획 준비, 교육 및 훈련**

  16. 해외 신종감염병 발생 동향의 지속적 파악, 위험성 평가 및 관리대상 해외 신종감염병의 지정

  17. 관리대상 해외 신종감염병에 대한 병원체 등 정보 수집, 특성 분석, 연구를 통한 예방과 대응체계 마련, 보고서 발간 및 지침(매뉴얼을 포함한다) 고시

③ 국가·지방자치단체(교육감을 포함한다)는 감염병의 효율적 치료 및 확산방지를 위하여 질병의 정보, 발생 및 전파 상황을 공유하고 상호 협력하여야 한다.

④ 국가 및 지방자치단체는 「의료법」에 따른 의료기관 및 의료인단체와 감염병의 발생 감시·예방을 위하여 관련 정보를 공유하여야 한다.

## 의료인 등의 책무와 권리(법 제5조)

① 의료인 및 의료기관의 장 등은 감염병 환자의 진료에 관한 **정보를 제공받을 권리**가 있고, 감염병 환자의 진단 및 치료 등으로 인하여 **발생한 피해에 대하여 보상**받을 수 있다.

② 의료인 및 의료기관의 장 등은 **감염병 환자의 진단·관리·치료 등에 최선**을 다하여야 하며, 보건복지부장관, 질병관리청장 또는 지방자치단체의 장의 **행정명령에 적극 협조**하여야 한다.

③ 의료인 및 의료기관의 장 등은 국가와 지방자치단체가 수행하는 감염병의 발생 감시와 예방·관리 및 역학조사 업무에 적극 협조하여야 한다.

## 국민의 권리와 의무(법 제6조)

① 국민은 **감염병으로 격리 및 치료 등을 받은 경우 이로 인한 피해를 보상**받을 수 있다.

② 국민은 **감염병 발생 상황, 감염병 예방 및 관리 등에 관한 정보와 대응방법을 알 권리**가 있고, 국가와 지방자치단체는 신속하게 정보를 공개하여야 한다.

③ 국민은 **의료기관에서 이 법에 따른 감염병에 대한 진단 및 치료를 받을 권리**가 있고, 국가와 지방자치단체는 이에 소요되는 비용을 부담하여야 한다.

④ 국민은 치료 및 격리조치 등 국가와 지방자치단체의 감염병 예방 및 관리를 위한 활동에 적극 협조하여야 한다.

## 01 감염병예방법의 목적은?

① 의료의 적정을 기하여 국민의 건강을 보호·증진함을 목적으로 한다.

② 보건상의 위해를 방지하여 국민보건 향상에 이바지함을 목적으로 한다.

③ 환자의 생명과 건강을 보호하여 국민의료의 적정을 기함을 목적으로 한다.

❹ 감염병의 발생과 유행을 방지하여 국민건강의 증진 및 유지에 이바지함을 목적으로 한다.

⑤ 우리나라로 들어오거나 외국으로 나가는 운송수단, 사람 및 화물을 검역하는 절차와 감염병을 예방하기 위한 조치에 관한 사항을 규정한다.

**해설**

**목적(법 제1조)**

이 법은 국민 건강에 위해(危害)가 되는 감염병의 발생과 유행을 방지하고, 그 예방 및 관리를 위하여 필요한 사항을 규정함으로써 국민 건강의 증진 및 유지에 이바지함을 목적으로 한다.

## 02 다음 중 생물테러감염병 또는 치명률이 높거나 집단 발생의 우려가 커서 발생 또는 유행 즉시 신고하여야 하고, 음압격리와 같은 높은 수준의 격리가 필요한 감염병은?

❶ 제1급감염병
② 제2급감염병

③ 제3급감염병
④ 제4급감염병

⑤ 제5급감염병

**해설**

**감염병의 정의(법 제2조)**

2. "제1급감염병"이란 생물테러감염병 또는 치명률이 높거나 집단 발생의 우려가 커서 발생 또는 유행 즉시 신고하여야 하고, 음압격리와 같은 높은 수준의 격리가 필요한 감염병으로서 다음 각 목의 감염병을 말한다. 다만, 갑작스러운 국내 유입 또는 유행이 예견되어 긴급한 예방·관리가 필요하여 질병관리청장이 보건복지부장관과 협의하여 지정하는 감염병을 포함한다.

| | |
|---|---|
| 가. 에볼라바이러스병 | 나. 마버그열 |
| 다. 라싸열 | 라. 크리미안콩고출혈열 |
| 마. 남아메리카출혈열 | 바. 리프트밸리열 |
| 사. 두 창 | 아. 페스트 |
| 자. 탄 저 | 차. 보툴리눔독소증 |
| 카. 야토병 | 타. 신종감염병증후군 |
| 파. 중증급성호흡기증후군(SARS) | 하. 중동호흡기증후군(MERS) |
| 거. 동물인플루엔자 인체감염증 | 너. 신종인플루엔자 |
| 더. 디프테리아 | |

**03  감염병예방법에 따른 '감염병환자'의 정의는?**

① 감염병의 병원체가 인체 내에 침입한 자

② 의료기관에 환자로 의심되어 입원한 자

❸ 감염병의 증상을 나타내고 실험실 검사에서 확인된 자

④ 보건복지부령이 정하는 기관의 실험실 검사를 통하여 확인된 자

⑤ 감염병 증상을 호소하며 감염병병원체가 인체에 침입한 것으로 의심되는 자

해설
정의(법 제2조)
13. "감염병환자"란 감염병의 병원체가 인체에 침입하여 증상을 나타내는 사람으로서 제11조제6항의 진단 기준에 따른 의사, 치과의사 또는 한의사의 진단이나 제16조의2에 따른 감염병병원체 확인기관의 실험실 검사를 통하여 확인된 사람을 말한다.

출제
유형
문제

**04  국가나 지방자치단체가 감염병환자에 대해 갖는 책무로 옳지 않은 것은?**

① 기본적 권리를 보호한다.

❷ 감염병환자의 취업은 제한하여야 한다.

③ 인간으로서의 존엄과 가치를 존중한다.

④ 감염병의 예방 및 관리를 위해 사업을 수행한다.

⑤ 법률에 따르지 아니하고는 취업 제한 등의 불이익을 주어서는 아니 된다.

해설
국가 및 지방자치단체의 책무(법 제4조)
① 국가 및 지방자치단체는 감염병환자 등 인간으로서의 존엄과 가치를 존중하고 그 기본적 권리를 보호하며, 법률에 따르지 아니하고는 취업 제한 등의 불이익을 주어서는 아니 된다.
② 국가 및 지방자치단체는 감염병의 예방 및 관리를 위하여 사업을 수행하여야 한다.

# 제2장

# 감염병 신고 및 보고

## 의사 등의 신고(법 제11조)

① **의사, 치과의사 또는 한의사**는 다음 각 호의 어느 하나에 해당하는 사실(제16조제6항에 따라 표본감시 대상이 되는 제4급감염병으로 인한 경우는 제외한다)이 있으면 **소속 의료기관의 장에게 보고**하여야 하고, 해당 환자와 그 동거인에게 **질병관리청장이 정하는 감염 방지 방법 등을 지도**하여야 한다. 다만, 의료기관에 소속되지 아니한 의사, 치과의사 또는 한의사는 그 사실을 **관할 보건소장에게 신고**하여야 한다.

1. 감염병환자 등을 진단하거나 그 사체를 검안(檢案)한 경우
2. 예방접종 후 이상반응자를 진단하거나 그 사체를 검안한 경우
3. 감염병환자 등이 제1급감염병부터 제3급감염병까지에 해당하는 감염병으로 사망한 경우
4. 감염병환자로 의심되는 사람이 감염병병원체 검사를 거부하는 경우

② 감염병병원체 확인기관의 소속 직원은 실험실 검사 등을 통하여 보건복지부령으로 정하는 감염병환자 등을 발견한 경우 그 사실을 그 **기관의 장에게 보고**하여야 한다.

③ 보고를 받은 의료기관의 장 및 감염병병원체 확인기관의 장은 **제1급감염병의 경우에는 즉시, 제2급감염병 및 제3급감염병의 경우에는 24시간 이내에, 제4급감염병의 경우에는 7일 이내에 질병관리청장 또는 관할 보건소장에게 신고**하여야 한다.

④ 육군, 해군, 공군 또는 국방부 직할 부대에 소속된 군의관은 제1항 각 호의 어느 하나에 해당하는 사실(제16조제6항에 따라 표본감시 대상이 되는 제4급감염병으로 인한 경우는 제외한다)이 있으면 **소속 부대장에게 보고**하여야 하고, **보고를 받은 소속 부대장은 제1급감염병의 경우에는 즉시, 제2급감염병 및 제3급감염병의 경우에는 24시간 이내에 관할 보건소장에게 신고**하여야 한다.

⑤ 감염병 표본감시기관은 표본감시 대상이 되는 제4급감염병으로 인하여 제1항제1호 또는 제3호에 해당하는 사실이 있으면 보건복지부령으로 정하는 바에 따라 질병관리청장 또는 관할 보건소장에게 신고하여야 한다.

⑥ 감염병환자 등의 진단 기준, 신고의 방법 및 절차 등에 관하여 필요한 사항은 보건복지부령으로 정한다.

## 그 밖의 신고의무자(법 제12조)

① 다음 각 호의 어느 하나에 해당하는 사람은 **제1급감염병부터 제3급감염병까지에 해당하는 감염병 중 보건복지부령으로 정하는 감염병이 발생한 경우에는 의사, 치과의사 또는 한의사의 진단이나 검안을 요구하거나 해당 주소지를 관할하는 보건소장에게** 신고하여야 한다.

   1. 일반가정에서는 세대를 같이하는 세대주. 다만, 세대주가 부재중인 경우에는 그 세대원

   2. 학교, 사회복지시설, 병원, 관공서, 회사, 공연장, 예배장소, 선박·항공기·열차 등 운송수단, 각종 사무소·사업소, 음식점, 숙박업소 또는 그 밖에 여러 사람이 모이는 장소로서 보건복지부령으로 정하는 장소의 관리인, 경영자 또는 대표자

   3. 약사·한약사 및 약국개설자

② 제1항에 따른 신고의무자가 아니더라도 감염병환자 등 또는 감염병으로 인한 사망자로 의심되는 사람을 발견하면 보건소장에게 알려야 한다.

③ 제1항에 따른 신고의 방법과 기간 및 제2항에 따른 통보의 방법과 절차 등에 관하여 필요한 사항은 보건복지부령으로 정한다.


## 보건소장 등의 보고 등(법 제13조)

① 신고를 받은 **보건소장**은 그 내용을 관할 **특별자치도지사 또는 시장·군수·구청장에게 보고**하여야 하며, 보고를 받은 특별자치도지사 또는 시장·군수·구청장은 이를 질병관리청장 및 시·도지사에게 각각 보고하여야 한다.

② 보고를 받은 **질병관리청장, 시·도지사 또는 시장·군수·구청장**은 해당하는 사람(**제1급감염병 환자로** 의심되는 경우에 한정한다)에 대하여 감염병병원체 검사를 하게 할 수 있다.

③ 보고의 방법 및 절차 등에 관하여 필요한 사항은 보건복지부령으로 정한다.

> **보건소장 등의 보고(시행규칙 제10조)**
> 법 제13조제1항에 따라 보고하려는 보건소장은 다음 각 호의 구분에 따른 시기에 별지 제1호의3서식의 감염병 발생 신고서, 별지 제1호의4서식의 감염병환자 등 사망(검안) 신고서, 별지 제1호의5서식의 병원체 검사결과 신고서(전자문서로 된 신고서를 포함한다) 또는 별지 제2호서식의 예방접종 후 이상반응 발생보고서(전자문서로 된 보고서를 포함한다)를 특별자치도지사 또는 시장·군수·구청장(자치구의 구청장을 말한다. 이하 같다)에게 정보시스템을 이용하여 제출해야 하고, 보고를 받은 특별자치도지사 또는 시장·군수·구청장은 해당 신고서 또는 발생보고서를 질병관리청장 및 특별시장·광역시장·도지사에게 정보시스템을 이용하여 각각 제출해야 한다.
> 1. 제1급감염병의 발생, 사망, 병원체 검사결과의 보고 : **신고를 받은 후 즉시**
> 2. 제2급감염병 및 제3급감염병의 발생, 사망 및 병원체 검사결과의 보고 : **신고를 받은 후 24시간 이내**
> 3. 제4급감염병의 발생 및 사망의 보고 : **신고를 받은 후 7일 이내**
> 4. 예방접종 후 이상반응의 보고 : **신고를 받은 후 즉시**

**01** 제1급감염병부터 제3급감염병까지에 해당하는 감염병 중 보건복지부령으로 정하는 감염병이 발생한 경우 의사, 치과의사 또는 한의사의 진단이나 검안을 요구해야 하는 사람은?

① 거주지의 동장

② 시장·군수·구청장

❸ 세대주 및 그 세대원

④ 거주지 관할 보건소장

⑤ 감염병환자의 직장 상사

**해설**

그 밖의 신고의무자(법 제12조)

① 다음 각 호의 어느 하나에 해당하는 사람은 제1급감염병부터 제3급감염병까지에 해당하는 감염병 중 보건복지부령으로 정하는 감염병이 발생한 경우에는 의사, 치과의사 또는 한의사의 진단이나 검안을 요구하거나 해당 주소지를 관할하는 보건소장에게 신고하여야 한다.

  1. 일반가정에서는 세대를 같이하는 세대주. 다만, 세대주가 부재중인 경우에는 그 세대원

  2. 학교, 사회복지시설, 병원, 관공서, 회사, 공연장, 예배장소, 선박·항공기·열차 등 운송수단, 각종 사무소·사업소, 음식점, 숙박업소 또는 그 밖에 여러 사람이 모이는 장소로서 보건복지부령으로 정하는 장소의 관리인, 경영자 또는 대표자

  3. 「약사법」에 따른 약사·한약사 및 약국개설자

② 제1항에 따른 신고의무자가 아니더라도 감염병환자 등 또는 감염병으로 인한 사망자로 의심되는 사람을 발견하면 보건소장에게 알려야 한다.

③ 제1항에 따른 신고의 방법과 기간 및 제2항에 따른 통보의 방법과 절차 등에 관하여 필요한 사항은 보건복지부령으로 정한다.

**02** 광견병 발생 신고를 받은 A시의 시장이 그 사실을 통보해야 할 대상과 시기는?

① 관할 보건소장, 즉시
② 보건복지부장관, 즉시
❸ 질병관리청장, 즉시
④ 질병관리본부장, 24시간 이내
⑤ 보건복지부장관, 24시간 이내

해설

**인수공통감염병의 통보(법 제14조)**

① 「가축전염병예방법」 제11조제1항제2호에 따라 신고를 받은 국립가축방역기관장, 신고대상 가축의 소재지를 관할하는 시장·군수·구청장 또는 시·도 가축방역기관의 장은 같은 법에 따른 가축전염병 중 다음 각 호의 어느 하나에 해당하는 감염병의 경우에는 즉시 질병관리청장에게 통보하여야 한다.

1. 탄저
2. 고병원성조류인플루엔자
3. 광견병
4. 그 밖에 대통령령으로 정하는 인수공통감염병

② 제1항에 따른 통보를 받은 질병관리청장은 감염병의 예방 및 확산 방지를 위하여 이 법에 따른 적절한 조치를 취하여야 한다.

③ 제1항에 따른 신고 또는 통보를 받은 행정기관의 장은 신고자의 요청이 있는 때에는 신고자의 신원을 외부에 공개하여서는 아니 된다.

④ 제1항에 따른 통보의 방법 및 절차 등에 관하여 필요한 사항은 보건복지부령으로 정한다.

출제
유형
문제

# 제3장

# 감염병 감시 및 역학조사

## 감염병 표본감시 등(법 제16조)

① 질병관리청장은 감염병의 표본감시를 위하여 질병의 특성과 지역을 고려하여 「보건의료기본법」에 따른 보건의료기관이나 그 밖의 기관 또는 단체를 감염병 표본감시기관으로 지정할 수 있다.

② 질병관리청장, 시·도지사 또는 시장·군수·구청장은 제1항에 따라 지정받은 감염병 표본감시기관(이하 "표본감시기관"이라 한다)의 장에게 감염병의 표본감시와 관련하여 필요한 자료의 제출을 요구하거나 감염병의 예방·관리에 필요한 협조를 요청할 수 있다. 이 경우 표본감시기관은 특별한 사유가 없으면 이에 따라야 한다.

③ 질병관리청장, 시·도지사 또는 시장·군수·구청장은 제2항에 따라 수집한 정보 중 국민 건강에 관한 중요한 정보를 관련 기관·단체·시설 또는 국민들에게 제공하여야 한다.

④ 질병관리청장, 시·도지사 또는 시장·군수·구청장은 표본감시활동에 필요한 경비를 표본감시기관에 지원할 수 있다.

⑤ 질병관리청장은 표본감시기관이 다음 각 호의 어느 하나에 해당하는 경우에는 그 지정을 취소할 수 있다.

   1. 제2항에 따른 자료 제출 요구 또는 협조 요청에 따르지 아니하는 경우

   2. 폐업 등으로 감염병 표본감시 업무를 수행할 수 없는 경우

   3. 그 밖에 감염병 표본감시 업무를 게을리하는 등 보건복지부령으로 정하는 경우

⑥ **표본감시의 대상이 되는 감염병은 제4급감염병**으로 하고, 표본감시기관의 지정 및 지정취소의 사유 등에 관하여 필요한 사항은 보건복지부령으로 정한다.

⑦ 질병관리청장은 감염병이 발생하거나 유행할 가능성이 있어 관련 정보를 확보할 긴급한 필요가 있다고 인정하는 경우 「공공기관의 운영에 관한 법률」에 따른 공공기관 중 대통령령으로 정하는 공공기관의 장에게 정보 제공을 요구할 수 있다. 이 경우 정보 제공을 요구받은 기관의 장은 정당한 사유가 없는 한 이에 따라야 한다.

⑧ 제공되는 정보의 내용, 절차 및 정보의 취급에 필요한 사항은 대통령령으로 정한다.

## 감염병병원체 확인기관(법 제16조의2)

① 다음 각 호의 기관(이하 "감염병병원체 확인기관"이라 한다)은 실험실 검사 등을 통하여 감염병병원체를 확인할 수 있다.
　　1. 질병관리청
　　2. 국립검역소
　　3. 보건환경연구원
　　4. 보건소
　　5. 의료기관 중 진단검사의학과 전문의가 상근(常勤)하는 기관
　　6. 의과대학 중 진단검사의학과가 개설된 의과대학
　　7. 대한결핵협회(결핵환자의 병원체를 확인하는 경우만 해당한다)
　　8. 한센병환자 등의 치료 · 재활을 지원할 목적으로 설립된 기관(한센병환자의 병원체를 확인하는 경우만 해당한다)
　　9. 인체에서 채취한 검사물에 대한 검사를 국가, 지방자치단체, 의료기관 등으로부터 위탁받아 처리하는 기관 중 진단검사의학과 전문의가 상근하는 기관
② 질병관리청장은 감염병병원체 확인의 정확성 · 신뢰성을 확보하기 위하여 감염병병원체 확인기관의 실험실 검사능력을 평가하고 관리할 수 있다.
③ 감염병병원체 확인기관의 실험실 검사능력 평가 및 관리에 관한 방법, 절차 등에 관하여 필요한 사항은 보건복지부령으로 정한다.

## 실태조사(법 제17조)

① **질병관리청장 및 시 · 도지사**는 감염병의 관리 및 감염 실태와 내성균 실태를 파악하기 위하여 **실태조사를 실시**하고, 그 결과를 공표하여야 한다.
② 질병관리청장 및 시 · 도지사는 제1항에 따른 조사를 위하여 의료기관 등 관계 기관 · 법인 및 단체의 장에게 필요한 자료의 제출 또는 의견의 진술을 요청할 수 있다. 이 경우 요청을 받은 자는 정당한 사유가 없으면 이에 협조하여야 한다.
③ 실태조사에 포함되어야 할 사항과 실태조사의 시기, 방법, 절차 및 공표 등에 관하여 필요한 사항은 보건복지부령으로 정한다.

## 역학조사(법 제18조)

① **질병관리청장, 시 · 도지사 또는 시장 · 군수 · 구청장**은 감염병이 발생하여 유행할 우려가 있거나, 감염병 여부가 불분명하나 발병원인을 조사할 필요가 있다고 인정하면 **지체 없이 역학조사**를 하여야 하고, 그 결과에 관한 정보를 필요한 범위에서 해당 의료기관에 제공하여야 한다. 다만, 지역확산 방지 등을 위하여 필요한 경우 다른 의료기관에 제공하여야 한다.

② 질병관리청장, 시·도지사 또는 시장·군수·구청장은 역학조사를 하기 위하여 역학조사반을 각각 설치하여야 한다.

③ 누구든지 질병관리청장, 시·도지사 또는 시장·군수·구청장이 실시하는 역학조사에서 다음 각 호의 행위를 하여서는 아니 된다.

  1. **정당한 사유 없이 역학조사를 거부·방해 또는 회피하는 행위**

  2. **거짓으로 진술하거나 거짓 자료를 제출하는 행위**

  3. **고의적으로 사실을 누락·은폐하는 행위**

④ 역학조사의 내용과 시기·방법 및 제2항에 따른 역학조사반의 구성·임무 등에 관하여 필요한 사항은 대통령령으로 정한다.

## 건강진단(법 제19조)

성매개감염병의 예방을 위하여 종사자의 건강진단이 필요한 직업으로 보건복지부령으로 정하는 직업에 종사하는 자와 성매개감염병에 감염되어 그 전염을 매개할 상당한 우려가 있다고 시장·군수·구청장이 인정한 자는 보건복지부령으로 정하는 바에 따라 성매개감염병에 관한 건강진단을 받아야 한다.

## 해부명령(법 제20조)

① 질병관리청장은 국민 건강에 중대한 위협을 미칠 우려가 있는 감염병으로 사망한 것으로 의심이 되어 시체를 해부(解剖)하지 아니하고는 감염병 여부의 진단과 사망의 원인규명을 할 수 없다고 인정하면 그 시체의 해부를 명할 수 있다.

② 제1항에 따라 해부를 하려면 미리 「장사 등에 관한 법률」 제2조제16호에 따른 연고자(같은 호 각 목에 규정된 선순위자가 없는 경우에는 그 다음 순위자를 말한다. 이하 "연고자"라 한다)의 동의를 받아야 한다. 다만, 소재불명 및 연락두절 등 미리 연고자의 동의를 받기 어려운 특별한 사정이 있고 해부가 늦어질 경우 감염병 예방과 국민 건강의 보호라는 목적을 달성하기 어렵다고 판단되는 경우에는 연고자의 동의를 받지 아니하고 해부를 명할 수 있다.

③ 질병관리청장은 감염병 전문의, 해부학, 병리학 또는 법의학을 전공한 사람을 해부를 담당하는 의사로 지정하여 해부를 하여야 한다.

④ 해부는 사망자가 걸린 것으로 의심되는 감염병의 종류별로 질병관리청장이 정하여 고시한 생물학적 안전 등급을 갖춘 시설에서 실시하여야 한다.

⑤ 해부를 담당하는 의사의 지정, 감염병 종류별로 갖추어야 할 시설의 기준, 해당 시체의 관리 등에 관하여 필요한 사항은 보건복지부령으로 정한다.

**01** 감염병이 유행할 우려가 있다고 인정되는 경우, 지체 없이 역학조사를 실시할 수 있는 자는?

① 보건소장　　　　　　　　　　② 검역소장
❸ 질병관리청장　　　　　　　　　④ 보건복지부차관
⑤ 보건복지부장관

해설
**역학조사(법 제18조)**
① 질병관리청장, 시·도지사 또는 시장·군수·구청장은 감염병이 발생하여 유행할 우려가 있거나, 감염병 여부가 불분명하나 발병원인을 조사할 필요가 있다고 인정하면 지체 없이 역학조사를 하여야 하고, 그 결과에 관한 정보를 필요한 범위 에서 해당 의료기관에 제공하여야 한다. 다만, 지역확산 방지 등을 위하여 필요한 경우 다른 의료기관에 제공하여야 한다.

**02** 감염병 차단과 확산 방지를 위해 역학조사를 실시하려고 한다. 역학조사 시 수행되는 구체적인 조사의 내용은?

① 감염경로에 대한 추적은 필요 없다.
❷ 감염병환자 등의 발생규모를 파악한다.
③ 예방접종 후 이상반응 시 치료에 목적을 둔다.
④ 감염병병원체의 검사·보존·관리 및 약제내성 감시를 위해 활동한다.
⑤ 감염병병원체가 인체에 침입한 것으로 의심이 되는 단계에서만 시행한다.

해설
**역학조사의 내용(시행령 제12조)**
① 역학조사에 포함되어야 하는 내용은 다음 각 호와 같다.
　1. 감염병환자 등의 인적 사항
　2. 감염병환자 등의 발병일 및 발병 장소
　3. 감염병의 감염원인 및 감염경로
　4. 감염병환자 등에 관한 진료기록
　5. 그 밖에 감염병의 원인 규명과 관련된 사항
② 예방접종에 관한 역학조사에 포함되어야 하는 내용은 다음 각 호와 같다.
　1. 예방접종 후 이상반응자의 인적 사항
　2. 예방접종기관, 접종일시 및 접종내용
　3. 예방접종 후 이상반응에 관한 진료기록
　4. 예방접종약에 관한 사항
　5. 그 밖에 예방접종 후 이상반응의 원인 규명과 관련된 사항

**03** 성매개감염병에 관한 건강진단을 받아야 할 사람은?

① 대통령령이 정하는 직업에 종사하는 자

❷ 보건복지부령으로 정하는 직업에 종사하는 자

③ 지방자치단체의 조례가 정하는 직업에 종사하는 자

④ 성병에 감염되어 매개할 상당한 우려가 있다고 시·도지사가 인정한 자

⑤ 성병에 감염되어 전염을 매개할 상당한 우려가 있다고 의료인이 인정한 자

**해설**

**건강진단(법 제19조)**

성매개감염병의 예방을 위하여 종사자의 건강진단이 필요한 직업으로 보건복지부령으로 정하는 직업에 종사하는 자와 성매개감염병에 감염되어 그 전염을 매개할 상당한 우려가 있다고 시장·군수·구청장이 인정한 자는 보건복지부령으로 정하는 바에 따라 성매개감염병에 관한 건강진단을 받아야 한다.

# 고위험병원체

## 고위험병원체의 분리, 분양 · 이동 및 이동신고(법 제21조)

① 감염병환자, 식품, 동식물, 그 밖의 환경 등으로부터 고위험병원체를 분리한 자는 지체 없이 고위험병원체의 명칭, 분리된 검체명, 분리 일자 등을 **질병관리청장에게 신고**하여야 한다.

② 고위험병원체를 분양 · 이동받으려는 자는 사전에 고위험병원체의 명칭, 분양 및 이동계획 등을 질병관리청장에게 신고하여야 한다.

③ 고위험병원체를 이동하려는 자는 사전에 고위험병원체의 명칭과 이동계획 등을 질병관리청장에게 신고하여야 한다.

④ 질병관리청장은 제1항부터 제3항까지의 신고를 받은 경우 그 내용을 검토하여 이 법에 적합하면 신고를 수리하여야 한다.

⑤ 질병관리청장은 고위험병원체의 분리신고를 받은 경우 현장조사를 실시할 수 있다.

⑥ 고위험병원체를 보유 · 관리하는 자는 매년 고위험병원체 보유현황에 대한 기록을 작성하여 질병관리청장에게 제출하여야 한다.

⑦ 신고 및 제6항에 따른 기록 작성 · 제출의 방법 및 절차 등에 관하여 필요한 사항은 보건복지부령으로 정한다.


## 고위험병원체의 반입 허가 등(법 제22조)

① 감염병의 진단 및 학술 연구 등을 목적으로 고위험병원체를 국내로 반입하려는 자는 다음 각 호의 요건을 갖추어 질병관리청장의 허가를 받아야 한다.

  1. 고위험병원체 취급시설을 설치 · 운영하거나 고위험병원체 취급시설을 설치 · 운영하고 있는 자와 고위험병원체 취급시설을 사용하는 계약을 체결할 것

  2. 고위험병원체의 안전한 수송 및 비상조치 계획을 수립할 것

  3. 보건복지부령으로 정하는 요건을 갖춘 고위험병원체 전담관리자를 둘 것

② 허가받은 사항을 변경하려는 자는 질병관리청장의 허가를 받아야 한다. 다만, 대통령령으로 정하는 경미한 사항을 변경하려는 경우에는 질병관리청장에게 신고하여야 한다.

③ 고위험병원체의 반입 허가를 받은 자가 해당 고위험병원체를 인수하여 이동하려면 대통령령으로 정하는 바에 따라 그 인수 장소를 지정하고 제21조제1항에 따라 이동계획을 질병관리청장에게 미리 신고하여야 한다. 이 경우 질병관리청장은 그 내용을 검토하여 이 법에 적합하면 신고를 수리하여야 한다.

④ 질병관리청장은 제1항에 따라 허가를 받은 자가 다음 각 호의 어느 하나에 해당하는 경우에는 그 허가를 취소할 수 있다. 다만, 제1호 또는 제2호에 해당하는 경우에는 그 허가를 취소하여야 한다.

1. 속임수나 그 밖의 부정한 방법으로 허가를 받은 경우

2. 허가를 받은 날부터 1년 이내에 제3항에 따른 인수 신고를 하지 않은 경우

3. 제1항의 요건을 충족하지 못하는 경우

⑤ 제1항부터 제4항까지의 규정에 따른 허가, 신고 또는 허가 취소의 방법과 절차 등에 관하여 필요한 사항은 보건복지부령으로 정한다.

## 고위험병원체의 안전관리 등(법 제23조)

① 고위험병원체를 검사, 보유, 관리 및 이동하려는 자는 그 검사, 보유, 관리 및 이동에 필요한 시설(이하 "고위험병원체 취급시설"이라 한다)을 설치·운영하거나 고위험병원체 취급시설을 설치·운영하고 있는 자와 고위험병원체 취급시설을 사용하는 계약을 체결하여야 한다.

② **고위험병원체 취급시설을 설치·운영하려는 자는 고위험병원체 취급시설의 안전관리 등급별로 질병관리청장의 허가를 받거나 질병관리청장에게 신고**하여야 한다. 이 경우 고위험병원체 취급시설을 설치·운영하려는 자가 둘 이상인 경우에는 공동으로 허가를 받거나 신고하여야 한다.

③ 허가를 받은 자는 허가받은 사항을 변경하려면 변경허가를 받아야 한다. 다만, 대통령령으로 정하는 경미한 사항을 변경하려면 변경신고를 하여야 한다.

④ 신고한 자는 신고한 사항을 변경하려면 변경신고를 하여야 한다.

⑤ 허가를 받거나 신고한 자는 고위험병원체 취급시설을 폐쇄하는 경우 그 내용을 질병관리청장에게 신고하여야 한다.

⑥ 질병관리청장은 제2항, 제4항 및 제5항에 따른 신고를 받은 경우 그 내용을 검토하여 이 법에 적합하면 신고를 수리하여야 한다.

⑦ 제2항에 따라 허가를 받거나 신고한 자는 고위험병원체 취급시설의 안전관리 등급에 따라 대통령령으로 정하는 안전관리 준수사항을 지켜야 한다.

⑧ 질병관리청장은 고위험병원체를 검사, 보유, 관리 및 이동하는 자가 제7항에 따른 안전관리 준수사항 및 제9항에 따른 허가 및 신고 기준을 지키고 있는지 여부 등을 점검할 수 있다.

⑨ 규정에 따른 고위험병원체 취급시설의 안전관리 등급, 설치·운영 허가 및 신고의 기준과 절차, 폐쇄 신고의 기준과 절차 등에 필요한 사항은 대통령령으로 정한다.

## 고위험병원체 취급시설의 허가취소 등(법 제23조의2)

① 질병관리청장은 제23조제2항에 따라 고위험병원체 취급시설 설치·운영의 허가를 받거나 신고를 한 자가 다음 각 호의 어느 하나에 해당하는 경우에는 그 허가를 취소하거나 고위험병원체 취급시설의 폐쇄를 명하거나 1년 이내의 기간을 정하여 그 시설의 운영을 정지하도록 명할 수 있다. 다만, 제1호에 해당하는 경우에는 허가를 취소하거나 고위험병원체 취급시설의 폐쇄를 명하여야 한다.

1. 속임수나 그 밖의 부정한 방법으로 허가를 받거나 신고한 경우
2. 변경허가를 받지 아니하거나 변경신고를 하지 아니하고 허가 내용 또는 신고 내용을 변경한 경우
3. 안전관리 준수사항을 지키지 아니한 경우
4. 허가 또는 신고의 기준에 미달한 경우

② 제1항에 따라 허가가 취소되거나 고위험병원체 취급시설의 폐쇄명령을 받은 자는 보유하고 있는 고위험병원체를 90일 이내에 폐기하고 그 결과를 질병관리청장에게 보고하여야 한다. 다만, 질병관리청장은 본문에 따라 고위험병원체를 폐기 및 보고하여야 하는 자가 천재지변 등 부득이한 사유로 기한 내에 처리할 수 없어 기한의 연장을 요청하는 경우에는 90일의 범위에서 그 기한을 연장할 수 있다.

③ 제1항에 따라 허가가 취소되거나 고위험병원체 취급시설의 폐쇄명령을 받은 자가 보유하고 있는 고위험병원체를 제2항의 기한 이내에 폐기 및 보고하지 아니하는 경우에는 질병관리청장은 해당 고위험병원체를 폐기할 수 있다.

④ 제2항 및 제3항에 따른 고위험병원체의 폐기 방법 및 절차 등에 필요한 사항은 보건복지부령으로 정한다.

## 생물테러감염병병원체의 보유허가 등(법 제23조의3)

① 감염병의 진단 및 학술연구 등을 목적으로 생물테러감염병을 일으키는 병원체 중 보건복지부령으로 정하는 병원체(이하 "생물테러감염병병원체"라 한다)를 보유하고자 하는 자는 사전에 질병관리청장의 허가를 받아야 한다. 다만, 감염병의사환자로부터 생물테러감염병병원체를 분리한 후 보유하는 경우 등 대통령령으로 정하는 부득이한 사정으로 사전에 허가를 받을 수 없는 경우에는 보유 즉시 허가를 받아야 한다.

② 국내반입허가를 받은 경우에는 제1항에 따른 허가를 받은 것으로 본다.

③ 허가받은 사항을 변경하고자 하는 경우에는 질병관리청장의 변경허가를 받아야 한다. 다만, 고위험병원체를 취급하는 사람의 변경 등 대통령령으로 정하는 경미한 사항을 변경하려는 경우에는 질병관리청장에게 변경신고를 하여야 한다.

④ 질병관리청장은 제1항에 따라 생물테러감염병병원체의 보유허가를 받은 자가 속임수나 그 밖의 부정한 방법으로 허가를 받은 경우에는 그 허가를 취소하여야 한다.

⑤ 제1항부터 제4항까지의 규정에 따른 허가, 변경허가, 변경신고 또는 허가취소의 방법 및 절차 등에 관하여 필요한 사항은 보건복지부령으로 정한다.

**01** 의료기관의 장이 감염병환자로부터 고위험병원체를 분리한 경우 누구에게 신고해야 하는가?

① 시·도지사
❷ 질병관리청장
③ 보건복지부장관
④ 시장·군수·구청장
⑤ 관할 지역 보건소장

해설
고위험병원체의 분리, 분양·이동 및 이동신고(법 제21조)
① 감염병환자, 식품, 동식물, 그 밖의 환경 등으로부터 고위험병원체를 분리한 자는 지체 없이 고위험병원체의 명칭, 분리된 검체명, 분리 일자 등을 질병관리청장에게 신고하여야 한다.

**02** 고위험병원체를 분리한 경우 보건복지부장관에게 신고해야 하는 시기로 옳은 것은?

❶ 분리한 후 지체 없이
② 분리한 후 1주일 이내
③ 분리한 후 72시간 이내
④ 분리한 후 48시간 이내
⑤ 분리한 후 24시간 이내

해설
고위험병원체의 분리, 분양·이동 및 이동신고(법 제21조)
① 감염병환자, 식품, 동식물, 그 밖의 환경 등으로부터 고위험병원체를 분리한 자는 지체 없이 고위험병원체의 명칭, 분리된 검체명, 분리 일자 등을 질병관리청장에게 신고하여야 한다.

# 제 5 장

# 예방접종

## 필수예방접종(법 제24조)

① **특별자치도지사 또는 시장·군수·구청장**은 다음 각 호의 질병에 대하여 관할 보건소를 통하여 **필수예방접종**(이하 "필수예방접종"이라 한다)을 실시하여야 한다.

    1. 디프테리아

    2. 폴리오

    3. 백일해

    4. 홍 역

    5. 파상풍

    6. 결 핵

    7. B형간염

    8. 유행성이하선염

    9. 풍 진

    10. 수 두

    11. 일본뇌염

    12. b형헤모필루스인플루엔자

    13. 폐렴구균

    14. 인플루엔자

    15. A형간염

    16. 사람유두종바이러스 감염증

    17. 그 밖에 질병관리청장이 감염병의 예방을 위하여 필요하다고 인정하여 지정하는 감염병

② 특별자치도지사 또는 시장·군수·구청장은 제1항에 따른 필수예방접종업무를 대통령령으로 정하는 바에 따라 관할구역 안에 있는 「의료법」에 따른 의료기관에 위탁할 수 있다.

③ 특별자치도지사 또는 시장·군수·구청장은 필수예방접종 대상 아동 부모에게 보건복지부령으로 정하는 바에 따라 필수예방접종을 사전에 알려야 한다. 이 경우 「개인정보 보호법」 제24조에 따른 고유식별정보를 처리할 수 있다.

## 임시예방접종(법 제25조)

① 특별자치도지사 또는 시장·군수·구청장은 다음 각 호의 어느 하나에 해당하면 관할 보건소를 통하여 임시예방접종(이하 "임시예방접종"이라 한다)을 하여야 한다.

　1. 질병관리청장이 감염병 예방을 위하여 특별자치도지사 또는 시장·군수·구청장에게 예방접종을 실시할 것을 요청한 경우

　2. 특별자치도지사 또는 시장·군수·구청장이 감염병 예방을 위하여 예방접종이 필요하다고 인정하는 경우

② 임시예방접종업무의 위탁에 관하여는 제24조제2항을 준용한다.

## 예방접종의 공고(법 제26조)

특별자치도지사 또는 시장·군수·구청장은 임시예방접종을 할 경우에는 예방접종의 일시 및 장소, 예방접종의 종류, 예방접종을 받을 사람의 범위를 정하여 미리 공고하여야 한다. 다만, 제32조제3항에 따른 예방접종의 실시기준 등이 변경될 경우에는 그 변경 사항을 미리 공고하여야 한다.

## 예방접종증명서(법 제27조)

① 질병관리청장, 특별자치도지사 또는 시장·군수·구청장은 필수예방접종 또는 임시예방접종을 받은 사람 본인 또는 법정대리인에게 보건복지부령으로 정하는 바에 따라 예방접종증명서를 발급하여야 한다.

② 특별자치도지사나 시장·군수·구청장이 아닌 자가 이 법에 따른 예방접종을 한 때에는 질병관리청장, 특별자치도지사 또는 시장·군수·구청장은 보건복지부령으로 정하는 바에 따라 해당 예방접종을 한 자로 하여금 예방접종증명서를 발급하게 할 수 있다.

③ 예방접종증명서는 전자문서를 이용하여 발급할 수 있다.

## 예방접종 기록의 보존 및 보고 등(법 제28조)

① 특별자치도지사 또는 시장·군수·구청장은 필수예방접종 및 임시예방접종을 하거나, 제2항에 따라 보고를 받은 경우에는 보건복지부령으로 정하는 바에 따라 예방접종에 관한 기록을 작성·보관하여야 하고, 그 내용을 시·도지사 및 질병관리청장에게 각각 보고하여야 한다.

② 특별자치도지사나 시장·군수·구청장이 아닌 자가 이 법에 따른 예방접종을 하면 보건복지부령으로 정하는 바에 따라 특별자치도지사 또는 시장·군수·구청장에게 보고하여야 한다.

## 예방접종에 관한 역학조사(법 제29조)

질병관리청장, 시·도지사 또는 시장·군수·구청장은 다음 각 호의 구분에 따라 조사를 실시하고, **예방접종 후 이상반응 사례가 발생하면 그 원인을 밝히기 위하여 제18조에 따라 역학조사**를 하여야 한다.

1. 질병관리청장 : 예방접종의 효과 및 예방접종 후 이상반응에 관한 조사
2. 시·도지사 또는 시장·군수·구청장 : 예방접종 후 이상반응에 관한 조사

## 예방접종피해조사반(법 제30조)

① 규정된 예방접종으로 인한 **질병·장애·사망의 원인 규명 및 피해 보상** 등을 조사하고 제3자의 고의 또는 과실 유무를 조사하기 위하여 **질병관리청에 예방접종피해조사반**을 둔다.
② 예방접종피해조사반의 설치 및 운영 등에 관하여 필요한 사항은 대통령령으로 정한다.

## 예방접종 완료 여부의 확인(법 제31조)

① 특별자치도지사 또는 시장·군수·구청장은 초등학교와 중학교의 장에게 「학교보건법」 제10조에 따른 예방접종 완료 여부에 대한 검사 기록을 제출하도록 요청할 수 있다.
② 특별자치도지사 또는 시장·군수·구청장은 「유아교육법」에 따른 유치원의 장과 「영유아보육법」에 따른 어린이집의 원장에게 보건복지부령으로 정하는 바에 따라 영유아의 예방접종 여부를 확인하도록 요청할 수 있다.
③ 특별자치도지사 또는 시장·군수·구청장은 제1항에 따른 제출 기록 및 제2항에 따른 확인 결과를 확인하여 예방접종을 끝내지 못한 영유아, 학생 등이 있으면 그 영유아 또는 학생 등에게 예방접종을 하여야 한다.

## 예방접종약품의 계획 생산(법 제33조)

① 질병관리청장은 예방접종약품의 국내 공급이 부족하다고 판단되는 경우 등 보건복지부령으로 정하는 경우에는 예산의 범위에서 감염병의 **예방접종에 필요한 수량의 예방접종약품을 미리 계산**하여 「약사법」 제31조에 따른 의약품 제조업자(이하 "의약품 제조업자"라 한다)에게 생산하게 할 수 있으며, 예방접종약품을 연구하는 자 등을 지원할 수 있다.
② 질병관리청장은 보건복지부령으로 정하는 바에 따라 제1항에 따른 예방접종약품의 생산에 드는 비용의 전부 또는 일부를 해당 의약품 제조업자에게 미리 지급할 수 있다.

## 예방접종통합관리시스템의 구축·운영 등(법 제33조4)

① 질병관리청장은 예방접종업무에 필요한 각종 자료 또는 정보의 효율적 처리와 기록·관리업무의 전산화를 위하여 예방접종통합관리시스템(이하 "통합관리시스템"이라 한다)을 구축·운영하여야 한다.

② 질병관리청장은 통합관리시스템을 구축·운영하기 위하여 다음 각 호의 자료를 수집·관리·보유할 수 있으며, 관련 기관 및 단체에 필요한 자료의 제공을 요청할 수 있다. 이 경우 자료의 제공을 요청받은 기관 및 단체는 정당한 사유가 없으면 이에 따라야 한다.

   1. 예방접종 대상자의 인적사항(「개인정보 보호법」 제24조에 따른 고유식별정보 등 대통령령으로 정하는 개인정보를 포함한다)

   2. 예방접종을 받은 사람의 이름, 접종명, 접종일시 등 예방접종 실시 내역

   3. 예방접종 위탁 의료기관 개설 정보, 예방접종 피해보상 신청 내용 등 그 밖에 예방접종업무를 하는 데에 필요한 자료로서 대통령령으로 정하는 자료

③ 보건소장 및 제24조제2항(제25조제2항에서 준용하는 경우를 포함한다)에 따라 예방접종업무를 위탁받은 의료기관의 장은 이 법에 따른 예방접종을 하면 정보를 대통령령으로 정하는 바에 따라 통합관리시스템에 입력하여야 한다.

④ 질병관리청장은 대통령령으로 정하는 바에 따라 통합관리시스템을 활용하여 예방접종 대상 아동 부모에게 자녀의 예방접종 내역을 제공하거나 예방접종증명서 발급을 지원할 수 있다. 이 경우 예방접종 내역 제공 또는 예방접종증명서 발급의 적정성을 확인하기 위하여 법원행정처장에게 「가족관계의 등록 등에 관한 법률」 제11조에 따른 등록전산정보자료를 요청할 수 있으며, 법원행정처장은 정당한 사유가 없으면 이에 따라야 한다.

⑤ 통합관리시스템은 예방접종업무와 관련된 다음 각 호의 정보시스템과 전자적으로 연계하여 활용할 수 있다.

   1. 교육정보시스템

   2. 유아교육정보시스템

   3. 통합전자민원창구 등 그 밖에 보건복지부령으로 정하는 정보시스템

⑥ 정보의 보호 및 관리에 관한 사항은 이 법에서 규정된 것을 제외하고는 「개인정보 보호법」의 규정에 따른다.

안심Touch

**01** 필수예방접종 대상에 속하는 것은?

① 페스트

② 성홍열

③ 세균성이질

④ 쯔쯔가무시증

❺ 유행성이하선염

**해설**

**필수예방접종(법 제24조)**

1. 디프테리아
2. 폴리오
3. 백일해
4. 홍 역
5. 파상풍
6. 결 핵
7. B형간염
8. 유행성이하선염
9. 풍 진
10. 수 두
11. 일본뇌염
12. b형헤모필루스인플루엔자
13. 폐렴구균
14. 인플루엔자
15. A형간염
16. 사람유두종바이러스 감염증
17. 그 밖에 질병관리청장이 감염병의 예방을 위하여 필요하다고 인정하여 지정하는 감염병

**02** 감염병의 예방 및 관리에 관한 법률상 시장·군수·구청장이 예방접종 완료여부를 확인하기 위해 기록을 제출하도록 요청할 수 있는 자는?

① 300세대 이상 아파트의 세대주

❷ 초·중학교의 장

③ 청소년수련관의 지도교사

④ 청소년이용시설의 대표

⑤ 청소년복지시설의 장

**해설**

**예방접종 완료 여부의 확인(법 제31조)**

① 특별자치도지사 또는 시장·군수·구청장은 초등학교와 중학교의 장에게 「학교보건법」 제10조에 따른 예방접종 완료 여부에 대한 검사 기록을 제출하도록 요청할 수 있다.

② 특별자치도지사 또는 시장·군수·구청장은 「유아교육법」에 따른 유치원의 장과 「영유아보육법」에 따른 어린이집의 원장에게 보건복지부령으로 정하는 바에 따라 영유아의 예방접종 여부를 확인하도록 요청할 수 있다.

③ 특별자치도지사 또는 시장·군수·구청장은 제항에 따른 제출 기록 및 제2항에 따른 확인 결과를 확인하여 예방접종을 끝내지 못한 영유아, 학생 등이 있으면 그 영유아 또는 학생 등에게 예방접종을 하여야 한다.

# 감염 전파의 차단 조치

제**6**장

## 감염병 위기관리대책의 수립·시행(법 제34조)

① 보건복지부장관 및 질병관리청장은 감염병의 확산 또는 해외 신종감염병의 국내 유입으로 인한 재난상황에 대처하기 위하여 위원회의 심의를 거쳐 감염병 위기관리대책(이하 "감염병 위기관리대책"이라 한다)을 수립·시행하여야 한다.

② 감염병 위기관리대책에는 다음 각 호의 사항이 포함되어야 한다.

　　1. 재난상황 발생 및 해외 신종감염병 유입에 대한 대응체계 및 기관별 역할

　　2. 재난 및 위기상황의 판단, 위기경보 결정 및 관리체계

　　3. 감염병위기 시 동원하여야 할 의료인 등 전문인력, 시설, 의료기관의 명부 작성

　　4. 의료·방역 물품의 비축방안 및 조달방안

　　5. 재난 및 위기상황별 국민행동요령, 동원 대상 인력, 시설, 기관에 대한 교육 및 도상연습 등 실제 상황대비 훈련

　　5의2. 감염취약계층에 대한 유형별 보호조치 방안 및 사회복지시설의 유형별·전파상황별 대응방안

　　6. 그 밖에 재난상황 및 위기상황 극복을 위하여 필요하다고 보건복지부장관 및 질병관리청장이 인정하는 사항

③ 보건복지부장관 및 질병관리청장은 감염병 위기관리대책에 따른 정기적인 훈련을 실시하여야 한다.

④ 감염병 위기관리대책의 수립 및 시행 등에 필요한 사항은 대통령령으로 정한다.

## 감염병위기 시 정보공개(법 제34조의2)

① 질병관리청장, 시·도지사 및 시장·군수·구청장은 국민의 건강에 위해가 되는 감염병 확산으로 인하여 「재난 및 안전관리 기본법」 제38조제2항에 따른 주의 이상의 위기경보가 발령되면 감염병 환자의 이동경로, 이동수단, 진료의료기관 및 접촉자 현황, 감염병의 지역별·연령대별 발생 및 검사 현황 등 국민들이 감염병 예방을 위하여 알아야 하는 정보를 정보통신망 게재 또는 보도자료 배포 등의 방법으로 신속히 공개하여야 한다. 다만, 성별, 나이, 그 밖에 감염병 예방과 관계없다고 판단되는 정보로서 대통령령으로 정하는 정보는 제외하여야 한다.

② 질병관리청장, 시·도지사 및 시장·군수·구청장은 제1항에 따라 공개한 정보가 그 공개목적의 달성 등으로 공개될 필요가 없어진 때에는 지체 없이 그 공개된 정보를 삭제하여야 한다.

③ 누구든지 제1항에 따라 공개된 사항이 다음 각 호의 어느 하나에 해당하는 경우에는 질병관리청장, 시·도 지사 또는 시장·군수·구청장에게 서면이나 말로 또는 정보통신망을 이용하여 이의신청을 할 수 있다.

1. 공개된 사항이 사실과 다른 경우

2. 공개된 사항에 관하여 의견이 있는 경우

④ 질병관리청장, 시·도지사 또는 시장·군수·구청장은 제3항에 따라 신청한 이의가 상당한 이유가 있다 고 인정하는 경우에는 지체 없이 공개된 정보의 정정 등 필요한 조치를 하여야 한다.

⑤ 제1항부터 제3항까지에 따른 정보공개 및 삭제와 이의신청의 범위, 절차 및 방법 등에 관하여 필요한 사항은 보건복지부령으로 정한다.

## 감염병에 관한 강제처분(법 제42조)

① **질병관리청장, 시·도지사 또는 시장·군수·구청장은 해당 공무원으로 하여금** 다음 각 호의 어느 하나에 해당하는 **감염병환자 등이 있다고 인정되는 주거시설, 선박·항공기·열차 등 운송수단 또는 그 밖의 장소에 들어가 필요한 조사나 진찰을 하게 할 수 있으며,** 그 진찰 결과 감염병환자 등으로 인정될 때에는 동행하여 치료받게 하거나 입원시킬 수 있다.

1. **제1급감염병**

2. 제2급감염병 중 **결핵, 홍역, 콜레라, 장티푸스, 파라티푸스, 세균성이질, 장출혈성대장균감염증, A형간 염, 수막구균 감염증, 폴리오, 성홍열 또는 질병관리청장이 정하는 감염병**

3. 제3급감염병 중 질병관리청장이 정하는 감염병

4. 세계보건기구 감시대상 감염병

② 질병관리청장, 시·도지사 또는 시장·군수·구청장은 제1급감염병이 발생한 경우 해당 공무원으로 하여 금 감염병의심자에게 다음 각 호의 조치를 하게 할 수 있다. 이 경우 해당 공무원은 감염병 증상 유무를 확인하기 위하여 필요한 조사나 진찰을 할 수 있다.

1. **자가(自家) 또는 시설에 격리**

1의2. 제1호에 따른 격리에 필요한 이동수단의 제한

2. 유선·무선 통신, 정보통신기술을 활용한 기기 등을 이용한 **감염병의 증상 유무 확인**이나 위치정보의 수집. 이 경우 위치정보의 수집은 제1호에 따라 격리된 사람으로 한정한다.

3. 감염 여부 검사

③ 질병관리청장, 시·도지사 또는 시장·군수·구청장은 제2항에 따른 조사나 진찰 결과 감염병환자 등으 로 인정된 사람에 대해서는 **해당 공무원과 동행하여 치료받게 하거나 입원시킬 수 있다.**

④ 질병관리청장, 시·도지사 또는 시장·군수·구청장은 제1항·제2항에 따른 조사·진찰이나 검사를 거 부하는 사람(이하 이 조에서 "조사거부자"라 한다)에 대해서는 해당 공무원으로 하여금 감염병관리기관에 동행하여 필요한 조사나 진찰을 받게 하여야 한다.

⑤ 조사·진찰·격리·치료 또는 입원 조치를 하거나 동행하는 공무원은 그 권한을 증명하는 증표를 지니고 이를 관계인에게 보여주어야 한다.

⑥ 질병관리청장, 시·도지사 또는 시장·군수·구청장은 조사·진찰·격리·치료 또는 입원 조치를 위하여 필요한 경우에는 관할 **경찰서장에게 협조**를 요청할 수 있다. 이 경우 요청을 받은 관할 경찰서장은 정당한 사유가 없으면 이에 따라야 한다.

⑦ 질병관리청장, 시·도지사 또는 시장·군수·구청장은 조사거부자를 자가 또는 감염병관리시설에 격리할 수 있으며, 제4항에 따른 조사·진찰 결과 감염병환자 등으로 인정될 때에는 감염병관리시설에서 치료받게 하거나 입원시켜야 한다.

⑧ 질병관리청장, 시·도지사 또는 시장·군수·구청장은 감염병의심자 또는 조사거부자가 감염병환자 등이 아닌 것으로 인정되면 제2항 또는 제7항에 따른 **격리 조치를 즉시 해제**하여야 한다.

⑨ 질병관리청장, 시·도지사 또는 시장·군수·구청장은 제7항에 따라 조사거부자를 치료·입원시킨 경우 그 사실을 조사거부자의 보호자에게 통지하여야 한다. 이 경우 통지의 방법·절차 등에 관하여 필요한 사항은 제43조를 준용한다.

⑩ 정당한 사유 없이 격리 조치가 해제되지 아니하는 경우 감염병의심자 및 조사거부자는 구제청구를 할 수 있으며, 그 절차 및 방법 등에 대해서는 「인신보호법」을 준용한다. 이 경우 "감염병의심자 및 조사거부자"는 "피수용자"로, 격리 조치를 명한 "질병관리청장, 시·도지사 또는 시장·군수·구청장"은 "수용자"로 본다(다만, 「인신보호법」 제6조제1항제3호는 적용을 제외한다).

⑪ 조사·진찰·격리·치료를 하는 기관의 지정 기준, 제2항에 따른 감염병의심자에 대한 격리나 증상여부 확인 방법 등 필요한 사항은 대통령령으로 정한다.

⑫ 제2항제2호에 따라 수집된 위치정보의 저장·보호·이용 및 파기 등에 관한 사항은 「위치정보의 보호 및 이용 등에 관한 법률」을 따른다.

## 업무 종사의 일시 제한(법 제45조)

① 감염병환자 등은 보건복지부령으로 정하는 바에 따라 업무의 성질상 일반인과 접촉하는 일이 많은 직업에 종사할 수 없고, 누구든지 감염병환자 등을 그러한 직업에 고용할 수 없다.

② 성매개감염병에 관한 건강진단을 받아야 할 자가 건강진단을 받지 아니한 때에는 같은 조에 따른 직업에 종사할 수 없으며 해당 영업을 영위하는 자는 건강진단을 받지 아니한 자를 그 영업에 종사하게 하여서는 아니 된다.

---

**업무 종사의 일시 제한(시행규칙 제33조)**

① 일시적으로 업무 종사의 제한을 받는 감염병환자 등은 다음 각 호의 감염병에 해당하는 감염병환자 등으로 하고, **그 제한 기간은 감염력이 소멸되는 날까지로** 한다.

  1. 콜레라                      2. 장티푸스

  3. 파라티푸스               4. 세균성이질

  5. 장출혈성대장균감염증     6. A형간염

② 업무 종사의 제한을 받는 업종은 다음 각 호와 같다.

  1. 집단급식소

  2. 식품접객업

---

## 건강진단 및 예방접종 등의 조치(법 제46조)

질병관리청장, 시·도지사 또는 시장·군수·구청장은 보건복지부령으로 정하는 바에 따라 다음 각 호의 어느 하나에 해당하는 사람에게 건강진단을 받거나 감염병 예방에 필요한 예방접종을 받게 하는 등의 조치를 할 수 있다.

1. 감염병환자 등의 가족 또는 그 동거인
2. 감염병 발생지역에 거주하는 사람 또는 그 지역에 출입하는 사람으로서 감염병에 감염되었을 것으로 의심되는 사람
3. 감염병환자 등과 접촉하여 감염병에 감염되었을 것으로 의심되는 사람

## 감염병 유행에 대한 방역 조치(법 제47조)

① 질병관리청장, 시·도지사 또는 시장·군수·구청장은 감염병이 유행하면 감염병 전파를 막기 위하여 다음 각 호에 해당하는 모든 조치를 하거나 그에 필요한 일부 조치를 하여야 한다.

1. 감염병환자 등이 있는 장소나 감염병병원체에 오염되었다고 인정되는 장소에 대한 다음 각 목의 조치
   가. **일시적 폐쇄**
   나. **일반 공중의 출입금지**
   다. **해당 장소 내 이동제한**
   라. **그 밖에 통행차단을 위하여 필요한 조치**
2. **의료기관에 대한 업무 정지**
3. **감염병의심자를 적당한 장소에 일정한 기간 입원 또는 격리시키는 것**
4. 감염병병원체에 오염되었거나 오염되었다고 의심되는 물건을 사용·접수·이동하거나 버리는 행위 또는 해당 물건의 세척을 금지하거나 태우거나 폐기처분하는 것
5. 감염병병원체에 오염된 장소에 대한 소독이나 그 밖에 필요한 조치를 명하는 것
6. 일정한 장소에서 세탁하는 것을 막거나 오물을 일정한 장소에서 처리하도록 명하는 것

**01** 감염병환자 등이 있다고 인정되는 주거시설, 선박·항공기·열차 등 운송수단 또는 그 밖의 장소에 들어가 필요한 조사나 진찰을 하게 할 수 있는 주체로 옳은 것은?

① 검역소장
② 행정안전부장관
③ 질병관리본부장
④ 식품의약품안전처장
❺ 질병관리청장, 시·도지사 또는 시장·군수·구청장

**해설**
감염병에 관한 강제처분(법 제42조)
① 질병관리청장, 시·도지사 또는 시장·군수·구청장은 해당 공무원으로 하여금 다음 각 호의 어느 하나에 해당하는 감염병환자 등이 있다고 인정되는 주거시설, 선박·항공기·열차 등 운송수단 또는 그 밖의 장소에 들어가 필요한 조사나 진찰을 하게 할 수 있으며, 그 진찰 결과 감염병환자 등으로 인정될 때에는 동행하여 치료받게 하거나 입원시킬 수 있다.

출제
유형
문제

**02** 감염병에 걸렸을 때 증상 및 감염력이 소멸되는 날까지 업무 종사의 일시 제한을 받는 감염병은?

① 한센병
② 요충증
③ C형간염
❹ 장티푸스
⑤ 클라미디아

**해설**
업무종사의 일시 제한(시행규칙 제33조)
① 법 제45조제1항에 따라 일시적으로 업무 종사의 제한을 받는 감염병환자 등은 다음 각 호의 감염병에 해당하는 감염병환자 등으로 하고, 그 제한 기간은 감염력이 소멸되는 날까지로 한다.
　1. 콜레라
　2. 장티푸스
　3. 파라티푸스
　4. 세균성이질
　5. 장출혈성대장균감염증
　6. A형간염
② 법 제45조제1항에 따라 업무 종사의 제한을 받는 업종은 다음 각 호와 같다.
　1. 집단급식소
　2. 식품접객업

# 예방 조치

# 제 7 장

## 감염병의 예방 조치(법 제49조)

① **질병관리청장, 시·도지사 또는 시장·군수·구청장**은 감염병을 예방하기 위하여 다음 각 호에 해당하는 모든 조치를 하거나 그에 필요한 일부 조치를 하여야 하며, 보건복지부장관은 감염병을 예방하기 위하여 제2호, 제2호의2부터 제2호의4까지, 제12호 및 제12호의2에 해당하는 조치를 할 수 있다.

1. 관할 지역에 대한 교통의 전부 또는 일부를 차단하는 것
2. 흥행, 집회, 제례 또는 그 밖의 여러 사람의 집합을 제한하거나 금지하는 것
2의2. 감염병 전파의 위험성이 있는 장소 또는 시설의 관리자·운영자 및 이용자 등에 대하여 출입자 명단 작성, 마스크 착용 등 방역지침의 준수를 명하는 것
2의3. 버스·열차·선박·항공기 등 감염병 전파가 우려되는 운송수단의 이용자에 대하여 마스크 착용 등 방역지침의 준수를 명하는 것
2의4. 감염병 전파가 우려되어 지역 및 기간을 정하여 마스크 착용 등 방역지침 준수를 명하는 것
3. 건강진단, 시체 검안 또는 해부를 실시하는 것
4. 감염병 전파의 위험성이 있는 음식물의 판매·수령을 금지하거나 그 음식물의 폐기나 그 밖에 필요한 처분을 명하는 것
5. 인수공통감염병 예방을 위하여 살처분(殺處分)에 참여한 사람 또는 인수공통감염병에 드러난 사람 등에 대한 예방조치를 명하는 것
6. 감염병 전파의 매개가 되는 물건의 소지·이동을 제한·금지하거나 그 물건에 대하여 폐기, 소각 또는 그 밖에 필요한 처분을 명하는 것
7. 선박·항공기·열차 등 운송 수단, 사업장 또는 그 밖에 여러 사람이 모이는 장소에 의사를 배치하거나 감염병 예방에 필요한 시설의 설치를 명하는 것
8. 공중위생에 관계있는 시설 또는 장소에 대한 소독이나 그 밖에 필요한 조치를 명하거나 상수도·하수도·우물·쓰레기장·화장실의 신설·개조·변경·폐지 또는 사용을 금지하는 것
9. 쥐, 위생해충 또는 그 밖의 감염병 매개동물의 구제(驅除) 또는 구제시설의 설치를 명하는 것
10. 일정한 장소에서의 어로(漁撈)·수영 또는 일정한 우물의 사용을 제한하거나 금지하는 것
11. 감염병 매개의 중간 숙주가 되는 동물류의 포획 또는 생식을 금지하는 것
12. 감염병 유행기간 중 의료인·의료업자 및 그 밖에 필요한 의료관계요원을 동원하는 것
12의2. 감염병 유행기간 중 의료기관 병상, 연수원·숙박시설 등 시설을 동원하는 것
13. 감염병병원체에 오염되었거나 오염되었을 것으로 의심되는 시설 또는 장소에 대한 소독이나 그 밖에 필요한 조치를 명하는 것
14. 감염병의심자를 적당한 장소에 일정한 기간 입원 또는 격리시키는 것

② 시·도지사 또는 시장·군수·구청장은 제1항제8호 및 제10호에 따라 식수를 사용하지 못하게 하려면 그 사용금지기간 동안 별도로 식수를 공급하여야 하며, 제1항제1호·제2호·제6호·제8호·제10호 및 제11호에 따른 조치를 하려면 그 사실을 주민에게 미리 알려야 한다.

③ 시·도지사 또는 시장·군수·구청장은 제1항제2호의2의 조치를 따르지 아니한 관리자·운영자에게 해당 장소나 시설의 폐쇄를 명하거나 **3개월 이내의 기간을 정하여 운영의 중단을 명할 수 있다. 다만, 운영중단 명령을 받은 자가 그 운영중단기간 중에 운영을 계속한 경우에는 해당 장소나 시설의 폐쇄를 명하여야 한다.**

④ 제3항에 따라 장소나 시설의 폐쇄 또는 운영 중단 명령을 받은 관리자·운영자는 정당한 사유가 없으면 이에 따라야 한다.

⑤ 시·도지사 또는 시장·군수·구청장은 제3항에 따른 폐쇄 명령에도 불구하고 관리자·운영자가 그 운영을 계속하는 경우에는 관계 공무원에게 해당 장소나 시설을 폐쇄하기 위한 다음 각 호의 조치를 하게 할 수 있다.

1. 해당 장소나 시설의 간판이나 그 밖의 표지판의 제거

2. 해당 장소나 시설이 제3항에 따라 폐쇄된 장소나 시설임을 알리는 게시물 등의 부착

⑥ 제3항에 따른 장소나 시설의 폐쇄를 명한 시·도지사 또는 시장·군수·구청장은 위기경보 또는 방역지침의 변경으로 장소 또는 시설 폐쇄의 필요성이 없어진 경우, 「재난 및 안전관리 기본법」 제11조의 지역위원회 심의를 거쳐 폐쇄 중단 여부를 결정할 수 있다.

⑦ 제3항에 따른 행정처분의 기준은 그 위반행위의 종류와 위반 정도를 고려하여 보건복지부령으로 정한다.

## 감염취약계층의 보호 조치(법 제49조의2)

① 보건복지부장관, 시·도지사 또는 시장·군수·구청장은 호흡기와 관련된 감염병으로부터 저소득층과 사회복지시설을 이용하는 어린이, 노인, 장애인 및 기타 보건복지부령으로 정하는 대상(이하 "감염취약계층"이라 한다)을 보호하기 위하여 「재난 및 안전관리 기본법」 제38조제2항에 따른 주의 이상의 위기경보가 발령된 경우 감염취약계층에게 의료·방역 물품(「약사법」에 따른 의약외품으로 한정한다) 지급 등 필요한 조치를 취할 수 있다.

> **감염취약계층의 범위 등(시행규칙 제35조의2)**
> ① 법 제49조의2제1항에 따라 의료·방역 물품 지급 등 필요한 조치를 취할 수 있는 감염병은 중증급성호흡기증후군(SARS), 중동호흡기증후군(MERS) 등 질병관리청장이 정하여 고시하는 호흡기감염병으로 한다.
> ② 법 제49조의2제1항에 따른 감염취약계층은 다음 각 호와 같다.
>   1. 「국민기초생활 보장법」에 따른 수급자
>   2. 「국민기초생활 보장법」에 따른 차상위계층으로서 다음 각 목의 어느 하나에 해당하는 사람
>       가. 「국민기초생활 보장법」에 따른 자활급여의 수급자
>       나. 「국민건강보험법 시행령」 별표 2 제3호라목에 따라 요양급여비용 중 본인부담액을 경감받는 사람
>       다. 「장애인복지법」에 따른 장애수당 또는 장애아동수당을 지급받는 사람
>       라. 「장애인연금법」에 따른 수급자
>   3. 「의료급여법」에 따른 수급권자

> 4. 사회복지시설 이용자로서 다음 각 목의 어느 하나에 해당하는 사람
>    가. 만 12세 이하의 어린이 및 만 65세 이상의 노인
>    나. 임산부 및 기저질환자
>    다. 「장애인복지법」에 따른 장애인
> ③ 보건복지부장관, 시·도지사 또는 시장·군수·구청장은 법 제49조의2제1항에 따라 의료·방역 물품 등을 관할 보건소를 통해 사회복지시설의 장에게 지급할 수 있다.

② 질병관리청장, 시·도지사 또는 시장·군수·구청장은 「재난 및 안전관리 기본법」 제38조제2항에 따른 주의 이상의 위기경보가 발령된 경우 감염취약계층이 이용하는 「사회복지사업법」 제2조제4호의 사회복지시설에 대하여 **소독이나 그 밖에 필요한 조치를** 명할 수 있다.

③ 감염병의 종류, 감염취약계층의 범위 및 지급절차 등에 관하여 필요한 사항은 보건복지부령으로 정한다.


## 의료인, 환자 및 의료기관 보호를 위한 한시적 비대면 진료(법 제49조의3)

① 의료업에 종사하는 의료인(「의료법」 제2조에 따른 의료인 중 의사·치과의사·한의사만 해당한다. 이하 이 조에서 같다)은 감염병과 관련하여 「재난 및 안전관리 기본법」 제38조제2항에 따른 심각 단계 이상의 위기경보가 발령된 때에는 환자, 의료인 및 의료기관 등을 감염의 위험에서 보호하기 위하여 필요하다고 인정하는 경우 「의료법」 제33조제1항에도 불구하고 **보건복지부장관이 정하는 범위에서 유선·무선·화상통신, 컴퓨터 등 정보통신기술을 활용하여 의료기관 외부에 있는 환자에게 건강 또는 질병의 지속적 관찰, 진단, 상담 및 처방을 할 수 있다.**

② 보건복지부장관은 위원회의 심의를 거쳐 제1항에 따른 한시적 비대면 진료의 지역, 기간 등 범위를 결정한다.


## 그 밖의 감염병 예방 조치(법 제50조)

① 육군·해군·공군 소속 부대의 장, 국방부직할부대의 장 및 제12조제1항제2호에 해당하는 사람은 감염병 환자 등이 발생하였거나 발생할 우려가 있으면 소독이나 그 밖에 필요한 조치를 하여야 하고, 특별자치도지사 또는 시장·군수·구청장과 협의하여 감염병 예방에 필요한 추가 조치를 하여야 한다.

② 교육부장관 또는 교육감은 감염병 발생 등을 이유로 「학교보건법」 제2조제2호의 학교에 대하여 「초·중등교육법」 제64조에 따른 **휴업 또는 휴교를 명령**하거나 「유아교육법」 제31조에 따른 휴업 또는 휴원을 명령할 경우 질병관리청장과 협의하여야 한다.


## 소독 의무(법 제51조)

① 특별자치도지사 또는 시장·군수·구청장은 감염병을 예방하기 위하여 청소나 소독을 실시하거나 쥐, 위생해충 등의 구제조치(이하 "소독"이라 한다)를 하여야 한다. 이 경우 소독은 사람의 건강과 자연에 유해한 영향을 최소화하여 안전하게 실시하여야 한다.

② 제1항에 따른 소독의 기준과 방법은 보건복지부령으로 정한다.

③ 공동주택, 숙박업소 등 여러 사람이 거주하거나 이용하는 시설 중 대통령령으로 정하는 시설을 관리·운영하는 자는 보건복지부령으로 정하는 바에 따라 감염병 예방에 필요한 소독을 하여야 한다.

---

**소독을 해야 하는 시설(시행령 제24조)**

법 제51조 제3항에 따라 감염병 예방에 필요한 소독을 해야 하는 시설은 다음 각 호와 같다.

1. 「공중위생관리법」에 따른 숙박업소(객실 수 20실 이상인 경우만 해당), 「관광진흥법」에 따른 관광숙박업소

2. 「식품위생법 시행령」에 따른 식품접객업 업소(이하 "식품접객업소"라 한다) 중 연면적 300m$^2$ 이상의 업소

3. 「여객자동차 운수사업법」에 따른 시내버스·농어촌버스·마을버스·시외버스·전세버스·장의자동차, 「항공안전법」에 따른 항공기 및 「공항시설법」에 따른 공항시설, 「해운법」에 따른 여객선, 「항만법」에 따른 연면적 300m$^2$ 이상의 대합실, 「철도사업법」 및 「도시철도법」에 따른 여객운송 철도차량과 역사(驛舍) 및 역 시설

4. 「유통산업발전법」에 따른 대형마트, 전문점, 백화점, 쇼핑센터, 복합쇼핑몰, 그 밖의 대규모 점포와 「전통시장 및 상점가 육성을 위한 특별법」에 따른 전통시장

5. 「의료법」에 따른 병원급 의료기관

6. 「식품위생법」에 따른 집단급식소(한 번에 100명 이상에게 계속적으로 식사를 공급하는 경우만 해당)

6의2. 「식품위생법 시행령」에 따른 위탁급식영업을 하는 식품접객업소 중 연면적 300m$^2$ 이상의 업소

7. 「건축법 시행령」 별표 1 제2호라목에 따른 기숙사

7의2. 「화재예방, 소방시설 설치·유지 및 안전관리에 관한 법률 시행령」 별표 2 제8호가목에 따른 합숙소(50명 이상을 수용할 수 있는 경우만 해당)

8. 「공연법」에 따른 공연장(객석 수 300석 이상인 경우만 해당)

9. 「초·중등교육법」 및 「고등교육법」에 따른 학교

10. 「학원의 설립·운영 및 과외교습에 관한 법률」에 따른 연면적 1,000m$^2$ 이상의 학원

11. 연면적 2,000m$^2$ 이상의 사무실용 건축물 및 복합용도의 건축물

12. 「영유아보육법」에 따른 어린이집 및 「유아교육법」에 따른 유치원(50명 이상을 수용하는 어린이집 및 유치원만 해당)

13. 「공동주택관리법」에 따른 공동주택(300세대 이상인 경우만 해당)

---

④ 제3항에 따라 소독을 하여야 하는 시설의 관리·운영자는 제52조제1항에 따라 소독업의 신고를 한 자에게 소독하게 하여야 한다. 다만, 「공동주택관리법」 제2조제1항제15호에 따른 주택관리업자가 제52조제1항에 따른 소독장비를 갖추었을 때에는 그가 관리하는 공동주택은 직접 소독할 수 있다.


## 소독의 실시 등(법 제54조)

① 소독업자는 보건복지부령으로 정하는 기준과 방법에 따라 소독하여야 한다.

② 소독업자가 소독하였을 때에는 보건복지부령으로 정하는 바에 따라 그 소독에 관한 사항을 기록·보존하여야 한다.

**01** 시·도지사와 시장·군수·구청장이 해야 하는 감염병 예방 조치로 옳은 것은?

① 건강진단, 시체 검안 또는 해부를 금지함
② 감염병 매개의 중간 숙주가 되는 동물을 포획함
③ 감염병 전파의 매개가 되는 물건을 소지·이동시킴
④ 감염병병원체에 오염된 건물에 대해 세척금지 명령함
❺ 관할 지역에 대한 교통의 전부 또는 일부를 차단하는 것

해설
① 건강진단, 시체 검안 또는 해부를 실시하는 것(법 제49조제1항제3호)
② 감염병 매개의 중간 숙주가 되는 동물류의 포획 또는 생식을 금지하는 것(법 제49조제1항제11호)
③ 감염병 전파의 매개가 되는 물건의 소지·이동을 제한·금지하거나 그 물건에 대하여 폐기, 소각 또는 그 밖에 필요한 처분을 명하는 것(법 제49조제1항제6호)
④ 감염병병원체에 오염되었거나 오염되었을 것으로 의심되는 시설 또는 장소에 대한 소독이나 그 밖에 필요한 조치를 명하는 것(법 제49조제1항제13호)

출제
유형
문제

**02** 다음 중 감염병을 예방하기 위해 청소나 소독을 실시하거나 구제조치를 해야 하는 사람은?

① 보건소장
② 검역소장
③ 의료기관장
④ 보건복지부장관
❺ 특별자치도지사 또는 시장·군수·구청장

해설
소독 의무(법 제51조)
① 특별자치도지사 또는 시장·군수·구청장은 감염병을 예방하기 위하여 청소나 소독을 실시하거나 쥐, 위생해충 등의 구제조치(이하 "소독"이라 한다)를 하여야 한다. 이 경우 소독은 사람의 건강과 자연에 유해한 영향을 최소화하여 안전하게 실시하여야 한다.

# 제 8 장

# 예방접종 등에 따른 피해의 국가보상

## 대상(법 제71조제1항)

필수예방접종이나 임시예방접종을 받은 사람 또는 생물테러감염병이나 그 밖의 감염병의 대유행이 우려되어 생산된 예방·치료 의약품을 투여 받은 사람이 그 예방접종 또는 예방·치료 의약품으로 인하여 질병에 걸리거나 장애인이 되거나 사망하였을 때

## 보상 내용(법 제71조제1항 각 호)

1. 질병으로 진료를 받은 사람 : 진료비 전액 및 정액 간병비
2. 장애인이 된 사람 : 일시보상금
3. 사망한 사람 : 대통령령으로 정하는 유족에 대한 일시보상금 및 장제비

## 보상 조건(법 제71조제2항)

보상받을 수 있는 질병, 장애 또는 사망은 예방접종약품의 이상이나 예방접종 행위자 및 예방·치료 의약품 투여자 등의 과실 유무에 관계없이 해당 예방접종 또는 예방·치료 의약품을 투여받은 것으로 인하여 발생한 피해로서 질병관리청장이 인정하는 경우로 한다.

## 보상 해당 결정 시기(법 제71조제3항)

질병관리청장은 보상청구가 있은 날부터 **120일 이내에** 제2항에 따른 질병, 장애 또는 사망에 해당하는지를 결정하여야 한다. 이 경우 미리 위원회의 의견을 들어야 한다.

**01** 예방접종으로 인한 피해가 발생하여 국가가 그 보상을 실시할 때 보상 내용으로 옳지 않은 것은?

① 진료비

② 장제비

❸ 장애연금

④ 정액 간병비

⑤ 일시보상금

해설

예방접종 등에 따른 피해와 국가보상(법 제71조)

① 국가는 제24조 및 제25조에 따라 예방접종을 받은 사람 또는 제40조제2항에 따라 생산된 예방ㆍ치료 의약품을 투여받은 사람이 그 예방접종 또는 예방ㆍ치료 의약품으로 인하여 질병에 걸리거나 장애인이 되거나 사망하였을 때에는 대통령령으로 정하는 기준과 절차에 따라 다음 각 호의 구분에 따른 보상을 하여야 한다.

1. 질병으로 진료를 받은 사람 : 진료비 전액 및 정액 간병비

2. 장애인이 된 사람 : 일시보상금

3. 사망한 사람 : 대통령령으로 정하는 유족에 대한 일시보상금 및 장제비

PART

3

검역법

간호사 국가고시

# 보건의약관계법규

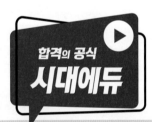

# 제 1 장

# 총 칙

## 목적(법 제1조)

우리나라로 들어오거나 외국으로 나가는 **사람, 운송수단 및 화물을 검역(檢疫)하는 절차와 감염병을 예방하기 위한 조치에 관한 사항**을 규정하여 국내외로 **감염병이 번지는 것을 방지함으로써 국민의 건강을 유지·보호하는 것을 목적**으로 한다.

## 정의(법 제2조)

1. 검역감염병
   가. 콜레라
   나. 페스트
   다. 황 열
   라. 중증 급성호흡기 증후군(SARS)
   마. 동물인플루엔자 인체감염증
   바. 신종인플루엔자
   사. 중동 호흡기 증후군(MERS)
   아. 에볼라바이러스병
   자. 가목에서 아목까지의 것 외의 감염병으로서 외국에서 발생하여 국내로 들어올 우려가 있거나 우리나라에서 발생하여 외국으로 번질 우려가 있어 질병관리청장이 긴급 검역조치가 필요하다고 인정하여 고시하는 감염병

2. 운송수단 : 선박, 항공기, 열차 또는 자동차를 말한다.

2의2. 운송수단의 장 : 운송수단을 운행·조종하는 사람이나 운행·조종의 책임자 또는 운송수단의 소유자를 말한다.

3. 검역감염병 환자 : 검역감염병 병원체가 인체에 침입하여 증상을 나타내는 사람으로서 의사, 치과의사 또는 한의사의 진단 및 검사를 통하여 확인된 사람을 말한다.

4. 검역감염병 의사환자 : 검역감염병 병원체가 인체에 침입한 것으로 의심되나 검역감염병 환자로 확인되기 전 단계에 있는 사람을 말한다.

5. 검역감염병 접촉자 : 검역감염병 환자, 검역감염병 의사환자 및 병원체 보유자(이하 "검역감염병 환자 등"이라 한다)와 접촉하거나 접촉이 의심되는 사람을 말한다.

6. 감염병 매개체 : 공중보건에 위해한 감염성 병원체를 전파할 수 있는 설치류나 해충으로서 보건복지부령으로 정하는 것을 말한다.

안심Touch

7. 검역관리지역 : 검역감염병이 유행하거나 유행할 우려가 있어 국내로 유입될 가능성이 있는 지역으로서 제5조에 따라 지정된 지역을 말한다.

8. 중점검역관리지역 : 검역관리지역 중 유행하거나 유행할 우려가 있는 검역감염병이 치명적이고 감염력이 높아 집중적인 검역이 필요한 지역으로서 제5조에 따라 지정된 지역을 말한다.

## 감염관리 기본계획의 수립 · 시행 등(법 제4조의2)

① 질병관리청장은 검역전문위원회(「감염병의 예방 및 관리에 관한 법률」 제9조 및 제10조제3항에 따라 감염병관리위원회에 설치한 검역 분야 전문위원회를 말한다. 이하 같다)의 심의를 거쳐 **검역관리 기본계획**(이하 "기본계획"이라 한다)을 **5년마다 수립 · 시행**하여야 한다.

② 기본계획은 다음 각 호의 사항을 포함하여야 한다.

   1. 검역 기본목표와 추진방향
   2. 검역 사업계획과 추진방법
   3. 검역 통계 및 정보의 관리 방안
   4. 검역공무원의 교육과 역량강화 방안
   5. 그 밖에 검역관리에 필요한 사항

③ 검역소장은 제1항의 기본계획에 따라 소관별로 연도별 시행계획을 수립 · 시행하여야 한다.

④ 질병관리청장과 검역소장은 기본계획이나 시행계획의 수립 · 시행에 필요한 자료의 제공을 관계 행정기관 또는 단체에 요청할 수 있다.

⑤ 제4항에 따라 요청받은 관계 행정기관 또는 단체는 특별한 사유가 없으면 이에 따라야 한다.

## 검역조사의 대상 등(법 제6조)

① 검역조사를 받아야 하는 경우

   1. 우리나라로 들어오거나 외국으로 나가는 승객, 승무원 등 모든 사람(이하 "출입국자"라 한다), 운송수단 및 보건복지부령으로 정하는 화물
   2. 범죄의 예방, 수사 업무나 피의자 체포 업무 수행 등 대통령령으로 정하는 사유로 제1호에 해당하는 운송수단과 접촉한 사람과 운송수단 및 화물

② 검역조사를 받지 아니한 운송수단과 사람 및 화물은 검역 절차가 끝나기 전에는 우리나라로 들어오거나 외국으로 나갈 수 없다.

③ 검역감염병 환자 등과 사망자가 없는 운송수단으로서 다음 각 호의 어느 하나에 해당하는 운송수단은 대통령령으로 정하는 바에 따라 검역조사의 전부 또는 일부를 생략할 수 있다.

   1. 외국으로 나가는 운송수단으로서 질병관리청장이 우리나라에서 검역감염병이 발생하여 국외로 번질 우려가 없다고 인정하는 운송수단(출입국자 및 화물을 포함한다)
   2. 연료나 자재 및 생활필수품 등을 공급받을 목적으로 우리나라에 일시 머무르는 운송수단 중 보건복지부령으로 정하는 운송수단

> **검역조사의 생략 등(시행규칙 제3조)**
> ① "보건복지부령으로 정하는 운송수단"이란 다음 각 호의 어느 하나의 사유로 우리나라에 일시 머무르는 운송수단을 말한다.
>   1. 급유 또는 급수를 위한 경우
>   2. 운행에 필요한 물품을 공급받기 위한 경우
>   3. 도착 또는 출발 증명서를 받기 위한 경우
>   4. 운송수단을 수리하기 위한 경우
>   5. 태풍 등 기상악화의 경우
> ② 검역조사 생략 신청서는 별지 제1호서식과 같다. 다만, 선박의 경우에는 별지 제2호서식의 외항선 입항·출항 통보서로 갈음할 수 있다.

3. 군용(軍用) 운송수단으로서 해당 운송수단의 장이 운송수단 안에 검역감염병 환자 등과 감염병 매개체가 없다는 사실을 통보한 군용 운송수단
4. 통일부장관이 요청하는 운송수단(이 경우 검역조사 또는 그 절차의 일부를 생략할 수 있다)
5. 관계 중앙행정기관의 장이 검역조사의 생략을 요청하는 운송수단으로서 질병관리청장이 인정하는 운송수단

# 출제유형문제 ➕ 최다빈출문제

**01** 검역법의 제정 목적으로 옳지 않은 것은?

**❶** 국내 감염병 감염자를 관리하기 위해
② 국내·외로 감염병이 번지는 것을 막기 위해
③ 우리나라에 들어오는 선박에 대한 검역절차를 규정하기 위해
④ 우리나라에서 나가는 항공기 화물에 대한 예방조치에 관한 사항을 규정하기 위해
⑤ 우리나라로 들어오는 사람에 대한 검역절차와 예방조치에 관한 사항을 규정하기 위해

**해설**
목적(법 제1조)
이 법은 우리나라로 들어오거나 외국으로 나가는 사람, 운송수단 및 화물을 검역(檢疫)하는 절차와 감염병을 예방하기 위한 조치에 관한 사항을 규정하여 국내외로 감염병이 번지는 것을 방지함으로써 국민의 건강을 유지·보호하는 것을 목적으로 한다.

**02** 다음 중 검역감염병에 해당하는 것은?

① 탄 저
② 홍 역
③ 세균성이질
④ 유행성이하선염
**❺** 동물인플루엔자 인체감염증

**해설**
정의(법 제2조)
1. "검역감염병"이란 다음 각 목의 어느 하나에 해당하는 것을 말한다.
   가. 콜레라
   나. 페스트
   다. 황 열
   라. 중증 급성호흡기 증후군(SARS)
   마. 동물인플루엔자 인체감염증
   바. 신종인플루엔자
   사. 중동 호흡기 증후군(MERS)
   아. 에볼라바이러스병
   자. 가목에서 아목까지의 것 외의 감염병으로서 외국에서 발생하여 국내로 들어올 우려가 있거나 우리나라에서 발생하여 외국으로 번질 우려가 있어 질병관리청장이 긴급 검역조치가 필요하다고 인정하여 고시하는 감염병

# 제2장

# 검역의 시행

## 검역 통보(법 제9조)

① 검역조사의 대상이 되는 **운송수단의 장**은 해당 운송수단이 검역 장소에 접근하였을 때에는 해당 검역 장소를 관할하는 검역소장에게 검역감염병 환자 등의 유무와 위생 상태 등 보건복지부령으로 정하는 사항을 보건복지부령으로 정하는 바에 따라 통보하여야 한다. 다만, 운송수단이 긴급한 위난을 피하기 위하여 부득이하게 검역 장소가 아닌 곳에 도착한 경우에는 그 **도착장소와 가장 가까운 검역구역을 관할하는 검역소장에게 통보**하여야 한다.

② 통보를 받은 검역소장은 운송수단의 장에게 검역감염병 환자 등에 대한 조치 등 필요한 조치를 하도록 지시할 수 있으며, 지시를 받은 운송수단의 장은 그 지시에 따라야 한다.

③ 나포(拿捕), 귀순 및 조난 등으로 들어오는 경우에는 조사 관련 기관의 장이 통보할 수 있다.

④ 운송수단의 장 또는 조사 관련 기관의 장은 제1항 및 제3항에 따른 통보 이후 변경사항이 발생하면 즉시 그 내용을 **검역소장**에게 알려야 한다.

⑤ 통보 방법 및 절차 등에 관하여 필요한 사항은 보건복지부령으로 정한다.

## 검역 장소(법 제10조)

① **질병관리청장은 관계 중앙행정기관의 장과 협의하여 검역 장소**를 정한다.

② 검역을 받으려는 출입국자 및 운송수단은 검역 장소에 도착하여 검역조사를 받아야 한다. 다만, 검역 장소에서 검역조사를 받기 어렵거나 검역조사가 완료되기 어려운 경우 **보건복지부령으로 정하는 검역구역**에서 검역조사를 받을 수 있다.

③ 다음 각 호의 어느 하나에 해당하는 경우는 검역소장이 정하는 장소에서 검역조사를 받을 수 있다.
  1. **나포, 귀순, 조난 및 응급환자 발생 등 부득이한 경우**
  2. **날씨나 그 밖의 부득이한 사유로 보건복지부령으로 정하는 경우**

---

**검역 장소 등(시행규칙 제5조)**

① 법 제10조제1항에 따른 검역 장소는 별표 1과 같다.

② 법 제10조제2항 단서에서 "보건복지부령으로 정하는 검역구역"이란 「질병관리청과 그 소속기관 직제 시행규칙」 제23조제5항에 따른 검역구역을 말한다.

③ 법 제10조제3항제2호에서 "보건복지부령으로 정하는 경우"란 다음 각 호의 경우를 말한다.
  1. 날씨가 나빠 검역 장소에서 검역을 하기 어려운 경우
  2. 조수(潮水) 간만(干滿)의 차 또는 파고(波高)로 검역 장소에서 검역을 하기 어려운 경우
  3. 운송수단이 고장 등으로 검역 장소에 정박·착륙 또는 도착할 수 없는 경우

---

안심Touch

> 4. 검역관이 검역 장소로 이동할 수단이 없어 검역 장소에서 검역을 하기 어려운 경우
> 5. 삭 제
> 6. 삭 제
> 7. 화물의 긴급 하역(荷役) 등 선박이 도착하는 즉시 신속한 검역이 필요한 경우
> 8. 그 밖에 제1호부터 제7호까지의 경우에 준하는 부득이한 사유가 있다고 검역소장이 인정하는 경우
> ④ 법 제12조제2항에 따라 검역조사를 받아야 하는 장소는 「남북교류협력에 관한 법률」 제2조제1호에 따른 출입장소로 한다.

## 검역 시각(법 제11조)

① 검역소장은 검역조사의 대상이 검역 장소에 도착하는 즉시 검역조사를 하여야 한다. 다만, 즉시 검역조사를 하지 못하는 보건복지부령으로 정하는 부득이한 사유가 있는 경우에는 검역 장소에 대기하거나 격리할 것을 조건으로 승객, 승무원 및 화물을 내리게 할 수 있다.

② 외국으로 나가는 운송수단의 장은 검역소장에게 출발 예정 시각을 통보하여야 한다.

③ **검역소장**은 통보받은 출발 예정 시각 전에 검역조사를 마쳐야 한다.

## 검역조사(법 제12조)

① 검역소장은 다음 각 호의 사항에 대하여 검역조사를 한다. 다만, 자동차의 경우에는 제2호 외의 사항을 생략할 수 있다.

> 1. **운송수단 및 화물의 보건·위생 상태에 대한 경과(經過)와 현황**
> 2. **출입국자의 검역감염병 감염·위험요인 여부 및 예방관리에 관한 사항**
> 3. **운송수단의 식품 보관 상태**
> 4. **감염병 매개체의 서식 유무와 번식 상태**

② 육로를 통하여 들어오는 출입국자는 출입하기 전에 검역구역이나 보건복지부령으로 정하는 장소에서 검역조사를 받아야 한다.

③ 검역소장은 제1항에 따른 검역조사를 하기 위하여 출입국자와 운송수단의 장에게 필요한 서류를 제출하거나 제시하도록 요구할 수 있으며, 필요한 사항을 질문하거나 검사·조사할 수 있다.

④ 검역소장은 검역업무를 신속하고 정확하게 수행하기 위하여 정보화기기, 영상정보처리기기, 전자감지기 등 장비를 활용할 수 있다.

⑤ 제1항부터 제4항까지의 규정에 따른 검역조사의 방법과 절차 등에 관하여 필요한 사항은 보건복지부령으로 정한다.

## 신고의무 및 조치 등(법 제12조의2)

① 다음 각 호의 어느 하나에 해당하는 사람은 해당 검역관리지역 또는 중점검역관리지역을 출발한 후 검역감염병의 최대 잠복기간이 경과하지 아니한 경우 그 사실을 보건복지부령으로 정하는 바에 따라 검역소장에게 건강 상태 등을 신고하여야 한다.

　　1. 검역관리지역에 체류하거나 그 지역을 경유하여 국내에 입국하는 사람 중 검역감염병을 의심할 수 있는 증상이 있는 사람

　　2. 중점검역관리지역에 체류하거나 그 지역을 경유하여 국내에 입국하는 사람

② 질병관리청장은 제1항 각 호의 어느 하나에 해당하는 사람이 건강 상태 등을 신고할 수 있도록 공항, 항만 및 육로의 입국장 등 보건복지부령으로 정하는 장소에 **해외감염병신고센터**를 설치하여야 한다.

> **해외감염병신고센터의 설치 · 운영 등(시행규칙 제6조의3)**
>
> ① 검역소장은 법 제12조의2제2항에 따라 해당 검역소의 규모, 검역 장소, 검역 대상 등을 고려하여 다음 각 호의 어느 하나에 해당하는에 해외감염병신고센터를 설치해야 한다.
>
> 　1. 공항, 항만 및 육로의 입국장 또는 출국장
>
> 　2. 그 밖에 관할 검역구역의 특성 및 출입국자의 접근성 등을 고려하여 검역소장이 적절하다고 인정하는 장소
>
> ② 법 제12조의2제2항에 따른 해외감염병신고센터는 해외 감염병 발생정보 및 감염병 예방정보 제공 등의 업무를 수행할 수 있다.
>
> ③ 제1항 및 제2항에서 규정한 사항 외에 법 제12조의2제2항에 따른 해외감염병신고센터의 설치 및 운영에 필요한 사항은 질병관리청장이 정한다.
>
> ④ 법 제12조의2제3항제5호에서 "보건복지부령으로 정하는 조치"란 검역관리지역 등에서 접촉한 사람 및 동물 · 식물에 대한 정보의 요구를 말한다.

③ 검역소장은 검역감염병의 전파가 우려될 경우에는 신고하는 사람에게 다음 각 호의 조치를 할 수 있다.

　　1. 여행지역과 시기에 관한 정보의 요구

　　2. 검역감염병 관련 건강 상태에 관한 정보의 요구

　　3. 예방접종을 증명할 수 있는 서류의 요구

　　4. 검역감염병의 감염 여부를 파악하기 위한 검사 또는 검진

　　5. 그 밖에 검역감염병의 전파를 방지하기 위하여 필요한 조치로서 보건복지부령으로 정하는 조치

④ 검역감염병이 국내에서 발생하여 외국으로 전파될 위험이 있는 경우, 외국으로 나가는 사람 중 검역감염병을 의심할 수 있는 증상이 있는 사람은 제2항에 따른 해외감염병신고센터에 건강 상태 등을 신고하여야 한다. 이 경우, 검역소장은 건강 상태 등을 신고한 자에 대하여 제3항 각 호의 조치를 실시할 수 있다.

⑤ 신고 절차 · 방법 및 해외감염병신고센터 설치 · 운영 등에 필요한 사항은 보건복지부령으로 정한다.

## 항공기 검역조사(법 제12조의3)

① 항공기 검역조사를 받으려는 운송수단의 장은 보건복지부령으로 정하는 바에 따라 검역조사에 필요한 서류를 검역소장에게 제출하여야 한다.

② 검역소장은 제1항에 따라 제출한 서류를 심사하여 검역감염병이 국내에 전파될 우려가 없다고 판단한

경우에는 서류 심사로 검역조사를 할 수 있다. 다만, 검역감염병의 전파 위험이 큰 경우 등 보건복지부령으로 정하는 경우에는 탑승하여 검역조사를 하여야 한다.

③ 서류 제출 및 본문에 따른 서류 심사에 의한 검역조사는 전산시스템을 이용하여 처리할 수 있다.

④ 제출한 서류 정보가 사실과 다른 것으로 확인된 경우에는 보건복지부령으로 정하는 바에 따라 재검역 등 필요한 조치를 하여야 한다.

## 선박 검역조사(법 제12조의4)

① 선박 검역조사를 받으려는 운송수단의 장은 보건복지부령으로 정하는 바에 따라 검역조사에 필요한 서류를 검역소장에게 제출하여야 한다. 이 경우 **운송수단의 장은 검역 장소에 도착하여 선박에 노란색 기(旗)를 달거나 노란색 전조등을 켜는 등 검역 표시**를 하여야 한다.

② 검역소장은 운송수단의 장에게 서류의 제출을 요구할 때에는 「해운법」에 따라 등록한 해운대리점의 대표자로 하여금 운송수단이 도착하기 전까지 관련 서류를 제출하거나 제시하도록 요구할 수 있다.

③ 검역소장은 제출한 서류를 심사하여 검역감염병이 국내에 전파될 우려가 없다고 판단한 경우에는 서류 심사로 검역조사를 할 수 있다. 다만, 검역감염병의 전파 위험이 큰 경우 등 보건복지부령으로 정하는 경우에는 승선하여 검역조사를 하여야 한다.

④ 서류 제출 및 서류 심사에 의한 검역조사는 전산시스템을 이용하여 처리할 수 있다.

⑤ 검역소장은 제출한 서류의 사실 확인 및 보건위생관리를 위하여 보건복지부령으로 정하는 바에 따라 대상 선박을 선정하여 검역조사 이후에 **보건위생조사**를 실시할 수 있다.

⑥ 제출한 서류정보가 사실과 다른 것으로 확인된 경우에는 보건복지부령으로 정하는 바에 따라 재검역 등 필요한 조치를 하여야 한다.

## 육로 검역조사(법 제12조의5)

① 육로를 통하여 들어오는 출입국자 및 운송수단은 보건복지부령으로 정하는 바에 따라 **검역조사**를 받아야 한다.

② **질병관리청장**은 육로를 통하여 들어오는 출입국자 및 운송수단에 대하여 통일부장관이 「남북교류협력에 관한 법률」에 따른 협의를 요청할 때에는 보건복지부령으로 정하는 바에 따라 검역통보 절차의 일부를 생략할 수 있다.

## 검역 전의 승선 · 탑승(법 제13조)

① 검역조사를 받아야 할 운송수단에 검역조사가 완료되어 **검역증이 발급되기 전에는 검역공무원이 아닌 사람은 승선하거나 탑승할 수 없다.** 다만, 미리 보건복지부령으로 정하는 바에 따라 검역소장의 허가를 받은 경우에는 그러하지 아니한다.

② 검역소장의 허가를 받지 아니하고 승선하거나 탑승한 사람은 검역조사를 받아야 하며, 검역소장의 허가를 받아 승선하거나 탑승한 사람이 **검역감염병 증상이 있거나 검역감염병 환자 등과 접촉한 경우 즉시 검역소장에게 신고**를 하여야 한다.

③ 검역소장은 제2항에 따른 신고를 받은 경우 신고한 자에 대해 즉시 검역조사를 실시하여야 한다.

④ 검역조사의 방법은 보건복지부령으로 정한다.


## 검역조치(법 제15조)

① 질병관리청장은 검역감염병 유입과 전파를 차단하기 위하여 검역감염병에 감염되었거나 감염된 것으로 의심되는 사람, 검역감염병 병원체에 오염되었거나 오염된 것으로 의심되거나 감염병 매개체가 서식하는 것으로 의심되는 운송수단이나 화물에 대하여 다음 각 호의 전부 또는 일부의 조치를 할 수 있다.

1. **검역감염병 환자 등을 감시하거나 격리시키는 것**
2. **검역감염병 접촉자 또는 보건복지부령으로 정하는 검역감염병 위험요인에 노출된 사람(이하 "검역감염병 위험요인에 노출된 사람"이라 한다)을 감시하거나 격리시키는 것**
3. **검역감염병 병원체에 오염되었거나 오염된 것으로 의심되는 화물을 소독 또는 폐기하거나 옮기지 못하게 하는 것**
4. **검역감염병 병원체에 오염되었거나 오염된 것으로 의심되는 곳을 소독하거나 사용을 금지 또는 제한하는 것**
4의2. **검역감염병 병원체 오염 여부를 확인할 필요가 있다고 인정되는 운송수단 및 화물을 검사하는 것**
5. **감염병 매개체가 서식하거나 서식하는 것으로 의심되는 운송수단과 화물을 소독하고 감염병 매개체를 없애도록 운송수단의 장이나 화물의 소유자 또는 관리자에게 명하는 것**
6. **검역감염병의 감염 여부를 확인할 필요가 있다고 인정되는 사람을 진찰하거나 검사하는 것**
7. **검역감염병의 예방이 필요한 사람에게 예방접종을 하는 것**

② 명령을 받은 운송수단의 장이나 화물의 소유자 또는 관리자는 보건복지부령으로 정하는 자격이 있는 자에게 소독 등의 업무를 대신하게 하고 그 결과를 검역소장에게 제출하여 검역소장의 확인을 받아야 한다.

③ 질병관리청장이 제1항에 따른 적절한 조치를 시행할 수 없는 경우에는 운송수단의 장에게 그 이유를 알리고 회항 또는 지정하는 장소로 이동할 것을 지시할 수 있다. 이 경우 해당 운송수단의 장은 그 지시에 따라야 한다.

④ 질병관리청장은 검역조치를 할 때에 필요한 경우 대통령령으로 정하는 바에 따라 관계 기관에 협조를 요청할 수 있으며, 그 요청을 받은 관계 기관의 장은 부득이한 사유가 없으면 협조하여야 한다.

**01** 운송수단 장이 검역 장소 접근 시 검역감염병 환자의 유무를 통보해야 하는 대상자는?

① 보건소장
❷ 검역소장
③ 시·도지사
④ 보건복지부장관
⑤ 시장·군수·구청장

**해설**
검역 통보(법 제9조)
① 검역조사의 대상이 되는 운송수단의 장은 해당 운송수단이 검역 장소에 접근하였을 때에는 해당 검역 장소를 관할하는 검역소장에게 검역감염병 환자 등의 유무와 위생 상태 등 보건복지부령으로 정하는 사항을 보건복지부령으로 정하는 바에 따라 통보하여야 한다. 다만, 운송수단이 긴급한 위난을 피하기 위하여 부득이하게 검역 장소가 아닌 곳에 도착한 경우에는 그 도착장소와 가장 가까운 검역구역을 관할하는 검역소장에게 통보하여야 한다.

**02** 검역을 받으려는 운송수단이 검역 장소에서 지켜야 할 사항은?

❶ 국외로 나가는 운송수단은 검역 장소에서 검역조사를 받아야 한다.
② 검역항에 들어가 검역을 받으려는 선박은 흰색 기를 달고 닻을 올린 후 검역을 받아야 한다.
③ 오염지역에서 온 선박은 보건복지부령에 따라 검역 장소가 아닌 곳에서 검역을 받을 수 있다.
④ 날씨 등의 사유로 검역 장소에 착륙 또는 도착할 수 없다면 날씨가 좋아질 때까지 대기하여야 한다.
⑤ 검역 장소에 도착하여 검역을 받으려는 항공기는 검역 장소에 착륙하거나 도착하기 전 무전으로 검역조사를 받을 수 있다.

**해설**
검역 장소(법 제10조)
① 질병관리청장은 관계 중앙행정기관의 장과 협의하여 검역 장소를 정한다.
② 검역을 받으려는 출입국자 및 운송수단은 검역 장소에 도착하여 검역조사를 받아야 한다. 다만, 검역 장소에서 검역조사를 받기 어렵거나 검역조사가 완료되기 어려운 경우 보건복지부령으로 정하는 검역구역에서 검역조사를 받을 수 있다.
③ 제2항에도 불구하고 다음 각 호의 어느 하나에 해당하는 경우는 검역소장이 정하는 장소에서 검역조사를 받을 수 있다.
　1. 나포, 귀순, 조난 및 응급환자 발생 등 부득이한 경우
　2. 날씨나 그 밖의 부득이한 사유로 보건복지부령으로 정하는 경우

**03** 즉시 검역조사를 하지 않아도 되는 경우는?

① 오후 5시에 인천공항에 착륙한 항공기
② 선박 안에 호흡곤란 응급환자가 발생한 경우
③ 선박의 화물을 긴급하게 하역할 필요가 있는 경우
❹ 보건복지부령으로 정하는 부득이한 사유가 있는 경우
⑤ 선박 내 인명사고 등 긴급한 상황이 발생한 경우

**해설**

**검역 시각(법 제11조)**
① 검역소장은 검역조사의 대상이 검역 장소에 도착하는 즉시 검역조사를 하여야 한다. 다만, 즉시 검역조사를 하지 못하는 보건복지부령으로 정하는 부득이한 사유가 있는 경우에는 검역 장소에 대기하거나 격리할 것을 조건으로 승객, 승무원 및 화물을 내리게 할 수 있다.

**04** 검역법에 명시된 검역조사 사항으로 옳은 것은?

① 운송수단의 노후상태          ② 승객 및 승무원의 연령
③ 운송수단의 경제적 가치       ❹ 운송수단의 위생 상태에 대한 경과
⑤ 검역관의 검역감염병 예방접종 현황

**해설**

**검역조사(법 제12조)**
① 검역소장은 다음 각 호의 사항에 대하여 검역조사를 한다. 다만, 자동차의 경우에는 제2호 외의 사항을 생략할 수 있다.
  1. 운송수단 및 화물의 보건·위생 상태에 대한 경과(經過)와 현황
  2. 출입국자의 검역감염병 감염·위험요인 여부 및 예방관리에 관한 사항
  3. 운송수단의 식품 보관 상태
  4. 감염병 매개체의 서식 유무와 번식 상태

**05** 검역증이 교부되기 전에 승선 또는 탑승할 수 있는 자는?

① 도선사                      ❷ 검역관
③ 승무원                      ④ 정비사
⑤ 검역관의 허가를 받은 자

**해설**

**검역 전의 승선·탑승(법 제13조)**
① 검역조사를 받아야 할 운송수단에 검역조사가 완료되어 검역증이 발급되기 전에는 제30조에 따른 검역공무원이 아닌 사람은 승선하거나 탑승할 수 없다. 다만, 미리 보건복지부령으로 정하는 바에 따라 검역소장의 허가를 받은 경우에는 그러하지 아니한다.
② 검역소장의 허가를 받지 아니하고 승선하거나 탑승한 사람은 검역조사를 받아야 하며, 제1항 단서에 따라 검역소장의 허가를 받아 승선하거나 탑승한 사람이 검역감염병 증상이 있거나 검역감염병 환자 등과 접촉한 경우 즉시 검역소장에게 신고를 하여야 한다.

# 제 3 장

# 격리, 감시 및 증명서 발급

## 검역감염병 환자 등의 격리(법 제16조)

① **질병관리청장**은 검역감염병 환자 등을 다음 각 호의 어느 하나에 해당하는 시설에 격리한다. 다만, 사람 간 전파가능성이 낮은 경우 등 질병관리청장이 정하는 경우는 격리 대상에서 제외할 수 있다.

1. 검역소에서 관리하는 격리시설로서 질병관리청장이 지정한 시설

2. 감염병관리기관, 격리소·요양소 또는 진료소

3. 자가(自家)

4. 감염병전문병원

5. 국내에 거주지가 없는 경우 질병관리청장이 지정하는 시설 또는 장소

② **질병관리청장**은 검역감염병 환자 등이 많이 발생하여 제1항에 따른 격리시설이나 감염병관리기관 등이 부족한 경우에는 보건복지부령으로 정하는 바에 따라 임시 격리시설을 설치·운영할 수 있다.

> ### 임시 격리시설의 설치·운영 등(시행규칙 제14조)
> 법 제16조제2항에 따라 질병대응센터장은 다음 각 호의 시설에 임시 격리시설을 설치·운영할 수 있다.
> 1. 검역소 내의 별도로 구획된 시설
> 2. 검역감염병 환자등이 발생한 운송수단
> 3. 국제공항 및 국제여객터미널 등 검역구역 내에 관계 행정기관의 장과 협의하여 지정하는 시설
> 4. 간이 진료시설 설치와 격리가 가능한 숙박시설로서 관계 행정기관의 장 및 특별시장·광역시장·특별자치 시장·도지사·특별자치도지사 또는 시장·군수·구청장(자치구의 구청장을 말한다) 등과 협의하여 지정 하는 시설

③ 질병관리청장은 제1항에 따른 격리조치(이송을 포함한다)를 할 때에 필요하면 특별시장·광역시장·특별 자치시장·도지사·특별자치도지사(이하 "시·도지사"라 한다) 또는 시장·군수·구청장(자치구의 구청 장을 말한다. 이하 같다)에게 협조를 요청할 수 있다. 이 경우 시·도지사 또는 시장·군수·구청장은 특별한 사유가 없으면 협조하여야 한다.

④ 검역감염병 환자 등의 격리 기간은 검역감염병 환자 등의 **감염력이 없어질 때까지**로 하고, **격리기간이 지나면 즉시 해제**하여야 한다.

⑤ 격리 기간 동안 격리된 사람은 **검역소장**의 허가를 받지 아니하고는 다른 사람과 접촉할 수 없다.

⑥ 검역소장은 검역감염병 환자 등을 격리하였을 때에는 보건복지부령으로 정하는 바에 따라 격리 사실을 격리 대상자 및 격리 대상자의 가족, 보호자 또는 격리 대상자가 지정한 사람에게 알려야 한다.

## 검역감염병 접촉자에 대한 감시 등(법 제17조)

① **질병관리청장**은 검역감염병 접촉자 또는 검역감염병 위험요인에 노출된 사람이 입국 후 거주하거나 체류하는 지역의 특별자치도지사·시장·군수·구청장에게 건강 상태를 감시하거나 격리시킬 것을 요청할수 있다.

② 특별자치도지사·시장·군수·구청장은 감시하는 동안 검역감염병 접촉자 또는 검역감염병 위험요인에 노출된 사람이 검역감염병 환자 등으로 확인된 경우에는 지체 없이 격리 등 필요한 조치를 하고 즉시그 사실을 **질병관리청장**에게 보고하여야 한다.

③ 감시 또는 격리 기간은 보건복지부령으로 정하는 해당 검역감염병의 **최대 잠복기간을 초과할 수 없다.**

---

**검역감염병의 최대 잠복기간(시행규칙 제14조의3)**

법 제17조제3항에 따른 검역감염병의 최대 잠복기간은 다음 각 호의 구분에 따른다.

1. 콜레라 : 5일
2. 페스트 : 6일
3. 황열 : 6일
4. 중증 급성호흡기 증후군(SARS) : 10일
5. 동물인플루엔자 인체감염증 : 10일
6. 중동 호흡기 증후군(MERS) : 14일
7. 에볼라바이러스병 : 21일
8. 신종인플루엔자 및 외국에서 발생하여 국내로 들어올 우려가 있거나 우리나라에서 발생하여 외국으로 번질우려가 있어 질병관리청장이 긴급 검역조치가 필요하다고 인정하여 고시하는 감염병에 해당하는 검역감염병 : 검역전문위원회에서 정하는 최대 잠복기간

---

## 격리시설 등에서 물품 반출의 금지(법 제18조)

격리시설과 임시 격리시설에서 사용하거나 보관 중인 물품은 검역소장의 허락을 받지 아니하고 반출하여서는아니 된다.

## 오염운송수단 등의 이동금지 등의 조치(법 제19조)

① **질병관리청장**은 검역감염병에 감염되었거나 감염이 의심되는 승객, 승무원 및 도보출입자, 검역감염병병원체에 오염되었거나 오염이 의심되는 운송수단 및 화물(이하 이 조에서 "오염운송수단 등"이라 한다)에 대하여는 검역소장이 지정하는 장소에서 검역감염병 유무에 관한 검사, 소독 및 물건의 폐기 등의 조치가끝날 때까지 보건복지부령으로 정하는 바에 따라 이동금지 등의 조치를 할 수 있다. 이 경우 검역소장의허가를 받지 아니하고는 오염운송수단 등에 접촉하거나 탑승할 수 없다.

② **검역소장**은 오염운송수단 등에 대한 조치를 하여 검역감염병이 국내로 번질 우려가 없다고 인정되면그 이동금지 등의 조치를 해제하여야 한다. 이 경우 이동금지 등의 조치를 해제하기 위한 인정 기준은보건복지부령으로 정한다.

## 검역감염병 외의 감염병에 대한 예방조치(법 제20조)

검역소장은 검역조사에서 다음 각 호를 발견한 경우에는 보건복지부령으로 정하는 바에 따라 진찰, 검사, 소독 및 그 밖에 필요한 예방조치를 할 수 있다.

1. **검역감염병 외의 감염병 환자**
2. **검역감염병 외의 감염병 의사환자**
3. **검역감염병 외의 감염병으로 죽은 사람의 시체**
4. **검역감염병 외의 감염병 병원체에 오염되었거나 오염되었을 가능성이 있는 운송수단**

## 검역증(법 제22조)

검역소장은 검역조사 결과 출입국자, 운송수단 또는 화물에 의하여 검역감염병이 국내외로 번질 우려가 없는 등 이상이 없는 것으로 인정되면 출입국자 또는 운송수단의 장이 요구하는 경우 보건복지부령으로 정하는 바에 따라 검역증을 내주어야 한다.

## 조건부 검역증(법 제23조)

① 검역소장은 검역조사 결과 검역소독 등을 실시할 것을 조건으로 운송수단의 장에게 조건부 검역증을 내줄 수 있다.
② 검역소장은 조건부 검역증을 받은 운송수단의 장이 해당 조건을 이행하였을 때에는 그 운송수단의 장에게 검역증을 내주어야 한다. 이 경우 운송수단의 장은 종전에 발급받은 조건부 검역증을 폐기하여야 한다.
③ 검역소장은 운송수단의 장이 제1항에 따른 조건부 검역증에 제시된 조건을 이행하지 아니하면 이동금지 등의 조치를 할 수 있다.
④ 검역소장은 제1항에 따른 조건부 검역증을 받은 운송수단의 장이 운송수단에 대한 조건을 이행하는 것이 곤란하다고 판단될 경우에는 운송수단의 장에게 그 이유를 밝히고 보건복지부령으로 정하는 바에 따라 검역소장이 지정하는 장소로 이동할 것을 지시할 수 있다. 이 경우 해당 운송수단의 장은 그 지시에 따라야 한다.

## 출입국의 금지 또는 정지 요청(법 제24조)

질병관리청장은 공중보건상 큰 위해를 끼칠 염려가 있다고 인정되는 다음 각 호에 해당하는 사람에 대하여는 **법무부장관**에게 출국 또는 입국의 금지 또는 정지를 요청할 수 있다. 다만, 입국의 금지 또는 정지의 요청은 외국인의 경우에만 해당한다.

1. **검역감염병 환자 등**
2. **검역감염병 접촉자**
3. **검역감염병 위험요인에 노출된 사람**
4. **검역관리지역 등에서 입국하거나 이 지역을 경유하여 입국하는 사람**

## 시체 등의 반입 및 조사(법 제25조)

① 국내로 시체를 반입하려는 자는 검역감염병으로 인한 사망 여부를 확인하기 위하여 보건복지부령으로 정하는 바에 따라 필요한 서류를 제출하거나 제시하여야 한다.

② 검역소장은 검역감염병으로 죽은 사람의 시체, 유골 및 유물로서, 방부처리(防腐處理) 후 불침투성(不浸透性) 관(棺)에 밀봉되어 있지 아니하거나 화장조치(火葬措置)가 되어 있지 아니한 것에 대하여는 국내 반입을 허용하지 아니한다.

③ 운송수단의 운행 중 발생한 시체는 보건복지부령으로 정하는 바에 따라 검역조사를 받아야 한다.

④ 검역소장은 조사 결과 해당 시체의 사인을 확인할 수 없거나 검역감염병에 감염된 것으로 의심되는 시체의 경우에는 검사를 위해 해부를 명할 수 있으며, 필요한 경우 관계기관에 협조를 요청할 수 있다. 이 경우 해부의 방법 및 절차 등에 관하여는 「감염병의 예방 및 관리에 관한 법률」 제20조를 준용하며, **"질병관리청장"은 "검역소장"으로 본다.**

⑤ 검역소장은 검역감염병 환자 등이 사망한 경우나 사망 후 사망한 사람이 검역감염병병원체를 보유하였던 것으로 확인된 경우 검역감염병의 차단과 확산 방지 등을 위하여 필요한 범위에서 그 시신의 장사방법 등을 제한할 수 있다.

## 선박위생 증명서의 발급 등(법 제27조)

① 검역소장은 선장 또는 선박의 소유자가 선박위생 증명서 발급을 신청하면 그 선박에 대하여 검역감염병 병원체의 오염 여부와 감염병 매개체 유무 등에 관한 조사를 하고, 그 결과 해당 선박에 검역감염병 병원체의 오염 의심이 없고 감염병 매개체가 서식하지 아니한 경우에는 6개월간 유효한 선박위생관리 면제증명서를 내준다.

② 검역소장은 조사 결과 해당 선박에 검역감염병 병원체의 오염이 의심되거나 감염병 매개체의 서식이 의심되면 보건복지부령으로 정하는 자격이 있는 자에게 소독을 하게 하거나 감염병 매개체를 없애도록 한 후 6개월간 유효한 선박위생관리 증명서를 내준다.

③ 검역소장은 조치명령을 받아 같은 조에 따라 소독하거나 감염병 매개체를 없앤 선장 또는 선박의 소유자가 명령 이행에 대한 증명서 발급을 신청하면 6개월간 유효한 선박위생관리 증명서를 내준다.

④ 검역소장은 선박이 선적지(船籍地)로 돌아가거나 검역조사 및 검역조치를 이행할 수 없는 특별한 사유가 있는 경우에는 선박위생관리 면제증명서 및 제2항·제3항에 따른 선박위생관리 증명서의 유효기간을 **1개월의 범위**에서 연장할 수 있다.

⑤ 검역소장은 발급된 증명서의 유효기간이 지난 선박이나 그 증명서를 지니지 아니하고 도착한 선박 또는 그 증명서에 재검사가 필요한 것으로 기재되어 있는 선박에 대하여는 검역조사를 하여야 한다.

⑥ 제1항에 따른 조사의 내용 및 선박위생관리 증명서와 선박위생관리 면제증명서의 신청 절차와 발급 방법 등에 관하여 필요한 사항은 보건복지부령으로 정한다.

## 그 밖의 증명서 발급(법 제28조)

① 검역소장은 운송수단의 장이 감염병 매개체 구제증명서(驅除證明書) 발급을 신청하면 해당 운송수단에 대하여 보건복지부령으로 정하는 바에 따라 해당 운송수단의 **감염병 매개체 구제 여부**를 확인하고 그 증명서를 내주어야 한다.

② 검역소장은 물품을 수출하려는 사람이 다음 각 호에 해당하는 증명서의 발급을 신청하면 그에 해당하는 검역감염병에 대한 예방조치를 하거나 하였는지 확인하고 보건복지부령으로 정하는 바에 따라 해당 증명서를 내주어야 한다.

　　1. 물품에 대한 소독증명확인서 : 검역감염병의 유무에 관한 검사, 소독 및 감염병 매개체를 없애는 일

　　2. 물품에 대한 병원체 검사증명서 : 검역감염병 병원체의 유무에 관한 세균·바이러스 검사 실시

③ 질병관리청장은 승객 및 승무원 등 외국으로 나가는 사람이 병원체 검사증명서의 발급을 신청하면 검역감염병 **감염 여부와 검역감염병 병원체의 유무에 관한 검사**를 실시하고 보건복지부령으로 정하는 바에 따라 해당 증명서를 내주어야 한다.

④ 규정에 따른 증명서 외의 증명서의 발급 신청 및 그에 따른 예방조치 내용과 증명서 발급 절차에 관하여 필요한 사항은 보건복지부령으로 정한다.

## 검역구역의 보건위생관리(법 제29조)

① **질병관리청장**은 검역감염병이나 검역감염병 외의 감염병이 유행하거나 유행할 우려가 있다고 인정하면 보건복지부령으로 정하는 바에 따라 검역구역 내 운송수단, 시설, 건물, 물품 및 그 밖의 장소와 그 관계인에 대하여 보건위생관리에 필요한 다음 각 호의 조치를 하거나 필요한 지시를 할 수 있다.

　　1. 검역감염병 및 검역감염병 외의 감염병에 관한 역학조사(疫學調査)

　　2. 살충·살균을 위한 소독과 감염병 매개체를 없애는 일

　　3. 검역감염병 보균자 및 검역감염병 외의 감염병 보균자 색출 검사와 예방접종

　　4. 운송수단에 실리는 식재료, 식품 및 식수검사

　　5. 어패류와 식품을 다루는 사람에 대한 위생지도와 교육·홍보

　　6. 검역구역 안의 감염병 매개체의 서식 분포 등에 대한 조사

　　7. 선박의 균형을 유지하기 위하여 선박에 실은 물에 대한 조사

　　8. 그 밖에 질병관리청장이 검역감염병 및 검역감염병 외의 감염병을 예방하기 위하여 필요하다고 인정하는 사항

② 질병관리청장은 조치와 지시를 할 때에 필요하면 관계 기관이나 관계인에게 협조를 요청할 수 있으며, 그 요청을 받은 관계 기관의 장이나 관계인은 부득이한 사유가 없으면 협조하여야 한다.

**01** 중동호흡기증후군(MERS) 유행지역에서 입국한 검역감염병 의심환자를 격리할 수 있는 곳은?

❶ 입국자의 집

② 검역소 내 일반병동

③ 건강생활지원센터

④ 거주지 인근 일차의료기관

⑤ 거주지 관할 보건소

해설

**검역감염병 환자 등의 격리(법 제16조)**

① 질병관리청장은 제15조제1항제1호에 따라 검역감염병 환자 등을 다음 각 호의 어느 하나에 해당하는 시설에 격리한다. 다만, 사람 간 전파가능성이 낮은 경우 등 질병관리청장이 정하는 경우는 격리 대상에서 제외할 수 있다.

　1. 검역소에서 관리하는 격리시설로서 질병관리청장이 지정한 시설

　2. 「감염병의 예방 및 관리에 관한 법률」 제36조 또는 제37조에 따른 감염병관리기관, 격리소·요양소 또는 진료소

　3. 자가(自家)

　4. 「감염병의 예방 및 관리에 관한 법률」 제8조의2에 따른 감염병전문병원

　5. 국내에 거주지가 없는 경우 질병관리청장이 지정하는 시설 또는 장소

**02** 검역감염병 환자에 대하여 검역소장이 검역소 및 기타의 시설에 환자를 격리하는 기간은?

① 감염병의 잠복기간까지

② 환자발생이 없을 때까지

③ 유행하는 감염병이 모두 퇴치될 때까지

④ 주증상이 없어질 때까지

❺ 감염병 대상자의 감염력이 없어질 때까지

해설

**검역감염병 환자 등의 격리(법 제16조)**

④ 검역감염병 환자 등의 격리 기간은 검역감염병 환자 등의 감염력이 없어질 때까지로 하고, 격리기간이 지나면 즉시 해제하여야 한다.

⑤ 제4항에 따른 격리 기간 동안 격리된 사람은 검역소장의 허가를 받지 아니하고는 다른 사람과 접촉할 수 없다.

⑥ 검역소장은 검역감염병 환자 등을 격리하였을 때에는 보건복지부령으로 정하는 바에 따라 격리 사실을 격리 대상자 및 격리 대상자의 가족, 보호자 또는 격리 대상자가 지정한 사람에게 알려야 한다.

**03** 검역소장이 검역감염병 외의 감염병이 걸린 환자가 발견된 선박에 취할 수 있는 예방조치로 가장 옳은 것은?

❶ 검 사      ② 이 송

③ 관 찰      ④ 채 혈

⑤ 치 료

**해설**

**검역감염병 외의 감염병에 대한 예방조치(법 제20조)**

검역소장은 검역조사에서 다음 각 호를 발견한 경우에는 보건복지부령으로 정하는 바에 따라 진찰, 검사, 소독 및 그 밖에 필요한 예방조치를 할 수 있다.

1. 검역감염병 외의 감염병 환자
2. 검역감염병 외의 감염병 의사환자
3. 검역감염병 외의 감염병으로 죽은 사람의 시체
4. 검역감염병 외의 감염병 병원체에 오염되었거나 오염되었을 가능성이 있는 운송수단

출제
유형
문제

# 제4장

# 검역법의 시행규칙 중
# 검역의 생략, 장소

## 검역조사의 생략 등(시행규칙 제3조)

"보건복지부령으로 정하는 운송수단"이란 다음 각 호의 어느 하나의 사유로 **우리나라에 일시 머무르는 운송수단**을 말한다.

1. **급유 또는 급수를 위한 경우**
2. **운행에 필요한 물품을 공급받기 위한 경우**
3. **도착 또는 출발 증명서를 받기 위한 경우**
4. **운송수단을 수리하기 위한 경우**
5. **태풍 등 기상악화의 경우**

## 검역 장소 등(시행규칙 제5조)

검역 장소가 아닌 곳에서 검역조사 실시 가능한 경우

1. 날씨가 나빠 검역 장소에서 검역을 하기 어려운 경우
2. 조수(潮水) 간만(干滿)의 차 또는 파고(波高)로 검역 장소에서 검역을 하기 어려운 경우
3. 운송수단이 고장 등으로 검역 장소에 정박·착륙 또는 도착할 수 없는 경우
4. 검역관이 검역 장소로 이동할 수단이 없어 검역 장소에서 검역을 하기 어려운 경우
5. 화물의 긴급 하역(荷役) 등 선박이 도착하는 즉시 신속한 검역이 필요한 경우
6. 그 밖에 제1호부터 제7호까지의 경우에 준하는 부득이한 사유가 있다고 검역소장이 인정하는 경우

**01** 검역 장소가 아닌 곳에서 검역조사를 할 수 있는 경우는?

① 외국으로 나가는 운송수단과 사람 및 화물인 경우

② 검역대상이 노란색 기를 달거나 노란색 전조등을 켠 경우

③ 선박이 해가 진 후 검역 장소에 도착하였거나 들어온 경우

④ 보건복지부장관이 검역감염병이라 고시한 환자가 탑승한 경우

❺ 검역관이 검역 장소로 이동할 수단이 없어 검역 장소에서 검역을 하기 어려운 경우

**해설**

**검역 장소 등(시행규칙 제5조)**

③ 법 제10조제3항제2호에서 "보건복지부령으로 정하는 경우"란 다음 각 호의 경우를 말한다.

1. 날씨가 나빠 검역 장소에서 검역을 하기 어려운 경우
2. 조수(潮水) 간만(干滿)의 차 또는 파고(波高)로 검역 장소에서 검역을 하기 어려운 경우
3. 운송수단이 고장 등으로 검역 장소에 정박·착륙 또는 도착할 수 없는 경우
4. 검역관이 검역 장소로 이동할 수단이 없어 검역 장소에서 검역을 하기 어려운 경우
5. 화물의 긴급 하역(荷役) 등 선박이 도착하는 즉시 신속한 검역이 필요한 경우
6. 그 밖에 제1호부터 제5호까지의 경우에 준하는 부득이한 사유가 있다고 검역소장이 인정하는 경우

# 후천성 면역결핍증 예방법

간호사 국가고시

# 보건의약관계법규

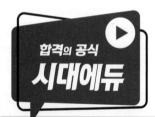

# 제 1 장

# 총 칙

## 목적(법 제1조)

후천성면역결핍증의 예방·관리와 그 감염인의 보호·지원에 필요한 사항을 정함으로써 국민건강의 보호에 이바지함을 목적으로 한다.

## 정의(법 제2조)

1. "감염인"이란 인체면역결핍바이러스에 감염된 사람을 말한다.
2. "후천성면역결핍증환자"란 감염인 중 대통령령으로 정하는 후천성면역결핍증 특유의 임상증상이 나타난 사람을 말한다.

> **임상증상(시행령 제2조)**
> 법 제2조제2호에서 "대통령령으로 정하는 후천성면역결핍증 특유의 임상증상"이란 세포면역기능에 결함이 있고, 주폐포자충폐렴(住肺胞子蟲肺炎), 결핵 등의 기회감염 또는 기회질환이 있는 경우를 말한다.

## 국가·지방자치단체 및 국민의 의무(법 제3조)

① 국가와 지방자치단체는 후천성면역결핍증의 예방·관리와 감염인의 보호·지원을 위한 대책을 수립·시행하고 **감염인에 대한 차별 및 편견의 방지와 후천성면역결핍증의 예방을 위한 교육과 홍보를 하여야 한다.**

② 국가와 지방자치단체는 **국제사회와 협력하여 후천성면역결핍증의 예방과 치료를 위한 활동에 이바지**하여야 한다.

③ 국민은 후천성면역결핍증에 관한 올바른 지식을 가지고 예방을 위한 주의를 하여야 하며, 국가나 지방자치단체가 **이 법에 따라 하는 조치에 적극 협력**하여야 한다.

④ 국가·지방자치단체 및 국민은 감염인의 인간으로서의 존엄과 가치를 존중하고 그 기본적 권리를 보호하며, **이 법에서 정한 사항 외의 불이익을 주거나 차별대우를 하여서는 아니 된다.**

⑤ 사용자는 근로자가 감염인이라는 이유로 근로관계에 있어서 **법률에서 정한 사항 외의 불이익을 주거나 차별대우를 하여서는 아니 된다.**

## 의사 또는 의료기관 등의 신고(법 제5조)

① 감염인을 진단하거나 감염인의 사체를 검안한 의사 또는 의료기관은 보건복지부령으로 정하는 바에 따라 24시간 이내에 진단·검안 사실을 관할 보건소장에게 신고하고, 감염인과 그 배우자(사실혼 관계에 있는 사람을 포함한다. 이하 같다) 및 성 접촉자에게 후천성면역결핍증의 전파 방지에 필요한 사항을 알리고 이를 준수하도록 지도하여야 한다. 이 경우 가능하면 감염인의 의사(意思)를 참고하여야 한다.

② 학술연구 또는 혈액 및 혈액제제(血液製劑)에 대한 검사에 의하여 감염인을 발견한 사람이나 해당 연구 또는 검사를 한 기관의 장은 보건복지부령으로 정하는 바에 따라 24시간 이내에 질병관리청장에게 신고하여야 한다.

③ 감염인이 사망한 경우 이를 처리한 의사 또는 의료기관은 보건복지부령으로 정하는 바에 따라 24시간 이내에 관할 보건소장에게 신고하여야 한다.

④ 신고를 받은 보건소장은 특별자치시장·특별자치도지사·시장·군수 또는 구청장(자치구의 구청장을 말한다. 이하 같다)에게 이를 보고하여야 하고, 보고를 받은 특별자치시장·특별자치도지사는 질병관리청장에게, 시장·군수·구청장은 특별시장·광역시장 또는 도지사를 거쳐 질병관리청장에게 이를 보고하여야 한다.

---

**의사 또는 의료기관 등의 신고(시행규칙 제2조)**

① 「후천성면역결핍증 예방법」(이하 "법"이라 한다) 제5조제1항에 따라 감염인을 진단하거나 감염인의 사체를 검안한 의사 또는 의료기관은 진단 또는 검안한 때부터 24시간 이내에 다음 각 호의 사항을 별지 제1호서식 (전자문서를 포함한다)에 따라 보건소장에게 신고해야 한다.
  1. 감염인에 대한 진단방법, 주요 증상 및 주요 감염경로
  2. 감염인에 대한 진단 및 초진연월일
  3. 검사물번호
  4. 감염인의 사망 및 검안연월일과 검안 내용(사체를 검안한 경우로 한정한다)
  5. 진단한 의사의 성명과 그가 종사하는 의료기관의 주소 및 명칭
② 학술연구 또는 혈액 및 혈액제제에 대한 검사에 의하여 감염인을 발견한 자나 해당 연구 또는 검사를 실시한 기관의 장은 발견한 때부터 24시간 이내에 다음 각 호의 사항을 별지 제1호의2서식(전자문서를 포함한다)에 따라 질병관리청장에게 신고해야 한다.
  1. 연구 또는 검사의 방법 및 연구 또는 검사연월일
  2. 연구 또는 검사자의 성명과 그가 종사하는 기관의 주소 및 명칭
③ 감염인이 사망한 경우 이를 처리한 의사 또는 의료기관은 처리한 때부터 24시간 이내에 다음 각 호의 사항을 별지 제1호서식(전자문서를 포함한다)에 따라 관할 보건소장에게 신고해야 한다.
  1. 사망자의 성명·주민등록번호 및 주소
  2. 사망연월일 및 사망 전의 주요증상
  3. 사망 전 감염인을 진단한 의료기관의 명칭 및 소재지와 진단한 의사의 성명

---

**01** 후천성면역결핍증 예방법의 궁극적인 목적은?

❶ 국민건강의 보호에 이바지하기 위해서
② 후천성면역결핍증의 치료를 위해서
③ 보건행정을 합리적으로 운영하기 위해서
④ 감염자의 격리에 관해 필요한 사항을 정하기 위해서
⑤ 감염자 가족의 지원에 관하여 필요한 사항을 정하기 위해서

해설
목적(법 제1조)
이 법은 후천성면역결핍증의 예방·관리와 그 감염인의 보호·지원에 필요한 사항을 정함으로써 국민건강의 보호에 이바지함을 목적으로 한다.

**02** 후천성면역결핍증 환자의 정의는?

① 인체면역결핍바이러스에 감염된 사람
② 후천성면역결핍증에 관한 정기 검진 대상자
③ 인체면역결핍바이러스에 감염된 자와 성 접촉자
❹ 후천성면역결핍증 특유의 임상증상이 나타난 사람
⑤ 후천성면역결핍증의 예방과 관리가 필요하다고 판단되는 사람

해설
정의(법 제2조)
이 법에서 사용하는 용어의 뜻은 다음과 같다.
1. "감염인"이란 인체면역결핍바이러스에 감염된 사람을 말한다.
2. "후천성면역결핍증환자"란 감염인 중 대통령령으로 정하는 후천성면역결핍증 특유의 임상증상이 나타난 사람을 말한다.

**03** 김 씨는 자신이 후천성면역결핍증에 감염된 것을 알았다. 이때 김 씨가 국가와 지방자치단체에 요청할 수 있는 권리는?

① 후천성면역결핍증 보상금 요구
② 후천성면역결핍증에 관한 올바른 지식을 가지고 예방해줄 것을 요구
③ 후천성면역결핍증예방법에 의하여 행하는 조치에 적극 협력할 것을 요구
❹ 후천성면역결핍증의 관리와 감염인의 보호·지원을 위한 대책을 시행할 것을 요구
⑤ 감염인인 근로자를 위해 근로관계에 있어서 특별한 배려나 복지 혜택을 마련할 것을 요구

**해설**

**국가·지방자치단체 및 국민의 의무(법 제3조)**
① 국가와 지방자치단체는 후천성면역결핍증의 예방·관리와 감염인의 보호·지원을 위한 대책을 수립·시행하고 감염 인에 대한 차별 및 편견의 방지와 후천성면역결핍증의 예방을 위한 교육과 홍보를 하여야 한다.
② 국가와 지방자치단체는 국제사회와 협력하여 후천성면역결핍증의 예방과 치료를 위한 활동에 이바지하여야 한다.
③ 국민은 후천성면역결핍증에 관한 올바른 지식을 가지고 예방을 위한 주의를 하여야 하며, 국가나 지방자치단체가 이 법에 따라 하는 조치에 적극 협력하여야 한다.
④ 제1항부터 제3항까지의 경우에 국가·지방자치단체 및 국민은 감염인의 인간으로서의 존엄과 가치를 존중하고 그 기본적 권리를 보호하며, 이 법에서 정한 사항 외의 불이익을 주거나 차별대우를 하여서는 아니 된다.
⑤ 사용자는 근로자가 감염인이라는 이유로 근로관계에 있어서 법률에서 정한 사항 외의 불이익을 주거나 차별대우를 하여서는 아니 된다.

**출제 유형 문제**

**04** 에이즈로 환자가 병원에서 사망했을 때 의사 또는 의료기관은 누구에게 신고해야 하는가?

① 대통령
② 시·도지사
❸ 관할 보건소장
④ 보건복지부장관
⑤ 시장·군수·구청장

**해설**

**의사 또는 의료기관 등의 신고(법 제5조)**
① 감염인을 진단하거나 감염인의 사체를 검안한 의사 또는 의료기관은 보건복지부령으로 정하는 바에 따라 24시간 이내에 진단·검안 사실을 관할 보건소장에게 신고하고, 감염인과 그 배우자(사실혼 관계에 있는 사람을 포함한다. 이하 같다) 및 성 접촉자에게 후천성면역결핍증의 전파 방지에 필요한 사항을 알리고 이를 준수하도록 지도하여야 한다. 이 경우 가능하면 감염인의 의사(意思)를 참고하여야 한다.
② 학술연구 또는 제9조에 따른 혈액 및 혈액제제(血液製劑)에 대한 검사에 의하여 감염인을 발견한 사람이나 해당 연구 또는 검사를 한 기관의 장은 보건복지부령으로 정하는 바에 따라 24시간 이내에 질병관리청장에게 신고하여야 한다.
③ 감염인이 사망한 경우 이를 처리한 의사 또는 의료기관은 보건복지부령으로 정하는 바에 따라 24시간 이내에 관할 보건소장에게 신고하여야 한다.
④ 제1항 및 제3항에 따라 신고를 받은 보건소장은 특별자치시장·특별자치도지사·시장·군수 또는 구청장(자치구의 구청장을 말한다. 이하 같다)에게 이를 보고하여야 하고, 보고를 받은 특별자치시장·특별자치도지사는 질병관리청장에게, 시장·군수·구청장은 특별시장·광역시장 또는 도지사를 거쳐 질병관리청장에게 이를 보고하여야 한다.

**05** 후천성면역결핍증감염자 신고를 받은 보건소장은 누구에게 보고해야 하는가?

① 총 리
② 대통령
③ 도지사
④ 보건복지부장관
❺ 특별자치시장·특별자치도지사·시장·군수·구청장

**해설**

**의사 또는 의료기관 등의 신고(법 제5조)**

④ 제1항 및 제3항에 따라 신고를 받은 보건소장은 특별자치시장·특별자치도지사·시장·군수 또는 구청장(자치구의 구청장을 말한다. 이하 같다)에게 이를 보고하여야 하고, 보고를 받은 특별자치시장·특별자치도지사는 질병관리청장에게, 시장·군수·구청장은 특별시장·광역시장 또는 도지사를 거쳐 질병관리청장에게 이를 보고하여야 한다.

**06** 후천성면역결핍증감염자를 진단한 의사나 의료기관이 취해야 할 조치는?

① 환자 명부를 작성한다.
② 전문의료기관에 이송한다.
③ 검안사실을 보건복지부장관에게 신고한다.
❹ 감염인과 그 배우자에게 후천성면역결핍증 전파 방지를 위한 교육을 실시한다.
⑤ 감염인과 그 형제자매에게 후천성면역결핍증의 전파 방지에 관한 필요한 사항을 알린다.

**해설**

**의사 또는 의료기관 등의 신고(법 제5조)**

① 감염인을 진단하거나 감염인의 사체를 검안한 의사 또는 의료기관은 보건복지부령으로 정하는 바에 따라 24시간 이내에 진단·검안 사실을 관할 보건소장에게 신고하고, 감염인과 그 배우자(사실혼 관계에 있는 사람을 포함한다. 이하 같다) 및 성 접촉자에게 후천성면역결핍증의 전파 방지에 필요한 사항을 알리고 이를 준수하도록 지도하여야 한다. 이 경우 가능하면 감염인의 의사(意思)를 참고하여야 한다.

**07** 후천성면역결핍증에 감염된 사실을 진단한 의사가 전파 방지를 위하여 필요한 사항을 준수하도록 지도해야 하는 대상자로 옳은 것은?

① 형 제
② 자 녀
❸ 배우자
④ 부모님
⑤ 지역주민

**해설**
의사 또는 의료기관 등의 신고(법 제5조)
① 감염인을 진단하거나 감염인의 사체를 검안한 의사 또는 의료기관은 보건복지부령으로 정하는 바에 따라 24시간 이내에 진단·검안 사실을 관할 보건소장에게 신고하고, 감염인과 그 배우자(사실혼 관계에 있는 사람을 포함한다. 이하 같다) 및 성 접촉자에게 후천성면역결핍증의 전파 방지에 필요한 사항을 알리고 이를 준수하도록 지도하여야 한다. 이 경우 가능하면 감염인의 의사(意思)를 참고하여야 한다.

**08** 후천성면역결핍증을 진단받은 사람이 사망한 경우 관할 보건소장에게 신고해야 하는 사람은?

① 감염인의 가족
② 감염인의 이웃
③ 감염인의 세대주
④ 감염인의 배우자
❺ 의사 또는 의료기관

**해설**
의사 또는 의료기관 등의 신고(법 제5조)
③ 감염인이 사망한 경우 이를 처리한 의사 또는 의료기관은 보건복지부령으로 정하는 바에 따라 24시간 이내에 관할 보건소장에게 신고하여야 한다.

# 제 2 장

# 비밀 유지, 검진, 치료

## 비밀 누설 금지(법 제7조)

다음 각 호의 어느 하나에 해당하는 사람은 이 법 또는 이 법에 따른 명령이나 다른 법령에서 정하고 있는 경우 또는 본인의 동의가 있는 경우를 제외하고는 재직 중에는 물론 퇴직 후에도 **감염인에 대하여 업무상 알게 된 비밀을 누설하여서는 아니 된다.**

1. 국가 또는 지방자치단체에서 후천성면역결핍증의 예방·관리와 감염인의 보호·지원에 관한 사무에 종사하는 사람
2. 감염인의 진단·검안·진료 및 간호에 참여한 사람
3. 감염인에 관한 기록을 유지·관리하는 사람

## 검진(법 제8조)

① 질병관리청장, 특별시장·광역시장·특별자치시장·도지사 또는 특별자치도지사(이하 "시·도지사"라 한다), 시장·군수·구청장은 **공중(公衆)과 접촉이 많은 업소에 종사하는 사람**으로서 검진 대상이 되는 사람에 대하여 **후천성면역결핍증에 관한 정기검진 또는 수시검진**을 하여야 한다.

② 질병관리청장, 시·도지사, 시장·군수·구청장은 후천성면역결핍증에 감염되었다고 판단되는 충분한 사유가 있는 사람 또는 후천성면역결핍증에 감염되기 쉬운 환경에 있는 사람으로서 다음 각 호의 어느 하나에 해당하는 사람에 대하여 후천성면역결핍증에 관한 검진을 할 수 있다.

1. **감염인의 배우자 및 성 접촉자**
2. 그 밖에 후천성면역결핍증의 예방을 위하여 검진이 필요하다고 질병관리청장이 인정하는 사람

③ 해외에서 입국하는 외국인 중 대통령령으로 정하는 장기체류자는 **입국 전 1개월 이내에 발급받은 후천성면역결핍증 음성확인서**를 질병관리청장에게 보여주어야 한다. 이를 보여주지 못하는 경우에는 **입국 후 72시간 이내에 검진**을 받아야 한다.

---

**검진대상자(시행령 제10조)**

① 삭 제
② 법 제8조제3항 전단에서 "대통령령으로 정하는 장기체류자"란 「출입국관리법」에 따른 재난상륙허가의 대상자로서 질병관리청장이 후천성면역결핍증의 예방을 위하여 필요하다고 인정하는 사람을 말한다. 다만, 배우자를 동반하는 사람은 제외한다.
③ 법 제8조제3항에 따른 후천성면역결핍증 음성확인서(이하 "검사음성확인서"라 한다)는 각국의 공공검사기관이나 의료기관에서 영문으로 발급한 것이어야 한다.

---

④ 후천성면역결핍증에 관한 검진을 하는 자는 검진 전에 검진 대상자에게 이름·주민등록번호·주소 등을 밝히지 아니하거나 가명을 사용하여 검진(이하 "익명검진"이라 한다)할 수 있다는 사실을 알려 주어야 하고, 익명검진을 신청하는 경우에도 검진을 하여야 한다.

⑤ 제4항에 따른 검진을 하는 자는 검진 결과 감염인으로 밝혀진 사람이 있는 경우에는 보건복지부령으로 정하는 바에 따라 관할 보건소장에게 신고하여야 한다. 이 경우 감염인의 정보는 익명으로 관리하여야 한다.

## 검진 결과의 통보(법 제8조의2)

① 후천성면역결핍증에 관한 검진을 한 자는 검진 **대상자 본인 외의 사람에게 검진 결과를 통보할 수 없다.** 다만, 검진 대상자가 군(軍), 교정시설 등 공동생활자인 경우에는 해당 기관의 장에게 통보하고, 미성년자, 심신미약자, 심신상실자인 경우에는 그 법정대리인에게 통보한다.

② 검진 결과 통보의 경우 감염인으로 판정을 받은 사람에게는 면접통보 등 검진 결과의 비밀이 유지될 수 있는 방법으로 하여야 한다.

③ 사업주는 근로자에게 후천성면역결핍증에 관한 검진결과서를 제출하도록 요구할 수 없다.

## 혈액·장기·조직 등의 검사(법 제9조)

① 혈액원(血液院)과 같은 조 제8호의 혈액제제[혈액과 혈장(血漿)을 포함한다. 이하 같다]를 수입하는 자는 해당 혈액원에서 채혈된 혈액이나 수입 혈액제제에 대하여 보건복지부령으로 정하는 바에 따라 **인체면역결핍바이러스의 감염 여부**를 검사하여야 한다. 다만, 인체면역결핍바이러스에 감염되어 있지 아니하다는 해당 제품 수출국가의 증명서류가 첨부되어 있는 수입 혈액제제로서 질병관리청장이 그 검사가 필요 없다고 인정하는 경우에는 그러하지 아니하다.

② 의사 또는 의료기관은 다음 각 호의 어느 하나에 해당하는 행위를 하기 전에 보건복지부령으로 정하는 바에 따라 인체면역결핍바이러스의 감염 여부를 검사하여야 한다.

   1. **장기(인공장기를 포함한다. 이하 같다)·조직의 이식**
   2. **정액의 제공**
   3. **그 밖에 인체면역결핍바이러스 감염의 위험이 있는 매개체(이하 "매개체"라 한다)의 사용**

③ **검사를 받지 아니하거나 검사를 한 결과 인체면역결핍바이러스에 감염된 것으로 나타난 혈액·수입 혈액제제·장기·조직·정액·매개체는 이를 유통·판매하거나 사용하여서는 아니 된다.**

## 역학조사(법 제10조)

질병관리청장, 시·도지사, 시장·군수·구청장은 감염인 및 감염이 의심되는 충분한 사유가 있는 사람에 대하여 후천성면역결핍증에 관한 검진이나 전파 경로의 파악 등을 위한 역학조사를 할 수 있다.

## 전문진료기관 등의 설치(법 제13조)

① 질병관리청장은 후천성면역결핍증의 예방·관리와 그 감염인의 보호·지원 또는 치료를 위하여 필요한 전문진료기관 또는 연구기관을 설치·운영할 수 있다.

② 전문진료기관 또는 연구기관의 설치 및 운영에 필요한 사항은 대통령령으로 정한다.


## 치료 권고(법 제14조)

질병관리청장, 시·도지사 또는 시장·군수·구청장은 인체면역결핍바이러스의 전염을 방지하기 위하여 감염인 중 다른 사람에게 감염시킬 우려가 있는 사람 등 다음 각 호로 정하는 감염인에게 **전문진료기관 또는 요양시설**에서 치료를 받거나 요양을 하도록 **권고**할 수 있다.

1. 검진 결과 감염인으로 판명된 사람으로서 검진을 받아야 할 업소에 종사하거나 종사할 가능성이 높은 감염인
2. 주의 능력과 주위 환경 등으로 보아 다른 사람에게 감염시킬 우려가 있다고 인정되는 감염인
3. 생계유지 능력이 없고, 다른 사람에 의하여 부양 또는 보호를 받고 있지 아니한 감염인


## 치료 및 보호조치 등(법 제15조)

① 질병관리청장, 시·도지사 또는 시장·군수·구청장은 제14조에 따른 **치료 권고에 따르지 아니하는 감염인 중 감염인의 주의 능력과 주위 환경 등으로 보아 다른 사람에게 감염시킬 우려가 높다고 인정되는 감염인에 대하여는 치료 및 보호조치를 강제할 수 있다.**

② 강제할 경우 이를 집행하는 사람은 그 권한을 나타내는 증표를 지니고 이를 관계인에게 보여주어야 한다.


## 요양시설 등의 설치·운영(법 제16조)

① 질병관리청장 또는 시·도지사는 감염인의 요양 및 치료 등을 위한 시설(이하 "요양시설"이라 한다)과 감염인에 대한 정보 제공, 상담 및 자활 등을 위한 시설(이하 "**쉼터**"라 한다)을 설치·운영할 수 있다.

② 요양시설 및 쉼터의 설치·운영에 필요한 사항은 보건복지부령으로 정한다.

**01** 우리나라에서 장기체류하려고 입국하는 외국인이 후천성면역결핍증 음성확인서를 제시하지 못했을 때 몇 시간 내로 검진을 받아야 하는가?

① 24시간
② 48시간
③ 60시간
❹ 72시간
⑤ 80시간

해설
검진(법 제8조)
③ 해외에서 입국하는 외국인 중 대통령령으로 정하는 장기체류자는 입국 전 1개월 이내에 발급받은 후천성면역결핍증 음성확인서를 질병관리청장에게 보여주어야 한다. 이를 보여주지 못하는 경우에는 입국 후 72시간 이내에 검진을 받아야 한다.

**02** 후천성면역결핍증 예방법상 인체면역결핍바이러스 감염 여부를 확인하기 위해 검사해야 하는 것은?

① 타 액
② 소 변
③ 비 말
❹ 장 기
⑤ 림프액

해설
혈액·장기·조직 등의 검사(법 제9조)
① 「혈액관리법」 제2조제3호의 혈액원(血液院)과 같은 조 제8호의 혈액제제[혈액과 혈장(血漿)을 포함한다. 이하 같다]를 수입하는 자는 해당 혈액원에서 채혈된 혈액이나 수입 혈액제제에 대하여 보건복지부령으로 정하는 바에 따라 인체면역 결핍바이러스의 감염 여부를 검사하여야 한다. 다만, 인체면역결핍바이러스에 감염되어 있지 아니하다는 해당 제품 수출국가의 증명서류가 첨부되어 있는 수입 혈액제제로서 질병관리청장이 그 검사가 필요 없다고 인정하는 경우에는 그러하지 아니하다.
② 의사 또는 의료기관은 다음 각 호의 어느 하나에 해당하는 행위를 하기 전에 보건복지부령으로 정하는 바에 따라 인체면역결핍바이러스의 감염 여부를 검사하여야 한다.
  1. 장기(인공장기를 포함한다. 이하 같다)·조직의 이식
  2. 정액의 제공
  3. 그 밖에 인체면역결핍바이러스 감염의 위험이 있는 매개체(이하 "매개체"라 한다)의 사용
③ 제1항과 제2항에 따른 검사를 받지 아니하거나 검사를 한 결과 인체면역결핍바이러스에 감염된 것으로 나타난 혈액·수입 혈액제제·장기·조직·정액·매개체는 이를 유통·판매하거나 사용하여서는 아니 된다.

**03** 후천성면역결핍증감염인을 위한 진료기관과 요양시설에 관한 설명으로 옳은 것은?

① 시·도지사는 전문진료기관을 설치할 수 있다.

❷ 질병관리청장은 전문진료기관을 설치할 수 있다.

③ 시·도지사는 감염인의 요양 및 치료를 위한 요양시설을 설치할 수 있다.

④ 요양시설 및 쉼터의 설치·운영에 관하여 필요한 사항은 대통령령으로 정한다.

⑤ 시장·군수·구청장은 감염인의 요양 및 치료를 위한 요양시설을 운영할 수 있다.

**해설**
전문진료기관 등의 설치(법 제13조)
① 질병관리청장은 후천성면역결핍증의 예방·관리와 그 감염인의 보호·지원 또는 치료를 위하여 필요한 전문진료기관
또는 연구기관을 설치·운영할 수 있다.
② 제1항에 따른 전문진료기관 또는 연구기관의 설치 및 운영에 필요한 사항은 대통령령으로 정한다.

**출제
유형
문제**

**04** 후천성면역결핍증의 예방·관리와 그 감염인의 보호·지원 또는 치료를 위하여 필요한 전문진료기관 또는 연구기관을 설치·운영할 수 있는 자는?

① 보건소장

② 시·도지사

❸ 질병관리청장

④ 보건복지부장관

⑤ 시장·군수·구청장

**해설**
전문진료기관 등의 설치(법 제13조)
① 질병관리청장은 후천성면역결핍증의 예방·관리와 그 감염인의 보호·지원 또는 치료를 위하여 필요한 전문진료기관
또는 연구기관을 설치·운영할 수 있다.
② 제1항에 따른 전문진료기관 또는 연구기관의 설치 및 운영에 필요한 사항은 대통령령으로 정한다.

**05** 후천성면역결핍증감염인의 치료에 대한 법적 조치로 옳은 것은?

① 모든 감염인은 전문진료기관과 요양시설에서의 치료를 권고 받는다.

② 다른 사람을 감염시킬 우려가 있는 감염인은 권고 없이 보호조치를 강제한다.

③ 감염인이 치료 권고에 따르지 않더라도 치료 및 보호조치를 강제할 수 있다.

④ 독립적인 생계유지 능력이 있는 감염인은 전문진료기관에서의 치료를 권고 받는다.

❺ 검진을 받아야 할 업소에 종사하는 감염인은 전문진료기관에서의 치료를 권고 받는다.

[해설]
**치료 권고(법 제14조)**
질병관리청장, 시·도지사 또는 시장·군수·구청장은 인체면역결핍바이러스의 전염을 방지하기 위하여 감염인 중 다른 사람에게 감염시킬 우려가 있는 사람 등 다음 각 호로 정하는 감염인에게 제13조에 따른 전문진료기관 또는 제16조에 따른 요양시설에서 치료를 받거나 요양을 하도록 권고할 수 있다.
1. 검진 결과 감염인으로 판명된 사람으로서 검진을 받아야 할 업소에 종사하거나 종사할 가능성이 높은 감염인
2. 주의 능력과 주위 환경 등으로 보아 다른 사람에게 감염시킬 우려가 있다고 인정되는 감염인
3. 생계유지 능력이 없고, 다른 사람에 의하여 부양 또는 보호를 받고 있지 아니한 감염인

출제
유형
문제

**06** 후천성면역결핍증감염인에 대해 치료 및 보호조치를 강제할 수 있는 경우는?

① 타인을 감염시킬 우려가 있어 치료 권고에 따른 경우

❷ 타인을 감염시킬 우려가 높으나 치료 권고에 따르지 않을 경우

③ 감염인으로 판명된 사람이 검진을 받아야 할 업소에 종사할 경우

④ 감염인 중 다른 사람에게 감염시킬 우려가 없다고 판단되는 경우

⑤ 감염인이 생계유지 능력이 없고 타인의 보호를 받고 있지 않은 경우

[해설]
**치료 및 보호조치 등(법 제15조)**
① 질병관리청장, 시·도지사 또는 시장·군수·구청장은 제14조에 따른 치료 권고에 따르지 아니하는 감염인 중 감염인의 주의 능력과 주위 환경 등으로 보아 다른 사람에게 감염시킬 우려가 높다고 인정되는 감염인에 대하여는 치료 및 보호조치를 강제할 수 있다.
② 제1항에 따라 강제할 경우 이를 집행하는 사람은 그 권한을 나타내는 증표를 지니고 이를 관계인에게 보여주어야 한다.

# 보칙 및 벌칙

## 취업의 제한(법 제18조)

① 감염인은 그 종사자가 정기검진을 받아야 하는 업소에 종사할 수 없다.

② 업소를 경영하는 자는 감염인 또는 검진을 받지 아니한 사람을 그 업소에 종사하게 하여서는 아니 된다.

## 전파매개행위의 금지(법 제19조)

감염인은 혈액 또는 체액을 통하여 다른 사람에게 전파매개행위를 하여서는 아니 된다.

## 부양가족의 보호(법 제20조)

특별자치시장·특별자치도지사·시장·군수 또는 구청장은 감염인 중 그 부양가족의 생계유지가 곤란하다고 인정할 때에는 대통령령으로 정하는 바에 따라 그 부양가족의 생활보호에 필요한 조치를 하여야 한다.

## 협조 의무(법 제21조)

① 질병관리청장은 후천성면역결핍증의 예방·관리와 그 감염인의 보호·지원에 필요한 협조를 관계 기관의 장에게 요구할 수 있다.

② 요구를 받은 기관의 장은 적극적으로 이에 협조하여야 하며 정당한 사유 없이 그 요구를 거부할 수 없다.

**01** 후천성면역결핍증 환자에게 금하는 전파매개행위는?

① 신체 접촉
② 함께 식사
③ 가벼운 입맞춤
④ 콘돔을 사용한 성교
❺ 인공수정을 위한 정액 제공

해설
**전파매개행위의 금지(법 제19조)**
감염인은 혈액 또는 체액을 통하여 다른 사람에게 전파매개행위를 하여서는 아니 된다.

**02** 생활유지가 곤란한 후천성면역결핍증감염자의 부양가족을 국민기초생활보장법에 의한 수급권자로 보아 급여를 제공할 수 있는 사람은?

① 동 장
② 대통령
③ 보건소장
④ 보건복지부장관
❺ 시장·군수·구청장

해설
**부양가족의 보호(법 제20조)**
특별자치시장·특별자치도지사·시장·군수 또는 구청장은 감염인 중 그 부양가족의 생계유지가 곤란하다고 인정할 때에는 대통령령으로 정하는 바에 따라 그 부양가족의 생활보호에 필요한 조치를 하여야 한다.

# 5

## 국민건강
## 보험법

# 간호사 국가고시
# 보건의약관계법규

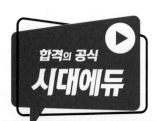

# 제 1 장

# 가입자

## 적용 대상 등(법 제5조)

① 국내에 거주하는 국민은 건강보험의 가입자(이하 "가입자"라 한다) 또는 피부양자가 된다. 다만, 다음 각 호의 어느 하나에 해당하는 사람은 제외한다.

　1. 「의료급여법」에 따라 의료급여를 받는 사람(이하 "수급권자"라 한다)

　2. 「독립유공자예우에 관한 법률」 및 「국가유공자 등 예우 및 지원에 관한 법률」에 따라 의료보호를 받는 사람(이하 "유공자 등 의료보호대상자"라 한다). 다만, 다음 각 목의 어느 하나에 해당하는 사람은 가입자 또는 피부양자가 된다.

　　가. 유공자 등 의료보호대상자 중 건강보험의 적용을 보험자에게 신청한 사람

　　나. 건강보험을 적용받고 있던 사람이 유공자 등 의료보호대상자로 되었으나 건강보험의 적용배제신청을 보험자에게 하지 아니한 사람

② **피부양자**는 다음 각 호의 어느 하나에 해당하는 사람 중 직장가입자에게 주로 생계를 의존하는 사람으로서 소득 및 재산이 보건복지부령으로 정하는 기준 이하에 해당하는 사람을 말한다.

　1. **직장가입자의 배우자**

　2. **직장가입자의 직계존속(배우자의 직계존속을 포함한다)**

　3. **직장가입자의 직계비속(배우자의 직계비속을 포함한다)과 그 배우자**

　4. **직장가입자의 형제·자매**

## 가입자의 종류(법 제6조)

① 가입자는 **직장가입자와 지역가입자로 구분**한다.

② 모든 사업장의 근로자 및 사용자와 공무원 및 교직원은 직장가입자가 된다. 다만, 다음 각 호의 어느 하나에 해당하는 사람은 제외한다.

　1. 고용 기간이 1개월 미만인 일용근로자

　2. 「병역법」에 따른 현역병(지원에 의하지 아니하고 임용된 하사를 포함한다), 전환복무된 사람 및 군간부후보생

　3. 선거에 당선되어 취임하는 공무원으로서 매월 보수 또는 보수에 준하는 급료를 받지 아니하는 사람

　4. 그 밖에 사업장의 특성, 고용 형태 및 사업의 종류 등을 고려하여 대통령령으로 정하는 사업장의 근로자 및 사용자와 공무원 및 교직원

③ 지역가입자는 직장가입자와 그 피부양자를 제외한 가입자를 말한다.

---

**피부양자 자격의 인정기준 등(시행규칙 제2조)**

① 자격의 취득 시기

   1. 신생아의 경우 : 출생한 날

   2. 직장가입자의 자격 취득일 또는 가입자의 자격 변동일부터 90일 이내에 피부양자의 자격취득 신고를
     한 경우 : 직장가입자의 자격 취득일 또는 해당 가입자의 자격 변동일

   3. 직장가입자의 자격 취득일 또는 가입자의 자격 변동일부터 90일을 넘겨 피부양자 자격취득 신고를 한
     경우 : 국민건강보험공단(이하 "공단"이라 한다)에 피부양자 자격(취득·상실) 신고서를 제출한 날. 다
     만, 천재지변, 질병·사고 등 공단이 정하는 본인의 책임이 없는 부득이한 사유로 90일을 넘겨 피부양
     자 자격취득 신고를 한 경우에는 직장가입자의 자격 취득일 또는 가입자의 자격 변동일로 한다.

② 자격의 상실 시기

   1. 사망한 날의 다음 날

   2. 대한민국의 국적을 잃은 날의 다음 날

   3. 국내에 거주하지 아니하게 된 날의 다음 날

   4. 직장가입자가 자격을 상실한 날

   5. 수급권자가 된 날

   6. 유공자 등 의료보호대상자인 피부양자가 공단에 건강보험의 적용배제 신청을 한 날의 다음 날

   7. 직장가입자 또는 다른 직장가입자의 피부양자 자격을 취득한 경우에는 그 자격을 취득한 날

   8. 피부양자 자격을 취득한 사람이 본인의 신고에 따라 피부양자 자격 상실 신고를 한 경우에는 신고한
     날의 다음 날

   9. 요건을 충족하지 아니하는 경우에는 공단이 그 요건을 충족하지 아니한다고 확인한 날의 다음 날

---

## 자격의 취득 시기 등(법 제8조)

① 가입자는 **국내에 거주하게 된 날**에 직장가입자 또는 지역가입자의 자격을 얻는다. 다만, 다음 각 호의
   어느 하나에 해당하는 사람은 그 해당되는 날에 각각 자격을 얻는다.

   1. 수급권자이었던 사람은 그 대상자에서 제외된 날

   2. 직장가입자의 피부양자이었던 사람은 그 자격을 잃은 날

   3. 유공자 등 의료보호대상자이었던 사람은 그 대상자에서 제외된 날

   4. 보험자에게 건강보험의 적용을 신청한 유공자 등 의료보호대상자는 그 신청한 날

② 자격을 얻은 경우 그 직장가입자의 사용자 및 지역가입자의 세대주는 그 명세를 보건복지부령으로 정하는
   바에 따라 **자격을 취득한 날부터 14일 이내에 보험자에게 신고**하여야 한다.

## 자격의 변동 시기 등(법 제9조)

① 가입자는 다음 각 호의 어느 하나에 해당하게 된 날에 그 자격이 변동된다.

   1. **지역가입자가 적용대상사업장의 사용자로 되거나, 근로자·공무원 또는 교직원(이하 "근로자 등"이라
     한다)으로 사용된 날**

2. 직장가입자가 다른 적용대상사업장의 사용자로 되거나 근로자 등으로 사용된 날

3. 직장가입자인 근로자 등이 그 사용관계가 끝난 날의 다음 날

4. 적용대상사업장에 제7조제2호에 따른 사유가 발생한 날의 다음 날

5. 지역가입자가 다른 세대로 전입한 날

② 자격이 변동된 경우 직장가입자의 사용자와 지역가입자의 세대주는 다음 각 호의 구분에 따라 그 명세를 보건복지부령으로 정하는 바에 따라 자격이 변동된 날부터 **14일 이내에 보험자에게 신고**하여야 한다.

1. 자격이 변동된 경우 : 직장가입자의 사용자

2. 규정에 따라 자격이 변동된 경우 : 지역가입자의 세대주

③ 법무부장관 및 국방부장관은 직장가입자나 지역가입자가 제54조제3호 또는 제4호에 해당하면 보건복지부령으로 정하는 바에 따라 그 사유에 해당된 날부터 1개월 이내에 보험자에게 알려야 한다.

## 자격 취득·변동 사항의 고지(법 제9조의2)

공단은 제공받은 자료를 통하여 가입자 자격의 취득 또는 변동 여부를 확인하는 경우에는 자격 취득 또는 변동 후 최초로 제79조에 따른 납부의무자에게 보험료 납입 고지를 할 때 보건복지부령으로 정하는 바에 따라 자격 취득 또는 변동에 관한 사항을 알려야 한다.

> 가입자 자격의 취득·변동의 고지사항(시행규칙 제4조의2)
> 1. 가입자 자격의 취득 또는 변동이 발생한 가입자의 성명
> 2. 취득 또는 변동이 발생한 자격

## 자격의 상실 시기 등(법 제10조)

① 가입자는 다음 각 호의 어느 하나에 해당하게 된 날에 그 자격을 잃는다.

1. **사망한 날의 다음 날**

2. **국적을 잃은 날의 다음 날**

3. **국내에 거주하지 아니하게 된 날의 다음 날**

4. **직장가입자의 피부양자가 된 날**

5. **수급권자가 된 날**

6. **건강보험을 적용받고 있던 사람이 유공자 등 의료보호대상자가 되어 건강보험의 적용배제신청을 한 날**

② 자격을 잃은 경우 직장가입자의 사용자와 지역가입자의 세대주는 그 명세를 보건복지부령으로 정하는 바에 따라 자격을 잃은 날부터 **14일 이내에 보험자에게 신고**하여야 한다.

**01** 직장가입자에게 주로 생계를 의존하는 사람으로서 소득 및 재산이 보건복지부령으로 정하는 기준 이하에 해당하여 피부양자가 될 수 있는 자는?

① 직장가입자의 삼촌　　　　　　　　❷ 직장가입자의 아들
③ 직장가입자의 고모　　　　　　　　④ 직장가입자의 이모
⑤ 직장가입자의 누나의 배우자

해설
적용 대상 등(법 제5조)
② 제1항의 피부양자는 다음 각 호의 어느 하나에 해당하는 사람 중 직장가입자에게 주로 생계를 의존하는 사람으로서 소득 및 재산이 보건복지부령으로 정하는 기준 이하에 해당하는 사람을 말한다.
　1. 직장가입자의 배우자
　2. 직장가입자의 직계존속(배우자의 직계존속을 포함한다)
　3. 직장가입자의 직계비속(배우자의 직계비속을 포함한다)과 그 배우자
　4. 직장가입자의 형제·자매

**02** 국민건강보험 가입자 중 생계유지를 위한 소득 및 재산이 기준 이하에 해당할 때 피부양자가 될 수 있는 자는?

① 지역가입자의 배우자　　　　　　　② 직장가입자의 친인척
③ 지역가입자의 직계존속　　　　　　④ 지역가입자의 형제·자매
❺ 직장가입자의 배우자의 직계존속

해설
적용 대상 등(법 제5조)
② 제1항의 피부양자는 다음 각 호의 어느 하나에 해당하는 사람 중 직장가입자에게 주로 생계를 의존하는 사람으로서 소득 및 재산이 보건복지부령으로 정하는 기준 이하에 해당하는 사람을 말한다.
　1. 직장가입자의 배우자
　2. 직장가입자의 직계존속(배우자의 직계존속을 포함한다)
　3. 직장가입자의 직계비속(배우자의 직계비속을 포함한다)과 그 배우자
　4. 직장가입자의 형제·자매

**03** 다음 중 국민건강보험의 가입자가 될 수 있는 자는?

① 의료급여를 받는 자

② 의료보호를 받는 자

③ 유공자 등의 의료보호대상자

④ 유공자 등의 의료보호대상자 중 건강보험의 적용을 보험자에게 신청하지 아니한 자

❺ 건강보험을 적용받던 자가 유공자 등 의료보호대상자로 되었으나 건강보험의 적용배제신청을 보험자에게 하지 아니한 자

해설
**적용 대상 등(법 제5조)**
① 국내에 거주하는 국민은 건강보험의 가입자(이하 "가입자"라 한다) 또는 피부양자가 된다. 다만, 다음 각 호의 어느 하나에 해당하는 사람은 제외한다.
1. 「의료급여법」에 따라 의료급여를 받는 사람(이하 "수급권자"라 한다)
2. 「독립유공자예우에 관한 법률」 및 「국가유공자 등 예우 및 지원에 관한 법률」에 따라 의료보호를 받는 사람(이하 "유공자 등 의료보호대상자"라 한다). 다만, 다음 각 목의 어느 하나에 해당하는 사람은 가입자 또는 피부양자가 된다.
   가. 유공자 등 의료보호대상자 중 건강보험의 적용을 보험자에게 신청한 사람
   나. 건강보험을 적용받고 있던 사람이 유공자 등 의료보호대상자로 되었으나 건강보험의 적용배제신청을 보험자에게 하지 아니한 사람

출제
유형
문제

**04** 직장가입자의 피부양자이었던 정 씨가 직장가입자 또는 지역가입자의 자격을 취득하게 되는 시기는?

① 다시 피부양자가 되는 날

❷ 피부양자의 자격을 잃은 날

③ 다시 피부양자가 되는 다음 날

④ 피부양자의 자격을 잃은 후 7일 후

⑤ 피부양자의 자격을 잃은 다음 날

해설
**자격의 취득 시기 등(법 제8조)**
① 가입자는 국내에 거주하게 된 날에 직장가입자 또는 지역가입자의 자격을 얻는다. 다만, 다음 각 호의 어느 하나에 해당하는 사람은 그 해당되는 날에 각각 자격을 얻는다.
1. 수급권자이었던 사람은 그 대상자에서 제외된 날
2. 직장가입자의 피부양자이었던 사람은 그 자격을 잃은 날
3. 유공자 등 의료보호대상자이었던 사람은 그 대상자에서 제외된 날
4. 보험자에게 건강보험의 적용을 신청한 유공자 등 의료보호대상자는 그 신청한 날

안심Touch

# 제 2 장

# 국민건강보험공단

## 보험자(법 제13조)

건강보험의 **보험자**는 **국민건강보험공단**(이하 "공단"이라 한다)으로 한다.

## 업무 등(법 제14조)

1. **가입자 및 피부양자의 자격 관리**
2. **보험료와 그 밖에 이 법에 따른 징수금의 부과 · 징수**
3. **보험급여의 관리**
4. **가입자 및 피부양자의 질병의 조기발견 · 예방 및 건강관리를 위하여 요양급여 실시 현황과 건강검진 결과 등을 활용하여 실시하는 예방사업으로서 대통령령으로 정하는 사업**
5. **보험급여 비용의 지급**
6. 자산의 관리 · 운영 및 증식사업
7. **의료시설의 운영**
8. **건강보험에 관한 교육훈련 및 홍보**
9. **건강보험에 관한 조사연구 및 국제협력**
10. 이 법에서 공단의 업무로 정하고 있는 사항
11. 「국민연금법」, 「고용보험 및 산업재해보상보험의 보험료징수 등에 관한 법률」, 「임금채권보장법」 및 「석면피해구제법」(이하 "징수위탁근거법"이라 한다)에 따라 위탁받은 업무
12. 그 밖에 이 법 또는 다른 법령에 따라 위탁받은 업무
13. 그 밖에 건강보험과 관련하여 보건복지부장관이 필요하다고 인정한 업무

**01** 국민건강보험의 보험자는?

① 사업장의 사업주
❷ 국민건강보험공단
③ 건강보험심사평가원
④ 건강보험정책심의위원회
⑤ 공무원이 소속되어 있는 기관의 장

해설

**보험자(법 제13조)**
건강보험의 보험자는 국민건강보험공단(이하 "공단"이라 한다)으로 한다.

**02** 국민건강보험공단의 업무로 옳지 않은 것은?

① 의료시설의 운영
② 건강보험에 관한 교육훈련
❸ 보험급여의 적절성에 대한 평가
④ 보험급여의 관리 및 비용의 지급
⑤ 가입자 및 피부양자의 건강관리를 위한 예방사업

해설

**업무 등(법 제14조)**
1. 가입자 및 피부양자의 자격 관리
2. 보험료와 그 밖에 이 법에 따른 징수금의 부과·징수
3. 보험급여의 관리
4. 가입자 및 피부양자의 질병의 조기발견·예방 및 건강관리를 위하여 요양급여 실시 현황과 건강검진 결과 등을 활용하여 실시하는 예방사업으로서 대통령령으로 정하는 사업
5. 보험급여 비용의 지급
6. 자산의 관리·운영 및 증식사업
7. 의료시설의 운영
8. 건강보험에 관한 교육훈련 및 홍보
9. 건강보험에 관한 조사연구 및 국제협력
10. 이 법에서 공단의 업무로 정하고 있는 사항
11. 「국민연금법」, 「고용보험 및 산업재해보상보험의 보험료징수 등에 관한 법률」, 「임금채권보장법」 및 「석면피해구제법」 (이하 "징수위탁근거법"이라 한다)에 따라 위탁받은 업무
12. 그 밖에 이 법 또는 다른 법령에 따라 위탁받은 업무
13. 그 밖에 건강보험과 관련하여 보건복지부장관이 필요하다고 인정한 업무

# 보험급여

## 요양급여(법 제41조)

① **가입자와 피부양자의 질병, 부상, 출산** 등에 대하여 다음 각 호의 **요양급여**를 실시한다.

1. **진찰 · 검사**
2. **약제(藥劑) · 치료재료의 지급**
3. **처치 · 수술 및 그 밖의 치료**
4. **예방 · 재활**
5. **입 원**
6. **간 호**
7. **이송(移送)**

② 요양급여(이하 "요양급여"라 한다)의 범위(이하 "요양급여대상"이라 한다)는 다음 각 호와 같다.

1. 제1항 각 호의 요양급여(제1항제2호의 약제는 제외한다) : 제4항에 따라 보건복지부장관이 비급여대상으로 정한 것을 제외한 일체의 것
2. 제1항제2호의 약제 : 제41조의3에 따라 요양급여대상으로 보건복지부장관이 결정하여 고시한 것

③ 요양급여의 방법 · 절차 · 범위 · 상한 등의 기준은 보건복지부령으로 정한다.

④ 보건복지부장관은 제3항에 따라 요양급여의 기준을 정할 때 **업무나 일상생활에 지장이 없는 질환에 대한 치료 등 보건복지부령으로 정하는 사항은 요양급여대상에서 제외되는 사항**(이하 "비급여대상"이라 한다)으로 정할 수 있다.


## 요양기관(법 제42조)

① 요양급여(**간호와 이송은 제외**한다)는 다음 각 호의 요양기관에서 실시한다. 이 경우 보건복지부장관은 공익이나 국가정책에 비추어 요양기관으로 적합하지 아니한 대통령령으로 정하는 의료기관 등은 요양기관에서 제외할 수 있다.

1. 「의료법」에 따라 개설된 **의료기관**
2. 「약사법」에 따라 등록된 **약국**
3. 「약사법」에 따라 설립된 **한국희귀 · 필수의약품센터**
4. 「지역보건법」에 따른 **보건소 · 보건의료원 및 보건지소**
5. 「농어촌 등 보건의료를 위한 특별조치법」에 따라 설치된 **보건진료소**

요양기관에서 제외되는 의료기관 등(시행령 제18조)

① "대통령령으로 정하는 의료기관 등"이란 다음 각 호의 의료기관 또는 약국을 말한다.

   1. 「의료법」에 따라 개설된 **부속 의료기관**

   2. 「사회복지사업법」에 따른 **사회복지시설에 수용된 사람의 진료를 주된 목적으로 개설된 의료기관**

   3. 본인일부부담금을 받지 아니하거나 경감하여 받는 등의 방법으로 가입자나 피부양자를 유인(誘引)하는 행위 또는 이와 관련하여 과잉 진료행위를 하거나 **부당하게 많은 진료비를 요구하는 행위를 하여** 다음 각 목의 어느 하나에 해당하는 업무정지 처분 등을 받은 의료기관

      가. 법 제98조에 따른 업무정지 또는 법 제99조에 따른 과징금 처분을 5년 동안 2회 이상 받은 의료기관

      나. 「의료법」 제66조에 따른 면허자격정지 처분을 5년 동안 2회 이상 받은 의료인이 개설·운영하는 의료기관

   4. 법 제98조에 따른 업무정지 처분 절차가 진행 중이거나 업무정지 처분을 받은 요양기관의 개설자가 개설한 의료기관 또는 약국

② 보건복지부장관은 효율적인 요양급여를 위하여 필요하면 보건복지부령으로 정하는 바에 따라 시설·장비·인력 및 진료과목 등 보건복지부령으로 정하는 기준에 해당하는 요양기관을 전문요양기관으로 인정할 수 있다. 이 경우 해당 전문요양기관에 인정서를 발급하여야 한다.

③ 보건복지부장관은 제2항에 따라 인정받은 요양기관이 다음 각 호의 어느 하나에 해당하는 경우에는 그 인정을 취소한다.

   1. 제2항 전단에 따른 인정기준에 미달하게 된 경우

   2. 제2항 후단에 따라 발급받은 인정서를 반납한 경우

④ 제2항에 따라 전문요양기관으로 인정된 요양기관 또는 「의료법」 제3조의4에 따른 상급종합병원에 대하여는 제41조제3항에 따른 요양급여의 절차 및 제45조에 따른 요양급여비용을 다른 요양기관과 달리 할 수 있다.

⑤ 제1항·제2항 및 제4항에 따른 요양기관은 정당한 이유 없이 요양급여를 거부하지 못한다.

## 요양급여비용의 산정 등(법 제45조)

① 요양급여비용은 공단의 이사장과 대통령령으로 정하는 의약계를 대표하는 사람들의 계약으로 정한다. 이 경우 계약기간은 1년으로 한다.

② 계약이 체결되면 그 계약은 공단과 각 요양기관 사이에 체결된 것으로 본다.

③ 계약은 그 직전 계약기간 만료일이 속하는 **연도의 5월 31일까지** 체결하여야 하며, 그 기한까지 계약이 체결되지 아니하는 경우 보건복지부장관이 그 직전 계약기간 만료일이 속하는 연도의 6월 30일까지 심의위원회의 의결을 거쳐 요양급여비용을 정한다. 이 경우 보건복지부장관이 정하는 요양급여비용은 계약으로 정한 요양급여비용으로 본다.

④ 요양급여비용이 정해지면 보건복지부장관은 그 요양급여비용의 명세를 지체 없이 고시하여야 한다.

⑤ 공단의 이사장은 재정운영위원회의 심의·의결을 거쳐 제1항에 따른 계약을 체결하여야 한다.

⑥ 심사평가원은 공단의 이사장이 제1항에 따른 계약을 체결하기 위하여 필요한 자료를 요청하면 그 요청에 성실히 따라야 한다.

⑦ 계약의 내용과 그 밖에 필요한 사항은 대통령령으로 정한다.

## 요양급여비용의 청구와 지급 등(법 제47조)

① 요양기관은 공단에 요양급여비용의 지급을 청구할 수 있다. 이 경우 제2항에 따른 요양급여비용에 대한 심사청구는 공단에 대한 요양급여비용의 청구로 본다.

② 요양급여비용을 청구하려는 요양기관은 **심사평가원에 요양급여비용의 심사청구를 하여야 하며**, 심사청구를 받은 심사평가원은 이를 심사한 후 지체 없이 그 내용을 공단과 요양기관에 알려야 한다.

③ 심사 내용을 통보받은 공단은 **지체 없이** 그 내용에 따라 요양급여비용을 요양기관에 지급한다. 이 경우 이미 낸 본인일부부담금이 제2항에 따라 통보된 금액보다 더 많으면 요양기관에 지급할 금액에서 더 많이 낸 금액을 공제하여 해당 가입자에게 지급하여야 한다.

④ 공단은 가입자에게 지급하여야 하는 금액을 그 가입자가 내야 하는 보험료와 그 밖에 이 법에 따른 **징수금 (이하 "보험료 등"이라 한다)과 상계(相計)할 수 있다.**

⑤ 공단은 심사평가원이 요양급여의 적정성을 평가하여 공단에 통보하면 그 평가 결과에 따라 요양급여비용을 가산하거나 감액 조정하여 지급한다. 이 경우 평가 결과에 따라 요양급여비용을 가산하거나 감액하여 지급하는 기준은 보건복지부령으로 정한다.

⑥ 요양기관은 심사청구를 다음 각 호의 단체가 대행하게 할 수 있다.

    1. 「의료법」에 따른 의사회·치과의사회·한의사회·조산사회 또는 같은 조 제6항에 따라 신고한 각각의 지부 및 분회

    2. 「의료법」에 따른 의료기관 단체

    3. 「약사법」에 따른 약사회 또는 같은 법 제14조에 따라 신고한 지부 및 분회

⑦ 규정에 따른 요양급여비용의 청구·심사·지급 등의 방법과 절차에 필요한 사항은 보건복지부령으로 정한다.

## 요양비(법 제49조)

① 공단은 가입자나 피부양자가 보건복지부령으로 정하는 긴급하거나 그 밖의 부득이한 사유로 요양기관과 비슷한 기능을 하는 기관으로서 보건복지부령으로 정하는 기관(제98조제1항에 따라 업무정지기간 중인 요양기관을 포함한다. 이하 "준요양기관"이라 한다)에서 질병·부상·출산 등에 대하여 요양을 받거나 요양기관이 아닌 장소에서 출산한 경우에는 그 요양급여에 상당하는 금액을 보건복지부령으로 정하는 바에 따라 가입자나 피부양자에게 요양비로 지급한다.

② 준요양기관은 보건복지부장관이 정하는 요양비 명세서나 요양 명세를 적은 영수증을 요양을 받은 사람에게 내주어야 하며, 요양을 받은 사람은 그 명세서나 영수증을 공단에 제출하여야 한다.

③ 준요양기관은 요양을 받은 가입자나 피부양자의 위임이 있는 경우 공단에 요양비의 지급을 직접 청구할 수 있다. 이 경우 공단은 지급이 청구된 내용의 적정성을 심사하여 준요양기관에 요양비를 지급할 수 있다.

④ 준요양기관의 요양비 지급 청구, 공단의 적정성 심사 등에 필요한 사항은 보건복지부령으로 정한다.

요양비(시행규칙 제23조)

① "보건복지부령으로 정하는 긴급하거나 그 밖의 부득이한 사유"란 다음 각 호의 어느 하나에 해당하는 경우를 말한다.

1. 요양기관을 이용할 수 없거나 요양기관이 없는 경우
2. 만성신부전증 환자가 의사의 처방전에 따라 복막관류액 또는 자동복막투석에 사용되는 소모성 재료를 요양기관 외의 의약품판매업소에서 구입 · 사용한 경우
3. 산소치료를 필요로 하는 환자가 의사의 산소치료 처방전에 따라 보건복지부장관이 정하여 고시하는 방법으로 산소치료를 받는 경우
4. 당뇨병 환자가 의사의 처방전에 따라 혈당검사 또는 인슐린주사에 사용되는 소모성 재료나 당뇨병 관리기기를 요양기관 외의 의료기기판매업소에서 구입 · 사용한 경우
5. 신경인성 방광환자가 의사의 처방전에 따라 자가도뇨에 사용되는 소모성 재료를 요양기관 외의 의료기기판매업소에서 구입 · 사용한 경우
6. 보건복지부장관이 정하여 고시하는 질환이 있는 사람으로서 인공호흡기 또는 기침유발기를 필요로 하는 환자가 의사의 처방전에 따라 인공호흡기 또는 기침유발기를 대여받아 사용하는 경우
7. 수면무호흡증 환자가 의사의 처방전에 따라 양압기(수면 중 좁아진 기도에 지속적으로 공기를 불어 넣어 기도를 확보해 주는 기구를 말한다)를 대여 받아 사용하는 경우

## 부가급여(법 제50조)

공단은 이 법에서 정한 요양급여 외에 대통령령으로 정하는 바에 따라 **임신 · 출산 진료비, 장제비, 상병수당, 그 밖의 급여**를 실시할 수 있다.

부가급여(시행령 제23조)

① 부가급여는 **임신 · 출산(유산 및 사산을 포함**한다. 이하 같다) **진료비**로 한다.
② 임신 · 출산 진료비 지원 대상은 다음 각 호와 같다.

1. 임신 · 출산한 가입자 또는 피부양자
2. 2세 미만인 가입자 또는 피부양자(이하 "2세 미만 영유아"라 한다)의 법정대리인(출산한 가입자 또는 피부양자가 사망한 경우에 한정한다)

③ 공단은 어느 하나에 해당하는 사람에게 다음 각 호의 구분에 따른 비용을 결제할 수 있는 임신 · 출산 진료비 이용권(이하 "이용권"이라 한다)을 발급할 수 있다.

1. 임신 · 출산한 가입자 또는 피부양자의 진료에 드는 비용
2. 임신 · 출산한 가입자 또는 피부양자의 약제 · 치료재료의 구입에 드는 비용
3. 2세 미만 영유아의 진료에 드는 비용
4. 2세 미만 영유아에게 처방된 약제 · 치료재료의 구입에 드는 비용

④ 이용권을 발급받으려는 사람(이하 이 조에서 "신청인"이라 한다)은 보건복지부령으로 정하는 발급 신청서에 제2항 각 호의 어느 하나에 해당한다는 사실을 확인할 수 있는 증명서를 첨부해 공단에 제출해야 한다.
⑤ 이용권 발급 신청을 받은 공단은 신청인이 제2항 각 호의 어느 하나에 해당하는지를 확인한 후 신청인에게 이용권을 발급해야 한다.
⑥ 이용권을 사용할 수 있는 기간은 제5항에 따라 이용권을 발급받은 날부터 다음 각 호의 구분에 따른 날까지로 한다.

1. 임신·출산한 가입자 또는 피부양자 : 출산일(유산 및 사산의 경우 그 해당일)부터 2년이 되는 날
2. 2세 미만 영유아의 법정대리인 : 2세 미만 영유아의 출생일부터 2년이 되는 날
⑦ 이용권으로 결제할 수 있는 금액의 상한은 다음 각 호의 구분에 따른다. 다만, 보건복지부장관이 필요하다고 인정하여 고시하는 경우에는 다음 각 호의 상한을 초과하여 결제할 수 있다.
1. **하나의 태아를 임신·출산한 경우 : 100만원**
2. **둘 이상의 태아를 임신·출산한 경우 : 140만원**
⑧ 규정한 사항 외에 임신·출산 진료비의 지급 절차와 방법, 이용권의 발급과 사용 등에 필요한 사항은 보건복지부령으로 정한다.

## 장애인에 대한 특례(법 제51조)

① 공단은 「장애인복지법」에 따라 등록한 장애인인 가입자 및 피부양자에게는 「장애인·노인 등을 위한 보조기기 지원 및 활용촉진에 관한 법률」에 따른 **보조기기**(이하 이 조에서 "보조기기"라 한다)에 대하여 보험급여를 할 수 있다.
② 장애인인 가입자 또는 피부양자에게 보조기기를 판매한 자는 가입자나 피부양자의 위임이 있는 경우 공단에 보험급여를 직접 청구할 수 있다. 이 경우 공단은 지급이 청구된 내용의 적정성을 심사하여 보조기기를 판매한 자에게 보조기기에 대한 보험급여를 지급할 수 있다.
③ 보조기기에 대한 보험급여의 범위·방법·절차, 제2항에 따른 보조기기 판매업자의 보험급여 청구, 공단의 적정성 심사 및 그 밖에 필요한 사항은 보건복지부령으로 정한다.

## 건강검진(법 제52조)

① 공단은 가입자와 피부양자에 대하여 질병의 조기 발견과 그에 따른 요양급여를 하기 위하여 건강검진을 실시한다.
② 건강검진의 종류 및 대상은 다음 각 호와 같다.
1. 일반건강검진 : 직장가입자, 세대주인 지역가입자, 20세 이상인 지역가입자 및 20세 이상인 피부양자
2. 암검진 : 「암관리법」에 따른 암의 종류별 검진주기와 연령 기준 등에 해당하는 사람
3. 영유아건강검진 : 6세 미만의 가입자 및 피부양자
③ 건강검진의 검진항목은 성별, 연령 등의 특성 및 생애 주기에 맞게 설계되어야 한다.
④ 건강검진의 횟수·절차와 그 밖에 필요한 사항은 대통령령으로 정한다.

### 건강검진(시행령 제25조)
① 건강검진(이하 "건강검진"이라 한다)은 **2년마다 1회 이상** 실시하되, 사무직에 종사하지 않는 직장가입자에 대해서는 **1년에 1회 실시**한다. 다만, 암검진은 「암관리법 시행령」에서 정한 바에 따르며, 영유아 건강검진은 영유아의 나이 등을 고려하여 보건복지부장관이 정하여 고시하는 바에 따라 검진주기와 검진횟수를 다르게 할 수 있다.
② 건강검진은 「건강검진기본법」에 따라 지정된 건강검진기관(이하 "검진기관"이라 한다)에서 실시해야 한다.

③ 공단은 건강검진을 실시하려면 건강검진의 실시에 관한 사항을 다음 각 호의 구분에 따라 통보해야 한다.
  1. 일반건강검진 및 암검진 : 직장가입자에게 실시하는 건강검진의 경우에는 해당 사용자에게, 직장가입자의 피부양자 및 지역가입자에게 실시하는 건강검진의 경우에는 검진을 받는 사람에게 통보
  2. 영유아건강검진 : 직장가입자의 피부양자인 영유아에게 실시하는 건강검진의 경우에는 그 직장가입자에게, 지역가입자인 영유아에게 실시하는 건강검진의 경우에는 해당 세대주에게 통보
④ 건강검진을 실시한 검진기관은 공단에 건강검진의 결과를 통보해야 하며, 공단은 이를 건강검진을 받은 사람에게 통보해야 한다. 다만, 검진기관이 건강검진을 받은 사람에게 직접 통보한 경우에는 공단은 그 통보를 생략할 수 있다.
⑤ 건강검진의 검사항목, 방법, 그에 드는 비용, 건강검진 결과 등의 통보 절차, 그 밖에 건강검진을 실시하는 데 필요한 사항은 보건복지부장관이 정하여 고시한다.

## 급여의 제한(법 제53조)

① 공단은 보험급여를 받을 수 있는 사람이 다음 각 호의 어느 하나에 해당하면 보험급여를 하지 아니한다.
  1. **고의 또는 중대한 과실로 인한 범죄행위에 그 원인이 있거나 고의로 사고를 일으킨 경우**
  2. **고의 또는 중대한 과실로 공단이나 요양기관의 요양에 관한 지시에 따르지 아니한 경우**
  3. **고의 또는 중대한 과실로 제55조에 따른 문서와 그 밖의 물건의 제출을 거부하거나 질문 또는 진단을 기피한 경우**
  4. **업무 또는 공무로 생긴 질병·부상·재해로 다른 법령에 따른 보험급여나 보상(報償) 또는 보상(補償)을 받게 되는 경우**
② 공단은 보험급여를 받을 수 있는 사람이 다른 법령에 따라 국가나 지방자치단체로부터 보험급여에 상당하는 급여를 받거나 보험급여에 상당하는 비용을 지급받게 되는 경우에는 그 한도에서 보험급여를 하지 아니한다.
③ 공단은 가입자가 대통령령으로 정하는 기간 이상 다음 각 호의 보험료를 체납한 경우 그 체납한 보험료를 완납할 때까지 그 가입자 및 피부양자에 대하여 보험급여를 실시하지 아니할 수 있다. 다만, 월별 보험료의 총체납횟수(이미 납부된 체납보험료는 총체납횟수에서 제외하며, 보험료의 체납기간은 고려하지 아니한다)가 대통령령으로 정하는 횟수 미만이거나 가입자 및 피부양자의 소득·재산 등이 대통령령으로 정하는 기준 미만인 경우에는 그러하지 아니하다.
  1. 소득월액보험료
  2. 세대단위의 보험료
④ 공단은 납부의무를 부담하는 사용자가 보수월액보험료를 체납한 경우에는 그 체납에 대하여 직장가입자 본인에게 귀책사유가 있는 경우에 한하여 제3항의 규정을 적용한다. 이 경우 해당 직장가입자의 피부양자에게도 제3항의 규정을 적용한다.
⑤ 제3항 및 제4항에도 불구하고 공단으로부터 분할납부 승인을 받고 그 승인된 보험료를 1회 이상 낸 경우에는 보험급여를 할 수 있다. 다만, 제82조에 따른 분할납부 승인을 받은 사람이 정당한 사유 없이 5회(같은 조 제1항에 따라 승인받은 분할납부 횟수가 5회 미만인 경우에는 해당 분할납부 횟수를 말한다. 이하 이 조에서 같다) 이상 그 승인된 보험료를 내지 아니한 경우에는 그러하지 아니하다.

⑥ 보험급여를 하지 아니하는 기간(이하 이 항에서 "급여제한기간"이라 한다)에 받은 보험급여는 다음 각 호의 어느 하나에 해당하는 경우에만 보험급여로 인정한다.

1. 공단이 급여제한기간에 보험급여를 받은 사실이 있음을 가입자에게 통지한 날부터 2개월이 지난 날이 속한 달의 납부기한 이내에 체납된 보험료를 완납한 경우

2. 공단이 급여제한기간에 보험급여를 받은 사실이 있음을 가입자에게 통지한 날부터 2개월이 지난 날이 속한 달의 납부기한 이내에 제82조에 따라 분할납부 승인을 받은 체납보험료를 1회 이상 낸 경우. 다만, 제82조에 따른 분할납부 승인을 받은 사람이 정당한 사유 없이 5회 이상 그 승인된 보험료를 내지 아니한 경우에는 그러하지 아니하다.

## 급여의 정지(법 제54조)

보험급여를 받을 수 있는 사람이 다음 각 호의 어느 하나에 해당하면 그 기간에는 보험급여를 하지 아니한다. 다만, 제3호 및 제4호의 경우에는 제60조에 따른 요양급여를 실시한다.

1. **국외에 체류하는 경우**
2. **현역병, 전환복무자, 군간후보생에 해당하게 된 경우**
3. **교도소, 그 밖에 이에 준하는 시설에 수용되어 있는 경우**

## 구상권(법 제58조)

① 공단은 제3자의 행위로 보험급여사유가 생겨 가입자 또는 피부양자에게 보험급여를 한 경우에는 그 급여에 들어간 비용 한도에서 그 제3자에게 손해배상을 청구할 권리를 얻는다.

② 보험급여를 받은 사람이 제3자로부터 이미 손해배상을 받은 경우에는 공단은 그 배상액 한도에서 보험급여를 하지 아니한다.

# 출제유형문제 ➕ 최다빈출문제

**01** 국민건강보험법에 따라 요양기관에 속하는 것은?

❶ 지역보건법에 따른 보건의료원
② 약사법에 따라 등록된 의료기관
③ 지역보건법에 따라 개설된 부속 의료기관
④ 농어촌 등 보건의료를 위한 특별조치법에 따른 약국
⑤ 사회복지사업법에 따라 사회복지시설에 수용된 자의 진료를 주된 목적으로 개설한 의료기관

**해설**
**요양기관(법 제42조)**
① 요양급여(간호와 이송은 제외한다)는 다음 각 호의 요양기관에서 실시한다. 이 경우 보건복지부장관은 공익이나 국가정책에 비추어 요양기관으로 적합하지 아니한 대통령령으로 정하는 의료기관 등은 요양기관에서 제외할 수 있다.
　1. 「의료법」에 따라 개설된 의료기관
　2. 「약사법」에 따라 등록된 약국
　3. 「약사법」 제91조에 따라 설립된 한국희귀·필수의약품센터
　4. 「지역보건법」에 따른 보건소·보건의료원 및 보건지소
　5. 「농어촌 등 보건의료를 위한 특별조치법」에 따라 설치된 보건진료소

**02** 요양비 지급에 대한 설명으로 옳은 것은?

① 긴급한 사유로 구급차에서 출산을 할 때에는 보험급여를 받을 수 없다.
② 요양을 실시한 기관은 요양을 받은 자에게 영수증을 교부하지 않아도 된다.
③ 업무정지기간 중인 요양기관에서 요양을 받은 경우 요양비를 받을 수 없다.
④ 요양을 받은 사람은 그 명세서나 영수증을 건강보험심사평가원에 제출하여야 한다.
❺ 긴급하거나 기타 부득이한 사유로 요양기관과 유사한 기능을 수행하는 기관에서 요양을 받을 경우 요양비를 지급하여야 한다.

**해설**
**요양비(법 제49조)**
① 공단은 가입자나 피부양자가 보건복지부령으로 정하는 긴급하거나 그 밖의 부득이한 사유로 요양기관과 비슷한 기능을 하는 기관으로서 보건복지부령으로 정하는 기관(제98조제1항에 따라 업무정지기간 중인 요양기관을 포함한다. 이하 "준요양기관"이라 한다)에서 질병·부상·출산 등에 대하여 요양을 받거나 요양기관이 아닌 장소에서 출산한 경우에는 그 요양급여에 상당하는 금액을 보건복지부령으로 정하는 바에 따라 가입자나 피부양자에게 요양비로 지급한다.
② 준요양기관은 보건복지부장관이 정하는 요양비 명세서나 요양 명세를 적은 영수증을 요양을 받은 사람에게 내주어야 하며, 요양을 받은 사람은 그 명세서나 영수증을 공단에 제출하여야 한다.
③ 준요양기관은 요양을 받은 가입자나 피부양자의 위임이 있는 경우 공단에 요양비의 지급을 직접 청구할 수 있다. 이 경우 공단은 지급이 청구된 내용의 적정성을 심사하여 준요양기관에 요양비를 지급할 수 있다.
④ 준요양기관의 요양비 지급 청구, 공단의 적정성 심사 등에 필요한 사항은 보건복지부령으로 정한다.

**03** 산모가 요양기관 이외의 장소에서 출산하였을 때 받을 수 있는 보험급여는?

❶ 요양비      ② 요양급여

③ 부가급여      ④ 상병수당

⑤ 출산진료비

해설

**요양비(법 제49조)**

① 공단은 가입자나 피부양자가 보건복지부령으로 정하는 긴급하거나 그 밖의 부득이한 사유로 요양기관과 비슷한 기능을 하는 기관으로서 보건복지부령으로 정하는 기관(제98조제1항에 따라 업무정지기간 중인 요양기관을 포함한다. 이하 "준요양기관"이라 한다)에서 질병·부상·출산 등에 대하여 요양을 받거나 요양기관이 아닌 장소에서 출산한 경우에는 그 요양급여에 상당하는 금액을 보건복지부령으로 정하는 바에 따라 가입자나 피부양자에게 요양비로 지급한다.

**04** 다음 중 부가급여에 해당하는 것은?

① 약제비      ② 입원비

❸ 장제비      ④ 이송비

⑤ 수술비

해설

**부가급여(법 제50조)**

공단은 이 법에서 정한 요양급여 외에 대통령령으로 정하는 바에 따라 임신·출산 진료비, 장제비, 상병수당, 그 밖의 급여를 실시할 수 있다.

**05** 국민건강보험법에 의해 보험급여를 받을 수 있는 사항이 아닌 것은?

① 재 활
② 출 산
③ 질 병
④ 부상 예방
❺ 치아미용치료

해설
**목적(법 제1조)**
이 법은 국민의 질병·부상에 대한 예방·진단·치료·재활과 출산·사망 및 건강증진에 대하여 보험급여를 실시함으로써 국민보건 향상과 사회보장 증진에 이바지함을 목적으로 한다.

**06** 다음 중 보험급여를 받을 수 있는 경우는?

① 범죄행위에 그 원인이 있거나 고의로 사고를 일으킨 때
② 고의로 요양기관의 요양에 관한 지시를 따르지 않은 때
❸ 직장가입자의 피부양자가 요양기관이 아닌 곳에서 출산하게 된 때
④ 고의로 보험급여에 관한 문서와 그 밖의 물건을 제출하라는 지시에 따르지 않은 때
⑤ 업무 또는 공무로 생긴 질병, 부상, 재해로 인하여 다른 법령에 따른 보험급여를 받게 될 때

해설
**급여의 제한(법 제53조)**
① 공단은 보험급여를 받을 수 있는 사람이 다음 각 호의 어느 하나에 해당하면 보험급여를 하지 아니한다.
  1. 고의 또는 중대한 과실로 인한 범죄행위에 그 원인이 있거나 고의로 사고를 일으킨 경우
  2. 고의 또는 중대한 과실로 공단이나 요양기관의 요양에 관한 지시에 따르지 아니한 경우
  3. 고의 또는 중대한 과실로 제55조에 따른 문서와 그 밖의 물건의 제출을 거부하거나 질문 또는 진단을 기피한 경우
  4. 업무 또는 공무로 생긴 질병·부상·재해로 다른 법령에 따른 보험급여나 보상(報償) 또는 보상(補償)을 받게 되는 경우

# 제 4 장

# 건강보험심사평가원

## 설립(법 제62조)

요양급여비용을 심사하고 요양급여의 적정성을 평가하기 위하여 건강보험심사평가원을 설립한다.

## 업무 등(법 제63조)

① 심사평가원은 다음 각 호의 업무를 관장한다.

1. **요양급여비용의 심사**
2. **요양급여의 적정성 평가**
3. **심사기준 및 평가기준의 개발**
4. **제1호부터 제3호까지의 규정에 따른 업무와 관련된 조사연구 및 국제협력**
5. **다른 법률에 따라 지급되는 급여비용의 심사 또는 의료의 적정성 평가에 관하여 위탁받은 업무**
6. 그 밖에 이 법 또는 다른 법령에 따라 위탁받은 업무
7. **건강보험과 관련하여 보건복지부장관이 필요하다고 인정한 업무**
8. **그 밖에 보험급여 비용의 심사와 보험급여의 적정성 평가와 관련하여 대통령령으로 정하는 업무**

② 요양급여의 적정성 평가의 기준·절차·방법 등에 필요한 사항은 보건복지부장관이 정하여 고시한다.

**01** 보험급여 지급이 제한되는 이유는?

① 제왕절개 분만
② 실수로 인한 화상
③ 낙상으로 인한 골절
❹ 자살시도로 인한 약물중독
⑤ 일상생활에 제한을 주는 질환

**해설**

요양급여(법 제41조)

① 가입자와 피부양자의 질병, 부상, 출산 등에 대하여 다음 각 호의 요양급여를 실시한다.
　1. 진찰·검사
　2. 약제(藥劑)·치료재료의 지급
　3. 처치·수술 및 그 밖의 치료
　4. 예방·재활
　5. 입 원
　6. 간 호
　7. 이송(移送)
② 제1항에 따른 요양급여(이하 "요양급여"라 한다)의 범위(이하 "요양급여대상"이라 한다)는 다음 각 호와 같다.
　1. 제1항 각 호의 요양급여(제1항제2호의 약제는 제외한다) : 제4항에 따라 보건복지부장관이 비급여대상으로 정한 것을 제외한 일체의 것
　2. 제1항제2호의 약제 : 제41조의3에 따라 요양급여대상으로 보건복지부장관이 결정하여 고시한 것
③ 요양급여의 방법·절차·범위·상한 등의 기준은 보건복지부령으로 정한다.
④ 보건복지부장관은 제3항에 따라 요양급여의 기준을 정할 때 업무나 일상생활에 지장이 없는 질환에 대한 치료 등 보건복지부령으로 정하는 사항은 요양급여대상에서 제외되는 사항(이하 "비급여대상"이라 한다)으로 정할 수 있다.

**02** 요양급여비용의 청구에 대한 심사를 주로 하는 기관은?

① 보건소
② 보건복지부차관
③ 국민건강보험공단
❹ 건강보험심사평가원
⑤ 보험심사청구위원회

**해설**

업무 등(법 제63조)

① 심사평가원은 다음 각 호의 업무를 관장한다.
　1. 요양급여비용의 심사
　2. 요양급여의 적정성 평가
　3. 심사기준 및 평가기준의 개발
　4. 제1호부터 제3호까지의 규정에 따른 업무와 관련된 조사연구 및 국제협력
　5. 다른 법률에 따라 지급되는 급여비용의 심사 또는 의료의 적정성 평가에 관하여 위탁받은 업무
　6. 그 밖에 이 법 또는 다른 법령에 따라 위탁받은 업무
　7. 건강보험과 관련하여 보건복지부장관이 필요하다고 인정한 업무
　8. 그 밖에 보험급여 비용의 심사와 보험급여의 적정성 평가와 관련하여 대통령령으로 정하는 업무
② 요양급여의 적정성 평가의 기준·절차·방법 등에 필요한 사항은 보건복지부장관이 정하여 고시한다.

**03** 건강보험심사평가원의 업무로 알맞은 것은?

① 가입자의 자격 관리

② 보험료의 부과·징수

③ 보험급여 비용의 지급

❹ 심사기준 및 평가기준의 개발

⑤ 가입자의 건강 유지와 증진을 위한 사업

해설

**업무 등(법 제63조)**

① 심사평가원은 다음 각 호의 업무를 관장한다.

1. 요양급여비용의 심사

2. 요양급여의 적정성 평가

3. 심사기준 및 평가기준의 개발

4. 제1호부터 제3호까지의 규정에 따른 업무와 관련된 조사연구 및 국제협력

5. 다른 법률에 따라 지급되는 급여비용의 심사 또는 의료의 적정성 평가에 관하여 위탁받은 업무

6. 그 밖에 이 법 또는 다른 법령에 따라 위탁받은 업무

7. 건강보험과 관련하여 보건복지부장관이 필요하다고 인정한 업무

8. 그 밖에 보험급여 비용의 심사와 보험급여의 적정성 평가와 관련하여 대통령령으로 정하는 업무

② 요양급여의 적정성 평가의 기준·절차·방법 등에 필요한 사항은 보건복지부장관이 정하여 고시한다.

**04** 건강보험심사평가원의 업무에 해당하는 것은?

① 요양급여 비용의 계약

② 보험급여 비용의 지급

③ 보험료 및 징수금의 부과

④ 건강보험가입자의 자격 평가

❺ 요양급여의 적정성에 대한 평가

해설

**업무 등(법 제63조)**

① 심사평가원은 다음 각 호의 업무를 관장한다.

1. 요양급여비용의 심사

2. 요양급여의 적정성 평가

3. 심사기준 및 평가기준의 개발

4. 제1호부터 제3호까지의 규정에 따른 업무와 관련된 조사연구 및 국제협력

5. 다른 법률에 따라 지급되는 급여비용의 심사 또는 의료의 적정성 평가에 관하여 위탁받은 업무

6. 그 밖에 이 법 또는 다른 법령에 따라 위탁받은 업무

7. 건강보험과 관련하여 보건복지부장관이 필요하다고 인정한 업무

8. 그 밖에 보험급여 비용의 심사와 보험급여의 적정성 평가와 관련하여 대통령령으로 정하는 업무

② 요양급여의 적정성 평가의 기준·절차·방법 등에 필요한 사항은 보건복지부장관이 정하여 고시한다.

# 제 5 장

# 보험료

## 보험료(법 제69조)

① 공단은 건강보험사업에 드는 비용에 충당하기 위하여 **보험료의 납부의무자로부터 보험료를 징수**한다.

② 보험료는 가입자의 자격을 취득한 날이 속하는 달의 다음 달부터 가입자의 자격을 잃은 날의 전날이 속하는 달까지 징수한다. 다만, 가입자의 자격을 **매월 1일에 취득한 경우** 또는 건강보험 적용 신청으로 **가입자의 자격을 취득하는 경우에는 그 달부터 징수한다.**

③ 보험료를 징수할 때 가입자의 자격이 변동된 경우에는 변동된 날이 속하는 달의 보험료는 변동되기 전의 자격을 기준으로 징수한다. 다만, 가입자의 자격이 매월 1일에 변동된 경우에는 변동된 자격을 기준으로 징수한다.

④ 직장가입자의 월별 보험료액은 다음 각 호에 따라 산정한 금액으로 한다.

　1. 보수월액보험료 : **보수월액에 보험료율을 곱하여 얻은 금액**

　2. 소득월액보험료 : **소득월액에 보험료율을 곱하여 얻은 금액**

⑤ 지역가입자의 월별 보험료액은 세대 단위로 산정하되, 지역가입자가 속한 세대의 월별 **보험료액은 산정한 보험료부과점수에 보험료부과점수당 금액을 곱한 금액**으로 한다.

⑥ 월별 보험료액은 가입자의 보험료 평균액의 일정비율에 해당하는 금액을 고려하여 대통령령으로 정하는 기준에 따라 상한 및 하한을 정한다.

## 보험료 부과점수(법 제72조)

① 보험료부과점수는 **지역가입자의 소득 및 재산을 기준**으로 산정한다.

② 보험료부과점수의 산정방법과 산정기준을 정할 때 법령에 따라 재산권의 행사가 제한되는 재산에 대하여는 다른 재산과 달리 정할 수 있다.

③ 보험료부과점수의 산정방법·산정기준 등에 필요한 사항은 대통령령으로 정한다.

## 보험료의 면제(법 제74조)

① 공단은 직장가입자가 제54조제2호부터 제4호까지의 어느 하나에 해당하는 경우(**같은 조 제2호에 해당하는 경우에는 1개월 이상의 기간으로서 대통령령으로 정하는 기간 이상 국외에 체류하는 경우에 한정**한다. 이하 이 조에서 같다) 그 가입자의 보험료를 면제한다. 다만, 제54조제2호에 해당하는 직장가입자의 경우에는 국내에 거주하는 피부양자가 없을 때에만 보험료를 면제한다.

② 지역가입자가 제54조제2호부터 제4호까지의 어느 하나에 해당하면 그 가입자가 속한 세대의 보험료를 산정할 때 그 가입자의 제72조에 따른 보험료부과점수를 제외한다.

③ 보험료의 면제나 제2항에 따라 보험료의 산정에서 제외되는 보험료부과점수에 대하여는 제54조제2호부터 제4호까지의 어느 하나에 해당하는 급여정지 사유가 생긴 날이 속하는 달의 다음 달부터 사유가 없어진 날이 속하는 달까지 적용한다. 다만, 다음 각 호의 어느 하나에 해당하는 경우에는 그 달의 보험료를 면제하지 아니하거나 보험료의 산정에서 보험료부과점수를 제외하지 아니한다.

1. 급여정지 사유가 매월 1일에 없어진 경우

2. 제54조제2호에 해당하는 가입자 또는 그 피부양자가 국내에 입국하여 입국일이 속하는 달에 보험급여를 받고 그 달에 출국하는 경우

## 보험료의 경감 등(법 제75조)

① 다음 각 호의 어느 하나에 해당하는 가입자 중 보건복지부령으로 정하는 가입자에 대하여는 **그 가입자 또는 그 가입자가 속한 세대의 보험료의 일부를 경감**할 수 있다.

1. 섬·벽지(僻地)·농어촌 등 대통령령으로 정하는 지역에 거주하는 사람

2. 65세 이상인 사람

3. 장애인

4. 국가유공자

5. 휴직자

6. 그 밖에 생활이 어렵거나 천재지변 등의 사유로 보험료를 경감할 필요가 있다고 보건복지부장관이 정하여 고시하는 사람

② 보험료 납부의무자가 다음 각 호의 어느 하나에 해당하는 경우에는 대통령령으로 정하는 바에 따라 **보험료를 감액하는 등 재산상의 이익**을 제공할 수 있다.

1. 보험료의 납입 고지를 전자문서로 받는 경우

2. 보험료를 계좌 또는 신용카드 자동이체의 방법으로 내는 경우

③ 보험료 경감의 방법·절차 등에 필요한 사항은 보건복지부장관이 정하여 고시한다.

## 고액·상습체납자의 인적사항 공개(법 제83조)

① 공단은 이 법에 따른 납부기한의 다음 날부터 **1년이 경과한 보험료, 연체금과 체납처분비**(제84조에 따라 결손처분한 보험료, 연체금과 체납처분비로서 징수권 소멸시효가 완성되지 아니한 것을 포함한다)의 총액이 **1천만원 이상**인 체납자가 납부능력이 있음에도 불구하고 체납한 경우 그 인적사항·체납액 등(이하 이 조에서 "인적사항 등"이라 한다)을 공개할 수 있다. 다만, 체납된 보험료, 연체금과 체납처분비와 관련하여 제87조에 따른 이의신청, 제88조에 따른 심판청구가 제기되거나 행정소송이 계류 중인 경우 또는 그 밖에 체납된 금액의 일부 납부 등 대통령령으로 정하는 사유가 있는 경우에는 그러하지 아니하다.

② 체납자의 인적사항 등에 대한 공개 여부를 심의하기 위하여 공단에 보험료정보공개심의위원회를 둔다.

③ 공단은 보험료정보공개심의위원회의 심의를 거친 인적사항 등의 공개대상자에게 공개대상자임을 **서면으로 통지**하여 소명의 기회를 부여하여야 하며, 통지일부터 6개월이 경과한 후 체납액의 납부이행 등을 감안하여 공개대상자를 선정한다.

④ 체납자 인적사항 등의 공개는 관보에 게재하거나 공단 인터넷 홈페이지에 게시하는 방법에 따른다.

⑤ 규정에 따른 체납자 인적사항 등의 공개와 관련한 납부능력의 기준, 공개절차 및 위원회의 구성·운영 등에 필요한 사항은 대통령령으로 정한다.

## 보험료 등의 충당과 환급(법 제86조)

① 공단은 납부의무자가 보험료 등·연체금 또는 체납처분비로 낸 금액 중 과오납부(過誤納付)한 금액이 있으면 대통령령으로 정하는 바에 따라 그 과오납금을 보험료 등·연체금 또는 체납처분비에 우선 충당하여야 한다.

② 공단은 충당하고 남은 금액이 있는 경우 대통령령으로 정하는 바에 따라 납부의무자에게 환급하여야 한다.

③ 과오납금에 대통령령으로 정하는 이자를 가산하여야 한다.

**01** 직장가입자의 월별 보험료를 결정하는 기준은?

① 재산총액

❷ 보수월액

③ 연간총수입

④ 비과세소득

⑤ 표준소득액

해설

보험료(법 제69조)

④ 직장가입자의 월별 보험료액은 다음 각 호에 따라 산정한 금액으로 한다.

　1. 보수월액보험료 : 보수월액에 보험료율을 곱하여 얻은 금액

　2. 소득월액보험료 : 소득월액에 보험료율을 곱하여 얻은 금액

**02** 국민건강보험의 보험료 경감을 받을 수 없는 자는?

❶ 퇴직자

② 휴직자

③ 65세인 자

④ 국가유공자

⑤ 대통령령으로 정하는 농어촌에 거주하는 자

해설

보험료의 경감 등(법 제75조)

① 다음 각 호의 어느 하나에 해당하는 가입자 중 보건복지부령으로 정하는 가입자에 대하여는 그 가입자 또는 그 가입자가 속한 세대의 보험료의 일부를 경감할 수 있다.

　1. 섬·벽지(僻地)·농어촌 등 대통령령으로 정하는 지역에 거주하는 사람

　2. 65세 이상인 사람

　3. 「장애인복지법」에 따라 등록한 장애인

　4. 「국가유공자 등 예우 및 지원에 관한 법률」에 따른 국가유공자

　5. 휴직자

　6. 그 밖에 생활이 어렵거나 천재지변 등의 사유로 보험료를 경감할 필요가 있다고 보건복지부장관이 정하여 고시하는 사람

# 제 6 장

# 이의신청 및 심판청구 등

## 이의신청(법 제87조)

① 가입자 및 피부양자의 자격, 보험료 등, 보험급여, 보험급여 비용에 관한 공단의 처분에 이의가 있는 자는 **공단에 이의신청**을 할 수 있다.

② 요양급여비용 및 요양급여의 적정성 평가 등에 관한 심사평가원의 처분에 이의가 있는 **공단, 요양기관 또는 그 밖의 자는 심사평가원에 이의신청을 할 수 있다.**

③ 이의신청(이하 "이의신청"이라 한다)은 처분이 있음을 안 날부터 **90일 이내**에 문서(전자문서를 포함한다)로 하여야 하며 처분이 있은 날부터 **180일을 지나면** 제기하지 못한다. 다만, 정당한 사유로 그 기간에 이의신청을 할 수 없었음을 소명한 경우에는 그러하지 아니하다.

④ 요양기관이 심사평가원의 확인에 대하여 이의신청을 하려면 같은 조 제2항에 따라 통보받은 날부터 **30일 이내**에 하여야 한다.

⑤ 규정한 사항 외에 이의신청의 방법·결정 및 그 결정의 통지 등에 필요한 사항은 대통령령으로 정한다.

## 심판청구(법 제88조)

① **이의신청에 대한 결정에 불복하는 자는 제89조에 따른 건강보험분쟁조정위원회에 심판청구**를 할 수 있다. 이 경우 심판청구의 제기기간 및 제기방법에 관하여는 제87조제3항을 준용한다.

② 심판청구를 하려는 자는 대통령령으로 정하는 심판청구서를 제87조제1항 또는 제2항에 따른 처분을 한 공단 또는 심사평가원에 제출하거나 제89조에 따른 건강보험분쟁조정위원회에 제출하여야 한다.

③ 규정한 사항 외에 심판청구의 절차·방법·결정 및 그 결정의 통지 등에 필요한 사항은 대통령령으로 정한다.

## 건강보험분쟁조정위원회(법 제89조)

① 심판청구를 심리·의결하기 위하여 보건복지부에 **건강보험분쟁조정위원회(이하 "분쟁조정위원회"라 한다)를 둔다.**

② 분쟁조정위원회는 위원장을 포함하여 60명 이내의 위원으로 구성하고, 위원장을 제외한 위원 중 1명은 당연직위원으로 한다. 이 경우 공무원이 아닌 위원이 전체 위원의 과반수가 되도록 하여야 한다.

③ 분쟁조정위원회의 회의는 위원장, 당연직위원 및 위원장이 매 회의마다 지정하는 7명의 위원을 포함하여 총 9명으로 구성하되, 공무원이 아닌 위원이 과반수가 되도록 하여야 한다.

④ 분쟁조정위원회는 제3항에 따른 구성원 과반수의 출석과 출석위원 과반수의 찬성으로 의결한다.

⑤ 분쟁조정위원회를 실무적으로 지원하기 위하여 분쟁조정위원회에 사무국을 둔다.

⑥ 규정한 사항 외에 분쟁조정위원회 및 사무국의 구성 및 운영 등에 필요한 사항은 대통령령으로 정한다.

⑦ 분쟁조정위원회의 위원 중 공무원이 아닌 사람은 「형법」 제129조부터 제132조까지의 규정을 적용할 때 공무원으로 본다.

## 행정소송(법 제90조)

공단 또는 심사평가원의 처분에 이의가 있는 자와 제87조에 따른 이의신청 또는 제88조에 따른 심판청구에 대한 결정에 불복하는 자는 「행정소송법」에서 정하는 바에 따라 행정소송을 제기할 수 있다.

**01** 국민건강보험 요양급여의 적정성 평가에 대한 이의 신청을 받은 기관은?

① 보건복지부
② 분쟁조정위원회
③ 국민건강보험공단
❹ 건강보험심사평가원
⑤ 건강보험분쟁조정위원회

해설
**이의신청(법 제87조)**
① 가입자 및 피부양자의 자격, 보험료 등, 보험급여, 보험급여 비용에 관한 공단의 처분에 이의가 있는 자는 공단에 이의신청을 할 수 있다.
② 요양급여비용 및 요양급여의 적정성 평가 등에 관한 심사평가원의 처분에 이의가 있는 공단, 요양기관 또는 그 밖의 자는 심사평가원에 이의신청을 할 수 있다.

**02** 건강보험분쟁조정위원회에 대한 설명으로 옳은 것은?

① 분쟁조정위원회의 회의는 총 10명으로 구성한다.
② 분쟁조정위원회는 50명 이내의 위원으로 구성한다.
③ 분쟁조정위원회의 위원장을 제외한 위원 중 2명은 당연직위원으로 한다.
❹ 분쟁조정위원회를 실무적으로 지원하기 위하여 분쟁조정위원회에 사무국을 둔다.
⑤ 심판청구를 심리·의결하기 위하여 건강보험심사평가원에 건강보험분쟁조정위원회를 둔다.

해설
**건강보험분쟁조정위원회(법 제89조)**
① 심판청구를 심리·의결하기 위하여 보건복지부에 건강보험분쟁조정위원회(이하 "분쟁조정위원회"라 한다)를 둔다.
② 분쟁조정위원회는 위원장을 포함하여 60명 이내의 위원으로 구성하고, 위원장을 제외한 위원 중 1명은 당연직위원으로 한다. 이 경우 공무원이 아닌 위원이 전체 위원의 과반수가 되도록 하여야 한다.
③ 분쟁조정위원회의 회의는 위원장, 당연직위원 및 위원장이 매 회의마다 지정하는 7명의 위원을 포함하여 총 9명으로 구성하되, 공무원이 아닌 위원이 과반수가 되도록 하여야 한다.
④ 분쟁조정위원회는 제3항에 따른 구성원 과반수의 출석과 출석위원 과반수의 찬성으로 의결한다.
⑤ 분쟁조정위원회를 실무적으로 지원하기 위하여 분쟁조정위원회에 사무국을 둔다.

# MEMO

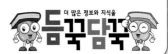

6

# 지역보건법

간호사 국가고시
# 보건의약관계법규

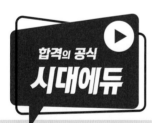

# 제 1 장

# 지역보건의료계획의 수립 · 시행

## 지역보건의료계획의 수립 등(법 제7조)

① 특별시장 · 광역시장 · 도지사(이하 "시 · 도지사"라 한다) 또는 특별자치시장 · 특별자치도지사 · 시장 · 군수 · 구청장(구청장은 자치구의 구청장을 말하며, 이하 "시장 · 군수 · 구청장"이라 한다)은 지역주민의 건강증진을 위하여 다음 각 호의 사항이 포함된 지역보건의료계획을 **4년마다 수립**하여야 한다.

1. **보건의료 수요의 측정**
2. 지역보건의료서비스에 관한 장기 · 단기 **공급대책**
3. 인력 · 조직 · 재정 등 **보건의료자원**의 조달 및 관리
4. 지역보건의료서비스의 제공을 위한 **전달체계 구성 방안**
5. 지역보건의료에 관련된 **통계**의 수집 및 정리

---

**지역보건의료계획의 세부 내용(시행령 제4조)**

① 특별시장 · 광역시장 · 도지사(이하 "시 · 도지사"라 한다) 및 특별자치시장 · 특별자치도지사는 법 제7조제1항에 따라 수립하는 지역보건의료계획(이하 "지역보건의료계획"이라 한다)에 다음 각 호의 내용을 포함시켜야 한다.

1. 지역보건의료계획의 달성 목표
2. 지역현황과 전망
3. 지역보건의료기관과 보건의료 관련 기관 · 단체 간의 기능 분담 및 발전 방향
4. 보건소의 기능 및 업무의 추진계획과 추진현황
5. 지역보건의료기관의 인력 · 시설 등 자원 확충 및 정비 계획
6. 취약계층의 건강관리 및 지역주민의 건강 상태 격차 해소를 위한 추진계획
7. 지역보건의료와 사회복지사업 사이의 연계성 확보 계획
8. 의료기관의 병상(病床)의 수요 · 공급
9. 정신질환 등의 치료를 위한 전문치료시설의 수요 · 공급
10. 특별자치시 · 특별자치도 · 시 · 군 · 구(구는 자치구를 말하며, 이하 "시 · 군 · 구"라 한다) 지역보건의료기관의 설치 · 운영 지원
11. 시 · 군 · 구 지역보건의료기관 인력의 교육훈련
12. 지역보건의료기관과 보건의료 관련 기관 · 단체 간의 협력 · 연계
13. 그 밖에 시 · 도지사 및 특별자치시장 · 특별자치도지사가 지역보건의료계획을 수립함에 있어서 필요하다고 인정하는 사항

② 시장 · 군수 · 구청장(구청장은 자치구의 구청장을 말한다. 이하 같다)은 지역보건의료계획에 다음 각 호의 내용을 포함시켜야 한다.

1. 제1항제1호부터 제7호까지의 내용
2. 그 밖에 시장 · 군수 · 구청장이 지역보건의료계획을 수립함에 있어서 필요하다고 인정하는 사항

---

② **시·도지사 또는 시장·군수·구청장**은 매년 제1항에 따른 **지역보건의료계획에 따라 연차별 시행계획을 수립**하여야 한다.

③ **시장·군수·구청장**(특별자치시장·특별자치도지사는 제외한다. 이하 이 조에서 같다)은 해당 **시·군·구**(특별자치시·특별자치도는 제외한다. 이하 이 조에서 같다) 위원회의 심의를 거쳐 지역보건의료계획(연차별 시행계획을 포함한다. 이하 이 조에서 같다)을 수립한 후 해당 시·군·구의회에 보고하고 **시·도지사에게 제출**하여야 한다.

④ 특별자치시장·특별자치도지사 및 제3항에 따라 관할 시·군·구의 지역보건의료계획을 받은 **시·도지사**는 해당 위원회의 심의를 거쳐 **시·도(특별자치시·특별자치도를 포함한다. 이하 이 조에서 같다)의 지역보건의료계획을 수립**한 후 해당 시·도의회에 보고하고 보건복지부장관에게 제출하여야 한다.

⑤ 지역보건의료계획은「사회보장기본법」에 따른 사회보장 기본계획,「사회보장급여의 이용·제공 및 수급권자 발굴에 관한 법률」에 따른 지역사회보장계획 및「국민건강증진법」에 따른 **국민건강증진종합계획과 연계**되도록 하여야 한다.

⑥ 특별자치시장·특별자치도지사, 시·도지사 또는 시장·군수·구청장은 지역보건의료계획을 수립하는 데에 필요하다고 인정하는 경우에는 보건의료 관련 기관·단체, 학교, 직장 등에 중복·유사 사업의 조정 등에 관한 의견을 듣거나 자료의 제공 및 협력을 요청할 수 있다. 이 경우 요청을 받은 해당 기관은 정당한 사유가 없으면 그 요청에 협조하여야 한다.

⑦ 지역보건의료계획의 내용에 관하여 필요하다고 인정하는 경우 **보건복지부장관은 특별자치시장·특별자치도지사 또는 시·도지사에게, 시·도지사는 시장·군수·구청장**에게 각각 보건복지부령으로 정하는 바에 따라 그 **조정을 권고**할 수 있다.

⑧ 규정한 사항 외에 지역보건의료계획의 세부 내용, 수립 방법·시기 등에 관하여 필요한 사항은 대통령령으로 정한다.

---

**조정권고가 필요한 경우(시행규칙 제2조)**

①「지역보건법」(이하 "법"이라 한다) 제7조제7항에 따라 같은 조 제1항에 따른 지역보건의료계획의 내용에 대한 조정 권고가 필요한 경우는 다음 각 호의 어느 하나에 해당하는 경우로 한다.
   1. 지역보건의료계획의 내용이 관계 법령을 위반한 경우
   2. 지역보건의료계획의 내용이 국가 또는 특별시·광역시·특별자치시·특별자치도·도의 보건의료정책에 부합하지 아니하는 경우
   3. 지방자치단체의 생활권역과 행정구역이 서로 다름에도 불구하고 해당 지방자치단체에서 그 사실을 고려하지 아니한 경우
   4. 2개 이상의 지방자치단체에 걸친 광역보건의료행정에 대하여 해당 지방자치단체에서 그 사정을 고려하지 아니한 경우
   5. 지방자치단체 간 지역보건의료계획의 내용에 현저한 불균형이 있는 경우

② **보건복지부장관 또는 특별시장·광역시장·도지사**(이하 "시·도지사"라 한다)는 지역보건의료계획의 조정 권고를 하는 경우에는 해당 지방자치단체의 장에게 관련 자료의 제출을 요구할 수 있다.

---

## 지역보건의료계획 시행 결과의 평가(법 제9조)

① 지역보건의료계획을 시행한 때에는 보건복지부장관은 특별자치시·특별자치도 또는 시·도의 지역보건의료계획의 시행결과를, 시·도지사는 시·군·구(특별자치시·특별자치도는 제외한다)의 지역보건의료계획의 시행 결과를 대통령령으로 정하는 바에 따라 각각 평가할 수 있다.

② 보건복지부장관 또는 시·도지사는 필요한 경우 제1항에 따른 평가 결과를 제24조에 따른 비용의 보조에 반영할 수 있다.

---

**지역보건의료계획 시행 결과의 평가(시행령 제7조)**

① 시장·군수·구청장은 지역보건의료계획 시행 결과의 평가를 위하여 해당 시·군·구 지역보건의료계획의 연차별 시행계획에 따른 시행 결과를 매 시행연도 다음 해 **1월 31일까지** 시·도지사에게 제출하여야 한다.

② 시·도지사(특별자치시장·특별자치도지사를 포함한다)는 지역보건의료계획 시행 결과의 평가를 위하여 해당 시·도 지역보건의료계획의 연차별 시행계획에 따른 시행 결과를 매 시행연도 다음 해 2월 말일까지 보건복지부장관에게 제출하여야 한다.

③ 보건복지부장관 또는 시·도지사는 제출받은 지역보건의료계획의 연차별 시행계획에 따른 시행 결과를 평가하려는 경우에는 다음 각 호의 기준에 따라 평가하여야 한다.

1. 지역보건의료계획 내용의 충실성
2. 지역보건의료계획 시행 결과의 목표달성도
3. 보건의료자원의 협력 정도
4. 지역주민의 참여도와 만족도
5. 그 밖에 지역보건의료계획의 연차별 시행계획에 따른 시행 결과를 평가하기 위하여 보건복지부장관이 필요하다고 정하는 기준

④ 보건복지부장관 또는 시·도지사는 지역보건의료계획의 연차별 시행계획에 따른 시행 결과를 평가한 경우에는 그 평가 결과를 공표할 수 있다.

**01** 보건의료사업을 효율적으로 수행하기 위하여 보건소와 대학병원을 연계하고자 할 때 적용을 받는 법은?

① 의료법　　　　　　　　　　　　❷ 지역보건법
③ 학교보건법　　　　　　　　　　④ 보건의료기본법
⑤ 국민건강증진법

**해설**
**목적(법 제1조)**
지역보건법은 보건소 등 지역보건의료기관의 설치·운영에 관한 사항과 보건의료 관련 기관·단체와의 연계·협력을 통하여 지역보건의료기관의 기능을 효과적으로 수행하는 데 필요한 사항을 규정함으로써 지역보건의료정책을 효율적으로 추진하여 지역주민의 건강증진에 이바지함을 목적으로 한다.

**02** 지역보건의료심의위원회의 심의 사항으로 옳은 것은?

① 보건교육사의 등급별 자격기준에 필요한 사항
② 금연지도원 직무의 단독 수행을 위한 승인 사항
③ 국민건강증진 부담금의 부과 및 징수에 관련된 사항
❹ 지역보건의료계획 및 연차별 시행계획의 수립에 관한 사항
⑤ 국민건강증진종합계획의 주요 추진과제 및 방법에 관한 사항

**해설**
**지역보건의료심의위원회(법 제6조)**
① 지역보건의료에 관한 다음 각 호의 사항을 심의하기 위하여 특별시·광역시·도(이하 "시·도"라 한다) 및 특별자치시·특별자치도·시·군·구(구는 자치구를 말하며, 이하 "시·군·구"라 한다)에 지역보건의료심의위원회(이하 "위원회"라 한다)를 둔다.
　1. 지역사회 건강실태조사 등 지역보건의료의 실태조사에 관한 사항
　2. 지역보건의료계획 및 연차별 시행계획의 수립·시행 및 평가에 관한 사항
　3. 지역보건의료계획의 효율적 시행을 위하여 보건의료 관련 기관·단체, 학교, 직장 등과의 협력이 필요한 사항
　4. 그 밖에 지역보건의료시책의 추진을 위하여 필요한 사항

**03** 지역보건의료계획에 포함되어야 할 내용은?

① 지역보건의료정책의 기획, 조사 　② 지역사회 보건문제에 관한 조사
❸ 보건의료자원의 조달 및 관리 　④ 보건의료기관 등에 대한 지도·관리
⑤ 자연친화적인 지역사회 여건의 조성

**해설**
지역보건의료계획의 수립 등(법 제7조)
① 특별시장·광역시장·도지사(이하 "시·도지사"라 한다) 또는 특별자치시장·특별자치도지사·시장·군수·구청장 (구청장은 자치구의 구청장을 말하며, 이하 "시장·군수·구청장"이라 한다)은 지역주민의 건강증진을 위하여 다음 각 호의 사항이 포함된 지역보건의료계획을 4년마다 제3항 및 제4항에 따라 수립하여야 한다.
  1. 보건의료 수요의 측정
  2. 지역보건의료서비스에 관한 장기·단기 공급대책
  3. 인력·조직·재정 등 보건의료자원의 조달 및 관리
  4. 지역보건의료서비스의 제공을 위한 전달체계 구성 방안
  5. 지역보건의료에 관련된 통계의 수집 및 정리

**04** 시·군·구의 지역보건의료계획의 내용에 포함되어야 할 사항은?

① 의료기관의 병상수급에 관한 사항
❷ 지역보건의료기관의 확충 및 정비계획
③ 시·군·구의 지역보건의료기관 인력의 교육훈련에 관한 사항
④ 정신질환 등의 치료를 위한 전문치료시설의 수급에 관한 사항
⑤ 시·군·구의 지역보건의료기관의 설치·운영의 지원에 관한 사항

**해설**
지역보건의료계획의 세부 내용(시행령 제4조)
① 특별시장·광역시장·도지사(이하 "시·도지사"라 한다) 및 특별자치시장·특별자치도지사는 법 제7조제1항에 따라 수립하는 지역보건의료계획(이하 "지역보건의료계획"이라 한다)에 다음 각 호의 내용을 포함시켜야 한다.
  1. 지역보건의료계획의 달성 목표
  2. 지역현황과 전망
  3. 지역보건의료기관과 보건의료 관련 기관·단체 간의 기능 분담 및 발전 방향
  4. 법 제11조에 따른 보건소의 기능 및 업무의 추진계획과 추진현황
  5. 지역보건의료기관의 인력·시설 등 자원 확충 및 정비 계획
  6. 취약계층의 건강관리 및 지역주민의 건강 상태 격차 해소를 위한 추진계획
  7. 지역보건의료와 사회복지사업 사이의 연계성 확보 계획
  8. 의료기관의 병상(病床)의 수요·공급
  9. 정신질환 등의 치료를 위한 전문치료시설의 수요·공급
  10. 특별자치시·특별자치도·시·군·구(구는 자치구를 말하며, 이하 "시·군·구"라 한다) 지역보건의료기관의 설치·운영 지원
  11. 시·군·구 지역보건의료기관 인력의 교육훈련
  12. 지역보건의료기관과 보건의료 관련 기관·단체 간의 협력·연계
  13. 그 밖에 시·도지사 및 특별자치시장·특별자치도지사가 지역보건의료계획을 수립함에 있어서 필요하다고 인정하는 사항
② 시장·군수·구청장(구청장은 자치구의 구청장을 말한다. 이하 같다)은 지역보건의료계획에 다음 각 호의 내용을 포함시켜야 한다.
  1. 제1항제1호부터 제7호까지의 내용
  2. 그 밖에 시장·군수·구청장이 지역보건의료계획을 수립함에 있어서 필요하다고 인정하는 사항

# 제 2 장

# 보건소 및 보건지소의 업무

## 보건소의 기능 및 업무(법 제11조)

① 보건소는 해당 지방자치단체의 관할 구역에서 다음 각 호의 기능 및 업무를 수행한다.

1. 건강 친화적인 지역사회 여건의 조성
2. 지역보건의료정책의 기획, 조사 · 연구 및 평가
3. 보건의료인 및 「보건의료기본법」에 따른 보건의료기관 등에 대한 지도 · 관리 · 육성과 국민보건 향상을 위한 지도 · 관리
4. 보건의료 관련 기관 · 단체, 학교, 직장 등과의 협력체계 구축
5. 지역주민의 건강증진 및 질병예방 · 관리를 위한 다음 각 목의 지역보건의료서비스의 제공
   - 가. 국민건강증진 · 구강건강 · 영양관리사업 및 보건교육
   - 나. 감염병의 예방 및 관리
   - 다. 모성과 영유아의 건강유지 · 증진
   - 라. 여성 · 노인 · 장애인 등 보건의료 취약계층의 건강유지 · 증진
   - 마. 정신건강증진 및 생명존중에 관한 사항
   - 바. 지역주민에 대한 진료, 건강검진 및 만성질환 등의 질병관리에 관한 사항
   - 사. 가정 및 사회복지시설 등을 방문하여 행하는 보건의료 및 건강관리사업
   - 아. 난임의 예방 및 관리

② 보건복지부장관이 지정하여 고시하는 의료취약지의 보건소는 난임 업무 중 대통령령으로 정하는 업무를 수행할 수 있다.

③ 제1항 및 제2항에 따른 보건소 기능 및 업무 등에 관하여 필요한 세부 사항은 대통령령으로 정한다.

┌─────────────────────────────────────────────────────────────────────────┐

**보건소의 기능 및 업무의 세부 사항(시행령 제9조)**

① 지역보건의료정책의 기획, 조사·연구 및 평가의 세부 사항은 다음 각 호와 같다.

   1. 지역보건의료계획 등 보건의료 및 건강증진에 관한 중장기 계획 및 실행계획의 수립·시행 및 평가에 관한 사항

   2. 지역사회 건강실태조사 등 보건의료 및 건강증진에 관한 조사·연구에 관한 사항

   3. 보건에 관한 실험 또는 검사에 관한 사항

② 보건의료인 및 「보건의료기본법」에 따른 보건의료기관 등에 대한 지도·관리·육성과 국민보건 향상을 위한 지도·관리의 세부 사항은 다음 각 호와 같다.

   1. 의료인 및 의료기관에 대한 지도 등에 관한 사항

   2. 의료기사·보건의료정보관리사 및 안경사에 대한 지도 등에 관한 사항

   3. 응급의료에 관한 사항

   4. 「농어촌 등 보건의료를 위한 특별조치법」에 따른 공중보건의사, 보건진료 전담공무원 및 보건진료소에 대한 지도 등에 관한 사항

   5. 약사에 관한 사항과 마약·향정신성의약품의 관리에 관한 사항

   6. 공중위생 및 식품위생에 관한 사항

③ "대통령령으로 정하는 업무"란 **난임시술 주사제 투약**에 관한 지원 및 정보 제공을 말한다.

└─────────────────────────────────────────────────────────────────────────┘

**01** 지역보건법에 근거한 보건소의 업무에 해당되는 것은?

① 외국인 환자의 진료
② 학교보건에 관한 협조
❸ 모성과 영유아의 건강유지・증진
④ 의료인을 위한 보건교육 및 평가
⑤ 안마사에 대한 지도 등에 관한 사항

해설
보건소의 기능 및 업무(법 제11조)
① 보건소는 해당 지방자치단체의 관할 구역에서 다음 각 호의 기능 및 업무를 수행한다.
  1. 건강 친화적인 지역사회 여건의 조성
  2. 지역보건의료정책의 기획, 조사・연구 및 평가
  3. 보건의료인 및 보건의료기본법에 따른 보건의료기관 등에 대한 지도・관리・육성과 국민보건 향상을 위한 지도・관리
  4. 보건의료 관련 기관・단체, 학교, 직장 등과의 협력체계 구축
  5. 지역주민의 건강증진 및 질병예방・관리를 위한 다음 각 목의 지역보건의료서비스의 제공
      가. 국민건강증진・구강건강・영양관리사업 및 보건교육
      나. 감염병의 예방 및 관리
      다. 모성과 영유아의 건강유지・증진
      라. 여성・노인・장애인 등 보건의료 취약계층의 건강유지・증진
      마. 정신건강증진 및 생명존중에 관한 사항
      바. 지역주민에 대한 진료, 건강검진 및 만성질환 등의 질병관리에 관한 사항
      사. 가정 및 사회복지시설 등을 방문하여 행하는 보건의료 및 건강관리사업
      아. 난임의 예방 및 관리

**02** 군 보건소에서 관장하는 업무 중 후천성면역결핍증 관리에 해당되는 것은?

① 방역 기동반의 편성 및 운영
② 감염자관리명부 작성 및 공개
③ 후천성면역결핍증에 관한 치료
❹ 후천성면역결핍증 검사확인서 발급
⑤ 후천성면역결핍증 대상자 가족에 관한 정기 또는 수시 검진

**해설**

보건소에서 관장하는 업무 중 후천성면역결핍증 관리 예시
• 후천성면역결핍증의 진단 · 검안사실 및 감염인 사망 등에 대한 신고 수리 · 보고
• 후천성면역결핍증에 관한 정기 또는 수시검진
• 후천성면역결핍증에 관한 역학조사
• 감염인의 전문진료기관 또는 요양시설의 치료 및 요양 권고
• 후천성면역결핍증검사확인서 발급
• 감염자관리명부 작성 및 관리

보건소에서 수행할 수 있는 기능 및 업무(시행규칙 제3조 [별표 1])

| 기 능 | 업 무 |
|---|---|
| 1. 보건의료인 및 「보건의료기본법」 제3조제4호에 따른 보건의료기관 등에 대한 지도 · 관리 · 육성과 국민보건 향상을 위한 지도 · 관리 | 가. 의료인 및 의료기관에 대한 지도 등에 관한 사항 |
| | 나. 의료기사 · 보건의료정보관리사 및 안경사에 대한 지도 등에 관한 사항 |
| | 다. 응급의료에 관한 사항 |
| | 라. 「농어촌 등 보건의료를 위한 특별조치법」에 따른 공중보건의사 · 보건진료 전담공무원 및 보건진료소에 대한 지도 등에 관한 사항 |
| | 마. 약사에 관한 사항과 마약 · 향정신성의약품의 관리에 관한 사항 |
| | 바. 공중위생 및 식품위생에 관한 사항 |
| 2. 지역주민의 건강증진 및 질병예방 · 관리를 위한 지역보건의료서비스의 제공 | 가. 국민건강증진 · 구강건강 · 영양관리사업 및 보건교육 |
| | 나. 감염병의 예방 및 관리 |
| | 다. 모성과 영유아의 건강유지 · 증진 |
| | 라. 여성 · 노인 · 장애인의 건강유지 · 증진 |
| | 마. 정신건강증진 및 생명존중에 관한 사항 |
| | 바. 지역주민에 대한 진료, 건강검진 및 만성질환 등의 질병관리에 관한 사항 |

출제
유형
문제

# 제 3 장

# 보건소 및 보건지소의 설치 기준

## 보건소의 설치(법 제10조)

① 지역주민의 건강을 증진하고 질병을 예방·관리하기 위하여 시·군·구에 1개소의 보건소(보건의료원을 포함한다. 이하 같다)를 설치한다. 다만, 시·군·구의 인구가 **30만명을 초과**하는 등 지역주민의 보건의료를 위하여 특별히 필요하다고 인정되는 경우에는 **대통령령으로 정하는 기준**에 따라 해당 지방자치단체의 조례로 보건소를 추가로 설치할 수 있다.

> **보건소의 추가 설치(시행령 제8조)**
> ① 법 제10조제1항 단서에 따라 보건소를 추가로 설치할 수 있는 경우는 다음 각 호의 어느 하나에 해당하는 경우로 한다.
>   1. 해당 시·군·구의 인구가 **30만명을 초과**하는 경우
>   2. 해당 시·군·구의 「보건의료기본법」에 따른 보건의료기관 현황 등 **보건의료 여건**과 아동·여성·노인·장애인 등 보건의료 **취약계층의 보건의료 수요** 등을 고려하여 보건소를 추가로 설치할 필요가 있다고 인정되는 경우
> ② 보건소를 추가로 설치하려는 경우에는 「**지방자치법 시행령**」 제73조에 따른다. 이 경우 **행정안전부장관은 보건복지부장관과 미리 협의**하여야 한다.

② 동일한 시·군·구에 2개 이상의 보건소가 설치되어 있는 경우 해당 지방자치단체의 조례로 정하는 바에 따라 업무를 총괄하는 보건소를 지정하여 운영할 수 있다.

## 보건의료원(법 제12조)

보건소 중 「의료법」에 따른 **병원의 요건을 갖춘 보건소는 보건의료원이라는 명칭을 사용**할 수 있다.

## 보건지소의 설치(법 제13조)

지방자치단체는 보건소의 업무수행을 위하여 필요하다고 인정하는 경우에는 대통령령으로 정하는 기준에 따라 해당 지방자치단체의 조례로 보건소의 지소(이하 "보건지소"라 한다)를 설치할 수 있다.

> **보건지소의 설치(시행령 제10조)**
> 보건지소는 **읍·면(보건소가 설치된 읍·면은 제외한다)마다 1개씩 설치**할 수 있다. 다만, 지역주민의 보건의료를 위하여 특별히 필요하다고 인정되는 경우에는 필요한 지역에 보건지소를 설치·운영하거나 여러 개의 보건지소를 통합하여 설치·운영할 수 있다.

**01** 보건소의 추가 설치 기준으로 올바른 것은?

① 시·군·구별로 합의하여 추가 설치한다.
② 보건복지부장관이 시·군·구별로 추가 설치한다.
③ 보건소장이 필요하다고 인정할 경우 추가로 설치 가능하다.
④ 지역주민의 요구가 있으면 읍·면별로 1개소씩 추가로 설치 가능하다.
❺ 지역주민의 보건의료를 위하여 특별히 필요하다고 인정되는 경우에 추가로 설치 가능하다.

**해설**
보건소의 추가 설치(시행령 제8조)
① 법 제10조제1항 단서에 따라 보건소를 추가로 설치할 수 있는 경우는 다음 각 호의 어느 하나에 해당하는 경우로
한다.
　1. 해당 시·군·구의 인구가 30만명을 초과하는 경우
　2. 해당 시·군·구의 「보건의료기본법」에 따른 보건의료기관 현황 등 보건의료 여건과 아동·여성·노인·장애인
　　등 보건의료 취약계층의 보건의료 수요 등을 고려하여 보건소를 추가로 설치할 필요가 있다고 인정되는 경우
② 보건소를 추가로 설치하려는 경우에는 「지방자치법 시행령」 제73조에 따른다. 이 경우 행정안전부장관은 보건복지부장
관과 미리 협의하여야 한다.

**02** B군은 최근 인구 유입이 늘어 다른 군에 비해 인구 수가 3배 이상 많아져 보건소를 추가로 설치하
고자 한다. 추가 설치 기준으로 옳은 것은?

① 기획예산처에서 심의하여야 한다.
② 행정안전부장관이 설치·운영할 수 있다.
③ 보건복지부장관이 설치·운영할 수 있다.
④ 군수가 필요하다고 인정하는 경우 도지사와 도의회의 의결에 따라 설치할 수 있다.
❺ 군수가 필요하다고 인정할 경우 행정안전부장관과 보건복지부장관의 협의 하에 설치할 수 있다.

**해설**
① 법 제10조제1항 단서에 따라 보건소를 추가로 설치할 수 있는 경우는 다음 각 호의 어느 하나에 해당하는 경우로
한다.
　1. 해당 시·군·구의 인구가 30만명을 초과하는 경우
　2. 해당 시·군·구의 「보건의료기본법」에 따른 보건의료기관 현황 등 보건의료 여건과 아동·여성·노인·장애인
　　등 보건의료 취약계층의 보건의료 수요 등을 고려하여 보건소를 추가로 설치할 필요가 있다고 인정되는 경우
② 보건소를 추가로 설치하려는 경우에는 「지방자치법 시행령」 제73조에 따른다. 이 경우 행정안전부장관은 보건복지부장
관과 미리 협의하여야 한다.

**03** 보건의료원에 대한 설명으로 옳은 것은?

① 의원에 준하는 보건소

② 보건진료원이 일하는 곳

③ 치과진료가 가능한 보건소

④ 진료시설이 갖추어진 보건소

❺ 30병상 이상을 보유하고 있는 보건소

해설

**보건의료원(법 제12조)**

보건소 중 「의료법」에 따른 병원의 요건을 갖춘 보건소는 보건의료원이라는 명칭을 사용할 수 있다.

**병원 등(「의료법」 제3조의2)**

병원·치과병원·한방병원 및 요양병원(이하 "병원 등"이라 한다)은 30개 이상의 병상(병원·한방병원만 해당한다) 또는 요양병상(요양병원만 해당하며, 장기입원이 필요한 환자를 대상으로 의료행위를 하기 위하여 설치한 병상을 말한다)을 갖추어야 한다.

출제
유형
문제

# 제 4 장

# 보건소 시설이용, 수수료 및 회계

## 시설의 이용(법 제18조)

지역보건의료기관은 보건의료에 관한 실험 또는 검사를 위하여 의사·치과의사·한의사·약사 등에게 그 시설을 이용하게 하거나, 타인의 의뢰를 받아 실험 또는 검사를 할 수 있다.

## 시설이용의 편의제공 등(시행령 제22조)

① 지역보건의료기관의 장은 지역보건의료기관의 시설 이용, 타인이 의뢰한 실험 또는 검사를 정당한 사유 없이 거부할 수 없으며 편의를 제공하여야 한다.
② 지역보건의료기관의 장은 타인의 의뢰를 받아 실험 또는 검사를 하였을 때에는 그 결과를 지체 없이 의뢰인에게 통지하여야 한다.

## 수수료 등(법 제25조)

① 지역보건의료기관은 그 시설을 이용한 자, 실험 또는 검사를 의뢰한 자 또는 진료를 받은 자로부터 수수료 또는 진료비를 징수할 수 있다.
② 수수료와 진료비는 보건복지부령으로 정하는 기준에 따라 해당 지방자치단체의 조례로 정한다.

## 지역보건의료기관의 회계(법 제26조)

지역보건의료기관의 수수료 및 진료비의 수입은 「지방회계법」에 따른 수입 대체 경비로 직접 지출할 수 있으며, 회계 사무는 해당 지방자치단체의 규칙으로 정하는 바에 따라 간소화할 수 있다.

**01** 보건소 시설의 이용에 관한 내용으로 적절한 것은?

① 보건소장은 시설 이용자, 실험 또는 검사를 의뢰한 자로부터 수수료를 징수하여서는 아니 된다.

② 보건소장은 시·도지사가 정하는 기준에 따라 당해 지방자치단체 조례에 의해 진료비를 징수한다.

③ 보건의료에 관한 실험 또는 검사를 이용할 수 있는 자는 의사, 치과의사, 한의사, 수의사뿐이다.

❹ 보건소장은 보건소 시설이용, 실험 또는 검사의 의뢰에 대해 정당한 사유 없이 거부할 수 없으며 편의를 제공하여야 한다.

⑤ 타인의 의뢰를 받아 실험 또는 검사를 한 때에는 당해 지방자치단체장은 그 결과를 7일 이내에 의뢰인에게 통지하여야 한다.

**해설**

**시설의 이용(법 제18조)**

지역보건의료기관은 보건의료에 관한 실험 또는 검사를 위하여 의사·치과의사·한의사·약사 등에게 그 시설을 이용하게 하거나, 타인의 의뢰를 받아 실험 또는 검사를 할 수 있다.

**수수료 등(법 제25조)**

① 지역보건의료기관은 그 시설을 이용한 자, 실험 또는 검사를 의뢰한 자 또는 진료를 받은 자로부터 수수료 또는 진료비를 징수할 수 있다.

② 제1항에 따른 수수료와 진료비는 보건복지부령으로 정하는 기준에 따라 해당 지방자치단체의 조례로 정한다.

**시설이용의 편의 제공 등(시행령 제22조)**

① 지역보건의료기관의 장은 법 제18조에 따른 지역보건의료기관의 시설 이용, 타인이 의뢰한 실험 또는 검사를 정당한 사유 없이 거부할 수 없으며 편의를 제공하여야 한다.

② 지역보건의료기관의 장은 제1항에 따라 타인의 의뢰를 받아 실험 또는 검사를 하였을 때에는 그 결과를 지체 없이 의뢰인에게 통지하여야 한다.

# 제 5 장

# 비용의 보조

## 건강검진 등의 신고(법 제23조)

① 「의료법」에 해당하는 사람이 **지역주민 다수를 대상으로 건강검진 또는 순회 진료** 등 주민의 건강에 영향을 미치는 행위(이하 "건강검진 등"이라 한다)를 하려는 경우에는 보건복지부령으로 정하는 바에 따라 건강검진 등을 하려는 **지역을 관할하는 보건소장에게 신고**하여야 한다.

② 의료기관이 「의료법」 제33조제1항 각 호의 어느 하나에 해당하는 사유로 의료기관 외의 장소에서 지역주민 다수를 대상으로 건강검진 등을 하려는 경우에도 제1항에 따른 신고를 하여야 한다.

③ 보건소장은 신고를 받은 경우에는 그 내용을 검토하여 이 법에 적합하면 신고를 수리하여야 한다.

> **건강검진 등의 신고(시행규칙 제9조)**
> ① 신고는 **건강검진 등을 실시하기 10일 전**까지 건강검진 등 신고서를 관할 보건소장(보건의료원장을 포함한다. 이하 같다)에게 제출하는 방법으로 해야 한다. 이 경우 관할 보건소장은 「전자정부법」 제36조제1항에 따른 행정정보의 공동이용을 통하여 의료기관 개설허가증 또는 의료기관 개설신고증명서(의료기관만 해당한다)와 의사·치과의사 또는 한의사 면허증을 확인할 수 있는 경우에는 그 확인으로 첨부자료의 제공을 갈음할 수 있고, 신고인이 자료 확인에 동의하지 않는 경우에는 해당 자료를 첨부하도록 해야 한다.
> ② 보건소장은 건강검진 등 **신고서를 제출받은 날부터 7일 이내**에 신고의 수리 여부를 신고인에게 통지해야 한다. 이 경우 신고를 수리하는 때에는 별지 제1호의2서식의 건강검진 등 신고확인서를 발급해야 한다.

## 비용의 보조(법 제24조)

① 국가와 시·도는 지역보건의료기관의 설치와 운영에 필요한 비용 및 지역보건의료계획의 시행에 필요한 비용의 일부를 보조할 수 있다.

② 보조금을 지급하는 경우 설치비와 부대비에 있어서는 그 3분의 2 이내로 하고, 운영비 및 지역보건의료계획의 시행에 필요한 비용에 있어서는 그 2분의 1 이내로 한다.

**01** 지역보건법에 의거하여 아래에 들어갈 말로 알맞은 것은?

> 국가와 시·도는 지역보건의료기관의 설치와 운영에 필요한 비용 및 지역보건의료계획의 시행에 필요한 비용의 일부를 보조할 수 있으며, 보조금을 지급하는 경우 설치비와 부대비에 있어서는 그 ( ㉠ ) 이내로 하고, 운영비 및 지역보건의료계획의 시행에 필요한 비용에 있어서는 그 ( ㉡ ) 이내로 한다.

❶ ㉠ 2/3, ㉡ 1/2
② ㉠ 1/3, ㉡ 1/2
③ ㉠ 1/4, ㉡ 2/3
④ ㉠ 2/3, ㉡ 전체
⑤ ㉠ 전체, ㉡ 1/3

해설
**비용의 보조(법 제24조)**
① 국가와 시·도는 지역보건의료기관의 설치와 운영에 필요한 비용 및 지역보건의료계획의 시행에 필요한 비용의 일부를 보조할 수 있다.
② 제1항에 따라 보조금을 지급하는 경우 설치비와 부대비에 있어서는 그 3분의 2 이내로 하고, 운영비 및 지역보건의료계획의 시행에 필요한 비용에 있어서는 그 2분의 1 이내로 한다.

# 제 6 장

# 보건소장, 보건지소장의 임용 등

## 보건소장(시행령 제13조)

① 보건소에 보건소장(보건의료원의 경우에는 원장을 말한다. 이하 같다) 1명을 두되, **의사 면허가 있는 사람** 중에서 보건소장을 임용한다. 다만, 의사 면허가 있는 사람 중에서 임용하기 어려운 경우에는 「지방공무원 임용령」[별표 1]에 따른 **보건 · 식품위생 · 의료기술 · 의무 · 약무 · 간호 · 보건진료(이하 "보건 등"이라 한다) 직렬의 공무원**을 보건소장으로 임용할 수 있다.

② 보건 등 직렬의 공무원을 보건소장으로 임용하려는 경우에 해당 보건소에서 실제로 보건 등과 관련된 업무를 하는 보건 등 직렬의 공무원으로서 보건소장으로 임용되기 이전 최근 **5년 이상 보건** 등의 **업무와 관련하여 근무한 경험이 있는 사람 중에서 임용**하여야 한다.

③ 보건소장은 **시장 · 군수 · 구청장의 지휘 · 감독을 받아 보건소의 업무를 관장**하고 소속 공무원을 지휘 · 감독하며, **관할 보건지소, 건강생활지원센터 및 「농어촌 등 보건의료를 위한 특별조치법」에 따른 보건진료소(이하 "보건진료소"라 한다)의 직원 및 업무에 대하여 지도 · 감독**한다.

## 보건지소장(시행령 제14조)

① 보건지소에 보건지소장 1명을 두되, 지방의무직공무원 또는 임기제공무원을 보건지소장으로 임용한다.

② 보건지소장은 보건소장의 지휘 · 감독을 받아 보건지소의 업무를 관장하고 소속 직원을 지휘 · 감독하며, 보건진료소의 직원 및 업무에 대하여 지도 · 감독한다.

**01** 의사 면허가 있는 사람 중에서 보건소장을 임용하기 어려운 경우에 보건소장으로 임용할 수 있는
직렬은?

❶ 간호, 보건
② 조리, 약무
③ 식품위생, 조리
④ 식품, 보건의료
⑤ 의료기술, 간호조무

해설
보건소장(시행령 제13조)
① 보건소에 보건소장(보건의료원의 경우에는 원장을 말한다. 이하 같다) 1명을 두되, 의사 면허가 있는 사람 중에서
보건소장을 임용한다. 다만, 의사 면허가 있는 사람 중에서 임용하기 어려운 경우에는 「지방공무원 임용령」 [별표 1]에
따른 보건·식품위생·의료기술·의무·약무·간호·보건진료(이하 "보건 등"이라 한다) 직렬의 공무원을 보건소장으로
임용할 수 있다.

**02** 보건 등 직렬의 공무원을 보건소장으로 임용하려는 경우에 보건소장으로 임용되기 이전 최근 몇 년
이상 근무해야 임용 가능한가?

① 1년
② 3년
❸ 5년
④ 7년
⑤ 10년

해설
보건소장(시행령 제13조)
② 제1항 단서에 따라 보건 등 직렬의 공무원을 보건소장으로 임용하려는 경우에 해당 보건소에서 실제로 보건 등과
관련된 업무를 하는 보건 등 직렬의 공무원으로서 보건소장으로 임용되기 이전 최근 5년 이상 보건 등의 업무와
관련하여 근무한 경험이 있는 사람 중에서 임용하여야 한다.

# 제 7 장

# 권한의 위임, 보건소 업무의 위탁 및 대행범위

## 권한의 위임 등(법 제30조)

① 이 법에 따른 보건복지부장관의 권한은 대통령령으로 정하는 바에 따라 그 일부를 시·도지사 또는 시장·군수·구청장에게 위임할 수 있다.

② 시·도지사 또는 시장·군수·구청장은 이 법에 따른 지역보건의료기관의 기능 수행에 필요한 업무의 일부를 대통령령으로 정하는 바에 따라 보건의료 관련 기관·단체에 위탁하거나, 「의료법」 제2조에 따른 의료인에게 대행하게 할 수 있다.

③ 시·도지사 또는 시장·군수·구청장은 제2항에 따라 업무를 위탁한 경우에는 그 비용의 전부 또는 일부를 보조할 수 있고, 의료인에게 그 업무의 일부를 대행하게 한 경우에는 그 업무수행에 드는 실비(實費)를 보조할 수 있다.

④ 보건복지부장관은 지역보건의료정보시스템의 구축·운영 등에 관한 업무를 「사회복지사업법」에 따른 전담기구에 대행하게 할 수 있다.

⑤ 보건복지부장관은 업무를 대행하게 한 경우에는 예산의 범위에서 그에 필요한 비용을 보조할 수 있다.

---

### 업무의 위탁 및 대행(시행령 제23조)

① 시·도지사 또는 시장·군수·구청장은 다음 각 호의 업무를 보건의료 관련 기관·단체에 위탁할 수 있다.
  1. 지역사회 건강실태조사에 관한 업무
  2. 지역보건의료계획의 시행에 관한 업무
  3. 감염병의 예방 및 관리에 관한 업무
  4. 지역주민에 대한 진료, 건강검진 및 만성질환 등 질병관리에 관한 사항 중 전문지식 및 기술이 필요한 진료, 실험 또는 검사 업무
  5. 가정 및 사회복지시설 등을 방문하여 행하는 보건의료사업에 관한 업무

② 시·도지사 또는 시장·군수·구청장은 「의료법」에 따른 의료인에게 지역주민에 대한 진료, 건강검진 및 만성질환 등 질병관리에 관한 사항 중 전문지식 및 기술이 필요한 진료에 관한 업무를 대행하게 할 수 있다.

③ 시·도지사 또는 시장·군수·구청장은 업무를 위탁하는 경우 그 수탁자 및 위탁업무 등을 고시하여야 한다.

④ 비용보조, 실비보조, 그 밖의 업무의 위탁 또는 대행에 필요한 사항은 해당 지방자치단체의 조례로 정한다.

---

안심Touch

**01** 시 · 도지사는 지역주민의 보건증진을 위하여 필요하다고 인정되는 업무인 경우 다른 이에게 위탁할 수 있다. 위탁받을 수 있는 자는?

① 약 사  ② 수의사

❸ 한의사  ④ 치위생사

⑤ 간호조무사

**해설**

권한의 위임 등(법 제30조)

② 시 · 도지사 또는 시장 · 군수 · 구청장은 이 법에 따른 지역보건의료기관의 기능 수행에 필요한 업무의 일부를 대통령령으로 정하는 바에 따라 보건의료 관련 기관 · 단체에 위탁하거나, 「의료법」 제2조에 따른 의료인에게 대행하게 할 수 있다.

의료인(의료법 제2조)

"의료인"이란 보건복지부장관의 면허를 받은 의사 · 치과의사 · 한의사 · 조산사 및 간호사를 말한다.

# 제8장

# 전문인력의 적정 배치 및 훈련

## 전문인력의 적정 배치 등(법 제16조)

① 지역보건의료기관에는 기관의 장과 해당 기관의 기능을 수행하는 데 필요한 면허·자격 또는 전문지식을 가진 인력(이하 "전문인력"이라 한다)을 두어야 한다.

> **전문인력의 임용 자격 기준(시행령 제17조)**
> 전문인력의 임용 자격 기준은 지역보건의료기관의 기능을 수행하는 데 필요한 면허·자격 또는 전문지식이 있는 사람으로 하되, 해당 분야의 업무에서 **2년 이상 종사한 사람**을 우선적으로 임용하여야 한다.

② **시·도지사(특별자치시장·특별자치도지사를 포함한다)는** 지역보건의료기관의 전문인력을 적정하게 배치하기 위하여 필요한 경우 「지방공무원법」에 따라 지역보건의료기관 간에 전문인력의 교류를 할 수 있다.

③ **보건복지부장관과 시·도지사(특별자치시장·특별자치도지사를 포함한다)는** 지역보건의료기관의 전문인력의 자질 향상을 위하여 필요한 **교육훈련**을 시행하여야 한다.

> **교육훈련의 대상 및 기간(시행령 제19조)**
> 1. 기본교육훈련 : 해당 직급의 공무원으로서 필요한 능력과 자질을 배양할 수 있도록 신규로 임용되는 전문인력을 대상으로 하는 3주 이상의 교육훈련
> 2. 직무 분야별 전문교육훈련 : 보건소에서 현재 담당하고 있거나 담당할 직무 분야에 필요한 전문적인 지식과 기술을 습득할 수 있도록 재직 중인 전문인력을 대상으로 하는 1주 이상의 교육훈련

④ 보건복지부장관은 지역보건의료기관의 전문인력의 배치 및 운영 실태를 조사할 수 있으며, 그 배치 및 운영이 부적절하다고 판단될 때에는 그 시정을 위하여 시·도지사 또는 시장·군수·구청장에게 권고할 수 있다.

> **전문인력 배치 및 운영실태 조사(시행령 제20조)**
> ① 보건복지부장관은 지역보건의료기관의 전문인력 배치 및 운영 실태를 **2년마다 조사**하여야 하며, 필요한 경우에는 시·도 또는 시·군·구에 대하여 수시로 조사할 수 있다.
> ② 보건복지부장관은 실태 조사 결과 전문인력의 적절한 배치 및 운영에 필요하다고 판단하는 경우에는 시·도지사(특별자치시장·특별자치도지사를 포함한다)에게 전문인력의 교류를 권고할 수 있다.

⑤ 전문인력의 배치 및 임용자격 기준과 교육훈련의 대상·기간·평가 및 그 결과 처리 등에 필요한 사항은 대통령령으로 정한다.

## 방문건강관리 전담공무원(법 제16조의2)

① 방문건강관리사업을 담당하게 하기 위하여 지역보건의료기관에 보건복지부령으로 정하는 전문인력을 방문건강관리 전담공무원으로 둘 수 있다.
② 국가는 방문건강관리 전담공무원의 배치에 필요한 비용의 전부 또는 일부를 보조할 수 있다.

## 전문인력의 결원 보충(시행령 제21조)

시·도지사(특별자치시장·특별자치도지사를 포함한다) 또는 시장·군수·구청장(특별자치시장·특별자치도지사는 제외한다)은 지역보건의료기관에 전문인력의 결원이 생겼을 때에는 지체 없이 결원 보충에 필요한 조치를 하여야 한다.

## 전문인력의 배치(시행규칙 제4조)

시장·군수·구청장은 특별한 사유가 없으면 지역보건의료기관의 전문인력을 보유 면허 또는 자격과 관련되는 직위에 보직하여야 한다.

**01** 보건복지부장관은 보건소 전문인력 등의 배치가 부적절하다고 판단될 때에는 그 시정을 위해 누구에게 권고할 수 있는가?

① 대통령
② 시·도지사
③ 행정안전부장관
④ 시장·군수·구청장
❺ 시·도지사, 시장·군수·구청장

해설
전문인력의 적정 배치 등(법 제16조)
① 지역보건의료기관에는 기관의 장과 해당 기관의 기능을 수행하는 데 필요한 면허·자격 또는 전문지식을 가진 인력(이하 "전문인력"이라 한다)을 두어야 한다.
② 시·도지사(특별자치시장·특별자치도지사를 포함한다)는 지역보건의료기관의 전문인력을 적정하게 배치하기 위하여 필요한 경우 「지방공무원법」에 따라 지역보건의료기관 간에 전문인력의 교류를 할 수 있다.
③ 보건복지부장관과 시·도지사(특별자치시장·특별자치도지사를 포함한다)는 지역보건의료기관의 전문인력의 자질 향상을 위하여 필요한 교육훈련을 시행하여야 한다.
④ 보건복지부장관은 지역보건의료기관의 전문인력의 배치 및 운영 실태를 조사할 수 있으며, 그 배치 및 운영이 부적절하다고 판단될 때에는 그 시정을 위하여 시·도지사 또는 시장·군수·구청장에게 권고할 수 있다.
⑤ 전문인력의 배치 및 임용자격 기준과 교육훈련의 대상·기간·평가 및 그 결과 처리 등에 필요한 사항은 대통령령으로 정한다.

# MEMO

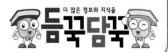

# 마약류 관리에
# 관한 법률

# 간호사 국가고시
# 보건의약관계법규

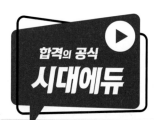

합격의 공식
**시대에듀**

# 제 1 장

# 총 칙

## 목적(법 제1조)

마약·향정신성의약품(向精神性醫藥品)·대마(大麻) 및 원료물질의 취급·관리를 적정하게 함으로써 그 오용 또는 남용으로 인한 보건상의 위해(危害)를 방지하여 국민보건 향상에 이바지함을 목적으로 한다.

## 정의(법 제2조)

1. 마약류 : **마약·향정신성의약품 및 대마**를 말한다.
2. 마약 : 다음 각 목의 어느 하나에 해당하는 것을 말한다.
   가. **양귀비** : 양귀비과(科)의 파파베르 솜니페룸 엘(Papaver somniferum L.), 파파베르 세티게룸 디시(Papaver setigerum DC.) 또는 파파베르 브락테아툼(Papaver bracteatum)
   나. **아편** : 양귀비의 액즙(液汁)이 응결(凝結)된 것과 이를 가공한 것. 다만, 의약품으로 가공한 것은 제외한다.
   다. **코카 잎**[엽] : 코카 관목[(灌木) : 에리드록시론속(屬)의 모든 식물을 말한다]의 잎. 다만, 엑고닌·코카인 및 엑고닌 알칼로이드 성분이 모두 제거된 잎은 제외한다.
   라. **양귀비, 아편 또는 코카 잎에서 추출되는 모든 알카로이드** 및 그와 동일한 화학적 합성품으로서 대통령령으로 정하는 것
   마. 가목부터 라목까지에 규정된 것 외에 그와 동일하게 남용되거나 해독(害毒) 작용을 일으킬 우려가 있는 화학적 합성품으로서 대통령령으로 정하는 것
   바. 가목부터 마목까지에 열거된 것을 함유하는 혼합물질 또는 혼합제제. 다만, **다른 약물이나 물질과 혼합되어 가목부터 마목까지에 열거된 것으로 다시 제조하거나 제제(製劑)할 수 없고, 그것에 의하여 신체적 또는 정신적 의존성을 일으키지 아니하는 것으로서 총리령으로 정하는 것[이하 "한외마약"(限外麻藥)이라 한다]**은 제외한다.
3. 향정신성의약품 : **인간의 중추신경계에 작용하는 것으로서 이를 오용하거나 남용할 경우 인체에 심각한 위해가 있다고 인정되는 다음 각 목의 어느 하나에 해당하는 것**으로서 대통령령으로 정하는 것을 말한다.
   가. 오용하거나 남용할 우려가 심하고 의료용으로 쓰이지 아니하며 안전성이 결여되어 있는 것으로서 이를 오용하거나 남용할 경우 심한 신체적 또는 정신적 의존성을 일으키는 약물 또는 이를 함유하는 물질
   나. 오용하거나 남용할 우려가 심하고 매우 제한된 의료용으로만 쓰이는 것으로서 이를 오용하거나 남용할 경우 심한 신체적 또는 정신적 의존성을 일으키는 약물 또는 이를 함유하는 물질

　　다. 가목과 나목에 규정된 것보다 오용하거나 남용할 우려가 상대적으로 적고 의료용으로 쓰이는 것으로서
　　　　이를 오용하거나 남용할 경우 그리 심하지 아니한 신체적 의존성을 일으키거나 심한 정신적 의존성을
　　　　일으키는 약물 또는 이를 함유하는 물질

　　라. 다목에 규정된 것보다 오용하거나 남용할 우려가 상대적으로 적고 의료용으로 쓰이는 것으로서 이를
　　　　오용하거나 남용할 경우 다목에 규정된 것보다 신체적 또는 정신적 의존성을 일으킬 우려가 적은
　　　　약물 또는 이를 함유하는 물질

　　마. 가목부터 라목까지에 열거된 것을 함유하는 혼합물질 또는 혼합제제. 다만, 다른 약물 또는 물질과
　　　　혼합되어 가목부터 라목까지에 열거된 것으로 다시 제조하거나 제제할 수 없고, 그것에 의하여 신체적
　　　　또는 정신적 의존성을 일으키지 아니하는 것으로서 총리령으로 정하는 것은 제외한다.

4. 대마 : 다음 각 목의 어느 하나에 해당하는 것을 말한다. 다만, 대마초[칸나비스 사티바 엘(Cannabis
　　sativa L)을 말한다. 이하 같다]의 **종자(種子)·뿌리 및 성숙한 대마초의 줄기와 그 제품은 제외**한다.

　　가. 대마초와 그 수지(樹脂)

　　나. 대마초 또는 그 수지를 원료로 하여 제조된 모든 제품

　　다. 가목 또는 나목에 규정된 것과 동일한 화학적 합성품으로서 대통령령으로 정하는 것

　　라. 가목부터 다목까지에 규정된 것을 함유하는 혼합물질 또는 혼합제제

5. 마약류취급자 : 다음 가목부터 사목까지 어느 하나에 해당하는 자로서 이 법에 따라 허가 또는 지정을
　　받은 자와 아목 및 자목에 해당하는 자를 말한다.

　　가. **마약류수출입업자** : 마약 또는 향정신성의약품의 수출입을 업(業)으로 하는 자

　　나. **마약류제조업자** : 마약 또는 향정신성의약품의 제조[제제 및 소분(小分)을 포함한다. 이하 같다]를
　　　　업으로 하는 자

　　다. **마약류원료사용자** : 한외마약 또는 의약품을 제조할 때 마약 또는 향정신성의약품을 원료로 사용하
　　　　는 자

　　라. **대마재배자** : 섬유 또는 종자를 채취할 목적으로 대마초를 재배하는 자

　　마. **마약류도매업자** : 마약류소매업자, 마약류취급의료업자, 마약류관리자 또는 마약류취급학술연구자
　　　　에게 마약 또는 향정신성의약품을 판매하는 것을 업으로 하는 자

　　바. **마약류관리자** : 「의료법」에 따른 의료기관(이하 "의료기관"이라 한다)에 종사하는 약사로서 그 의료기
　　　　관에서 환자에게 투약하거나 투약하기 위하여 제공하는 마약 또는 향정신성의약품을 조제·수수(授
　　　　受)하고 관리하는 책임을 진 자

　　사. 마약류취급학술연구자 : 학술연구를 위하여 마약 또는 향정신성의약품을 사용하거나, 대마초를 재배
　　　　하거나 대마를 수입하여 사용하는 자

　　아. **마약류소매업자** : 「약사법」에 따라 등록한 약국개설자로서 마약류취급의료업자의 처방전에 따라
　　　　마약 또는 향정신성의약품을 조제하여 판매하는 것을 업으로 하는 자

　　자. **마약류취급의료업자** : 의료기관에서 의료에 종사하는 의사·치과의사·한의사 또는 「수의사법」에
　　　　따라 동물 진료에 종사하는 수의사로서 의료나 동물 진료를 목적으로 마약 또는 향정신성의약품을
　　　　투약하거나 투약하기 위하여 제공하거나 마약 또는 향정신성의약품을 기재한 처방전을 발급하는 자

6. 원료물질 : 마약류가 아닌 물질 중 마약 또는 향정신성의약품의 제조에 사용되는 물질로서 대통령령으로
　　정하는 것을 말한다.

7. 원료물질취급자 : 원료물질의 제조·수출입·매매에 종사하거나 이를 사용하는 자를 말한다.

8. 군수용마약류 : 국방부 및 그 직할 기관과 육군·해군·공군에서 관리하는 마약류를 말한다.

9. 치료보호 : **마약류 중독자의 마약류에 대한 정신적·신체적 의존성을 극복시키고 재발을 예방하여 건강한 사회인으로 복귀시키기 위한 입원 치료와 통원(通院) 치료를** 말한다.

## 국가 등의 책임(법 제2조의2)

① 국가와 지방자치단체는 국민이 마약류 등을 남용하는 것을 예방하고, 마약류 중독자에 대한 치료보호와 사회복귀 촉진을 위하여 연구·조사 등 필요한 조치를 하여야 한다.

② 국민은 마약류 중독자에 대하여 치료의 대상으로 인식하고 건강한 사회구성원으로 자립할 수 있도록 협조하여야 한다.

**01** 마약류관리법에 따른 마약류로서, 적정한 취급 및 관리의 대상이 되는 것은?

① 한외마약
② 대마초의 종자
❸ 향정신성의약품
④ 의약품으로 가공한 아편
⑤ 엑고닌이 제거된 코카 잎

**해설**

**정의(법 제2조)**

1. "마약류"란 마약·향정신성의약품 및 대마를 말한다.
2. "마약"이란 다음 각 목의 어느 하나에 해당하는 것을 말한다.
   가. 양귀비 : 양귀비과(科)의 파파베르 솜니페룸 엘(Papaver somniferum L.), 파파베르 세티게룸 디시(Papaver setigerum DC.) 또는 파파베르 브락테아툼(Papaver bracteatum)
   나. 아편 : 양귀비의 액즙(液汁)이 응결(凝結)된 것과 이를 가공한 것. 다만, 의약품으로 가공한 것은 제외한다.
   다. 코카 잎[엽] : 코카 관목[(灌木) : 에리드록시론속(屬)의 모든 식물을 말한다]의 잎. 다만, 엑고닌·코카인 및 엑고닌 알칼로이드 성분이 모두 제거된 잎은 제외한다.
   라. 양귀비, 아편 또는 코카 잎에서 추출되는 모든 알카로이드 및 그와 동일한 화학적 합성품으로서 대통령령으로 정하는 것
   마. 가목부터 라목까지에 규정된 것 외에 그와 동일하게 남용되거나 해독(害毒) 작용을 일으킬 우려가 있는 화학적 합성품으로서 대통령령으로 정하는 것
   바. 가목부터 마목까지에 열거된 것을 함유하는 혼합물질 또는 혼합제제. 다만, 다른 약물이나 물질과 혼합되어 가목부터 마목까지에 열거된 것으로 다시 제조하거나 제제(製劑)할 수 없고, 그것에 의하여 신체적 또는 정신적 의존성을 일으키지 아니하는 것으로서 총리령으로 정하는 것[이하 "한외마약"(限外麻藥)이라 한다]은 제외한다.

🔒

**02** 용어의 정의가 옳은 것은?

① "마약류"라 함은 마약 및 대마류를 말한다.
② "코카 잎"이라 함은 엑고닌 알칼로이드 성분이 모두 제거된 잎을 말한다.
③ "마약"이라 함은 양귀비와 아편에서 추출되는 중독을 일으키는 알카로이드만을 말한다.
❹ "한외마약"이라 함은 마약류를 함유하지만 신체적 또는 정신적 의존성을 일으키지 않는 것이다.
⑤ 아편과 동일하게 남용되거나 해독작용을 일으킬 우려가 있는 화학적 합성품으로 대통령령이 정하는 것은 마약에 속하지 않는다.

**해설**

정의(법 제2조)

1. "마약류"란 마약·향정신성의약품 및 대마를 말한다.
2. "마약"이란 다음 각 목의 어느 하나에 해당하는 것을 말한다.

　다. 코카 잎[엽] : 코카 관목[(灌木) : 에리드록시론속(屬)의 모든 식물을 말한다]의 잎. 다만, 엑고닌·코카인 및 엑고닌 알칼로이드 성분이 모두 제거된 잎은 제외한다.
　라. 양귀비, 아편 또는 코카 잎에서 추출되는 모든 알카로이드 및 그와 동일한 화학적 합성품으로서 대통령령으로 정하는 것
　마. 가목부터 라목까지에 규정된 것 외에 그와 동일하게 남용되거나 해독(害毒) 작용을 일으킬 우려가 있는 화학적 합성품으로서 대통령령으로 정하는 것
　바. 가목부터 마목까지에 열거된 것을 함유하는 혼합물질 또는 혼합제제. 다만, 다른 약물이나 물질과 혼합되어 가목부터 마목까지에 열거된 것으로 다시 제조하거나 제제(製劑)할 수 없고, 그것에 의하여 신체적 또는 정신적 의존성을 일으키지 아니하는 것으로서 총리령으로 정하는 것[이하 "한외마약"(限外麻藥)이라 한다]은 제외한다.

**03** 마약류관리자의 역할은?

① 마약 또는 향정신성의약품을 판매하는 자
② 마약 또는 향정신성의약품의 제조를 하는 자
③ 의약품을 제조함에 있어서 마약 또는 향정신성의약품을 원료로 사용하는 자
④ 동물 진료의 목적으로 마약 또는 향정신성의약품을 투약하기 위하여 교부하는 자
❺ 의료기관에서 환자에게 투약하기 위하여 제공하는 마약의 조제·수수 및 관리의 책임을 진 자

**해설**

정의(법 제2조)

바. 마약류관리자 : 「의료법」에 따른 의료기관(이하 "의료기관"이라 한다)에 종사하는 약사로서 그 의료기관에서 환자에게 투약하거나 투약하기 위하여 제공하는 마약 또는 향정신성의약품을 조제·수수(授受)하고 관리하는 책임을 진 자

**04** 마약류취급자에 대한 설명으로 옳은 것은?

❶ 마약류제조업자 : 마약 또는 향정신성의약품의 제조를 업으로 하는 자

② 마약류소매업자 : 마약류취급의료업자, 마약류관리자 또는 마약류취급학술연구자에게 마약 또는 향정신성의약품을 판매함을 업으로 하는 자

③ 마약류원료사용자 : 마약 또는 향정신성의약품의 원료를 채취할 목적으로 식물을 재배하는 자

④ 마약류취급의료업자 : 의료기관에서 환자에게 투약 또는 투약하기 위하여 교부하는 마약 또는 향정신성의약품의 조제·수수 및 관리의 책임을 진 자

⑤ 마약류도매업자 : 약사법에 의하여 등록한 약국개설자로서 마약류취급의료업자의 처방전에 따라 마약 또는 향정신성의약품을 조제하여 판매함을 업으로 하는 자

**해설**

② 마약류도매업자에 관한 설명이다.

③ 마약류원료사용자 : 한외마약 또는 의약품을 제조할 때 마약 또는 향정신성의약품을 원료로 사용하는 자

④ 마약류취급의료업자 : 의료기관에서 의료에 종사하는 의사·치과의사·한의사 또는 「수의사법」에 따라 동물 진료에 종사하는 수의사로서 의료나 동물 진료를 목적으로 마약 또는 향정신성의약품을 투약하거나 투약하기 위하여 제공하거나 마약 또는 향정신성의약품을 기재한 처방전을 발급하는 자

⑤ 마약류소매업자에 관한 설명이다.

**05** 마약류 중독자의 마약류에 대한 의존성을 극복시키고 건강한 사회인으로 복귀시키기 위한 치료를 일컫는 말은?

① 대체요법

② 행동요법

❸ 치료보호

④ 사회재활훈련

⑤ 마약 중독 치료

**해설**

정의(법 제2조)

9. "치료보호"란 마약류 중독자의 마약류에 대한 정신적·신체적 의존성을 극복시키고 재발을 예방하여 건강한 사회인으로 복귀시키기 위한 입원 치료와 통원(通院) 치료를 말한다.

**06**  마약류관리법에서 명시하는 국민의 책임은?

① 마약류를 남용하지 않도록 한다.

❷ 마약류 중독자를 치료의 대상으로 인식한다.

③ 마약류 중독자의 사회복귀 촉진을 위하여 연구 및 조사 등을 한다.

④ 마약류 중독자가 건강한 사회구성원을 자립하도록 조직을 구성한다.

⑤ 마약류 중독자의 치료적 활동의 수행을 위하여 의료기관을 소개시켜준다.

**해 설**

**국가 등의 책임(법 제2조의2)**

① 국가와 지방자치단체는 국민이 마약류 등을 남용하는 것을 예방하고, 마약류 중독자에 대한 치료보호와 사회복귀 촉진을 위하여 연구·조사 등 필요한 조치를 하여야 한다.

② 국민은 마약류 중독자에 대하여 치료의 대상으로 인식하고 건강한 사회구성원으로 자립할 수 있도록 협조하여야 한다.

제 **2** 장

# 마약류취급자의 자격 및 법적 역할

## 일반 행위의 금지(법 제3조)

누구든지 다음 각 호의 어느 하나에 해당하는 행위를 하여서는 아니 된다.

1. **이 법에 따르지 아니한 마약류의 사용**
2. **마약의 원료가 되는 식물을 재배**하거나 그 성분을 함유하는 원료·종자·종묘(種苗)를 소지, 소유, 관리, 수출입, 수수, 매매 또는 매매의 알선을 하거나 그 성분을 추출하는 행위. 다만, 대통령령으로 정하는 바에 따라 식품의약품안전처장의 승인을 받은 경우는 제외한다.
3. **헤로인, 그 염류(鹽類)** 또는 이를 함유하는 것을 소지, 소유, 관리, 수입, 제조, 매매, 매매의 알선, 수수, 운반, 사용, 투약하거나 투약하기 위하여 제공하는 행위. 다만, 대통령령으로 정하는 바에 따라 식품의약품안전처장의 승인을 받은 경우는 제외한다.
4. 마약 또는 향정신성의약품을 제조할 목적으로 **원료물질을 제조, 수출입, 매매, 매매의 알선, 수수, 소지, 소유 또는 사용하는 행위**. 다만, 대통령령으로 정하는 바에 따라 식품의약품안전처장의 승인을 받은 경우는 제외한다.
5. **향정신성의약품** 또는 이를 함유하는 향정신성의약품을 소지, 소유, 사용, 관리, 수출입, 제조, 매매, 매매의 알선 또는 수수하는 행위. 다만, 대통령령으로 정하는 바에 따라 식품의약품안전처장의 승인을 받은 경우는 제외한다.
6. 향정신성의약품의 **원료가 되는 식물** 또는 버섯류에서 그 성분을 추출하거나 그 식물 또는 버섯류를 수출입, 매매, 매매의 알선, 수수, 흡연 또는 섭취하거나 흡연 또는 섭취할 목적으로 그 식물 또는 버섯류를 소지·소유하는 행위. 다만, 대통령령으로 정하는 바에 따라 식품의약품안전처장의 승인을 받은 경우는 제외한다.
7. **대마**를 수출입·제조·매매하거나 매매를 알선하는 행위. 다만, 공무, 학술연구 또는 의료 목적을 위하여 대통령령으로 정하는 바에 따라 식품의약품안전처장의 승인을 받은 경우는 제외한다.
8. 다음 각 목의 어느 하나에 해당하는 행위
    가. 대마 또는 대마초 종자의 껍질을 흡연 또는 섭취하는 행위(제7호 단서에 따라 의료 목적으로 섭취하는 행위는 제외한다)
    나. 가목의 행위를 할 목적으로 대마, 대마초 종자 또는 대마초 종자의 껍질을 소지하는 행위
    다. 가목 또는 나목의 행위를 하려 한다는 정(情)을 알면서 대마초 종자나 대마초 종자의 껍질을 매매하거나 매매를 알선하는 행위
9. 규정에서 금지한 행위를 하기 위한 장소·시설·장비·자금 또는 운반 수단을 타인에게 제공하는 행위

10. 다음 각 목의 어느 하나에 해당하는 규정에서 금지하는 행위에 관한 정보를 「표시·광고의 공정화에 관한 법률」에서 정하는 방법으로 타인에게 널리 알리거나 제시하는 행위

    가. 제1호부터 제11호까지의 규정

    나. 제4조제1항 또는 제3항

    다. 제5조제1항 또는 제2항

    라. 제5조의2제5항

## 마약류취급자가 아닌 자의 마약류 취급 금지(법 제4조)

① 마약류취급자가 아니면 해서는 안 되는 행위

    1. 마약 또는 향정신성의약품을 소지, 소유, 사용, 운반, 관리, 수입, 수출, 제조, 조제, 투약, 수수, 매매, 매매의 알선 또는 제공하는 행위

    2. 대마를 재배·소지·소유·수수·운반·보관 또는 사용하는 행위

    3. 마약 또는 향정신성의약품을 기재한 처방전을 발급하는 행위

    4. 한외마약을 제조하는 행위

② 제1항에도 불구하고 마약류취급자가 아닌 자도 마약류를 취급할 수 있는 경우

    **1. 마약 또는 향정신성의약품을 마약류취급의료업자로부터 투약받아 소지하는 경우**

    **2. 마약 또는 향정신성의약품을 마약류소매업자로부터 구입하거나 양수(讓受)하여 소지하는 경우**

    **3. 마약류취급자를 위하여 마약류를 운반·보관·소지 또는 관리하는 경우**

    **4. 공무상(公務上) 마약류를 압류·수거 또는 몰수하여 관리하는 경우**

    **5. 마약류 취급 자격 상실자 등이 마약류취급자에게 그 마약류를 인계하기 전까지 소지하는 경우**

    **6. 의료 목적으로 사용하기 위하여 대마를 운반·보관 또는 소지하는 경우**

    **7. 그 밖에 총리령으로 정하는 바에 따라 식품의약품안전처장의 승인을 받은 경우**

③ 마약류취급자는 이 법에 따르지 아니하고는 마약류를 취급하여서는 아니 된다. 다만, 대통령령으로 정하는 바에 따라 식품의약품안전처장의 승인을 받은 경우에는 그러하지 아니하다.

④ 대마를 운반·보관 또는 소지하려는 자는 특별자치시장·시장(「제주특별자치도 설치 및 국제자유도시 조성을 위한 특별법」에 따른 행정시장을 포함한다. 이하 같다)·군수 또는 구청장(자치구의 구청장을 말한다. 이하 같다)에게 신고하여야 한다. 이 경우 특별자치시장·시장·군수 또는 구청장은 그 신고받은 내용을 검토하여 이 법에 적합하면 신고를 수리하여야 한다.

⑤ 신고 절차 및 대마의 운반·보관 또는 소지 방법에 관하여 필요한 사항은 총리령으로 정한다.

## 마약류취급자의 허가 등(법 제6조)

① **마약류수출입업자, 마약류제조업자 및 마약류원료사용자, 마약류취급학술연구자는 식품의약품안전처장의 허가를 받아야 하고, 마약류도매업자는 특별시장·광역시장·특별자치시장·도지사 또는 특별자치도지사의 허가를 받아야 하며, 대마재배자는 특별자치시장·시장·군수 또는 구청장의 허가를 받아야 한다. 허가받은 사항을 변경할 때에도 또한 같다.**

② 마약류관리자가 되려면 마약류취급의료업자가 있는 의료기관에 종사하는 약사로서 총리령으로 정하는 바에 따라 **시·도지사의 지정**을 받아야 한다. 지정받은 사항을 변경할 때에도 또한 같다.

③ 다음 각 호의 어느 하나에 해당하는 사람은 마약류수출입업자, 마약류취급학술연구자 또는 대마재배자로 허가를 받을 수 없다.

1. 피성년후견인, 피한정후견인 또는 미성년자

2. 「정신건강증진 및 정신질환자 복지서비스 지원에 관한 법률」제3조제1호에 따른 정신질환자(정신건강 의학과 전문의가 마약류에 관한 업무를 담당하는 것이 적합하다고 인정한 사람은 제외한다) 또는 마약류 중독자

3. 「약사법」·「의료법」·「보건범죄 단속에 관한 특별조치법」또는 그 밖에 마약류 관련 법률을 위반하거나 이 법을 위반하여 금고 이상의 형을 선고받고 그 집행이 끝나거나 받지 아니하기로 확정된 후 3년이 지나지 아니한 사람

④ 마약류취급자의 허가 취소처분을 받고 2년이 지나지 아니한 자 또는 지정 취소처분을 받고 1년이 지나지 아니한 자에 대하여는 제1항이나 제2항에 따른 허가 또는 지정을 할 수 없다. 다만, 제3항제1호에 해당하여 허가 또는 지정이 취소된 경우는 제외한다.

## 자격 상실자의 마약류 처분(법 제13조)

① 마약류취급자(마약류관리자는 제외한다)가 마약류취급자 자격을 상실한 경우에는 해당 마약류취급자·상속인·후견인·청산인 및 합병 후 존속하거나 신설된 법인은 보유하고 있는 마약류를 총리령으로 정하는 바에 따라 **해당 허가관청의 승인을 받아** 마약류취급자에게 양도하여야 한다. 다만, **그 상속인이나 법인이 마약류취급자**인 경우에는 해당 허가관청의 승인을 받아 이를 양도하지 아니할 수 있으며, **대마재배자의 상속인이나 그 상속 재산의 관리인·후견인 또는 법인이 대마재배자가 되려고 신고**하는 경우에는 해당 연도에 한정하여 허가를 받은 것으로 본다.

② 제1항에 따라 마약 또는 향정신성의약품의 양도 등을 승인한 허가관청은 승인에 관한 사항을 총리령으로 정하는 바에 따라 **식품의약품안전처장**에게 알려야 한다.

③ 특별자치시장·시장·군수 또는 구청장은 제1항 단서에 따른 신고를 받은 경우에는 그 내용을 검토하여 이 법에 적합하면 신고를 수리하여야 한다.

## 마약류 수출입의 허가 등(법 제18조)

① 마약류수출입업자가 아니면 마약 또는 향정신성의약품을 수출입하지 못한다.

② 마약류수출입업자가 마약 또는 향정신성의약품을 수출입하려면 총리령으로 정하는 바에 따라 다음 각 호의 허가 또는 승인을 받아야 한다.

1. 품목마다 식품의약품안전처장의 허가를 받을 것. 허가받은 사항을 변경할 때에도 같다.

2. 수출입할 때마다 식품의약품안전처장의 승인을 받을 것. 승인받은 사항을 변경할 때에도 같다.

③ 식품의약품안전처장은 제2항에 따른 허가신청에 대하여 심사 결과 적합한 것으로 인정된 경우에는 이를 허가하여야 한다.

④ 품목 허가의 취소처분을 받고 1년이 지나지 아니한 자에 대하여는 해당 품목의 허가를 하지 못한다. 다만, 제6조제3항제1호에 해당하여 품목 허가가 취소된 경우는 제외한다.

## 수입한 마약 등의 판매(법 제20조)

**마약류수출입업자는 수입한 마약 또는 향정신성의약품을 마약류제조업자, 마약류원료사용자 및 마약류도매업자 외의 자에게 판매하지 못한다.**

## 마약류 제조의 허가 등(법 제21조)

① **마약류제조업자가 아니면** 마약 및 향정신성의약품을 제조하지 못한다.

② 마약류제조업자가 마약 또는 향정신성의약품을 제조하려면 총리령으로 정하는 바에 따라 품목마다 **식품의약품안전처장의 허가**를 받아야 한다. 허가받은 사항을 변경할 때에도 또한 같다.

## 제조한 마약 등의 판매(법 제22조)

① 마약류제조업자는 제조한 마약을 **마약류도매업자** 외의 자에게 판매하여서는 아니 된다.

② 마약류제조업자가 제조한 **향정신성의약품**은 **마약류수출입업자, 마약류도매업자, 마약류소매업자 또는 마약류취급의료업자** 외의 자에게 판매하여서는 아니 된다.

## 마약류 원료 사용의 허가 등(법 제24조)

① **마약류원료사용자**가 아니면 마약 또는 향정신성의약품을 원료로 사용한 한외마약 또는 의약품을 제조하지 못한다.

② 마약류원료사용자가 한외마약을 제조하려면 총리령으로 정하는 바에 따라 품목마다 식품의약품안전처장의 허가를 받아야 한다. 허가받은 사항을 변경할 때에도 또한 같다.

## 마약류의 도매(법 제26조)

① **마약류도매업자**는 그 영업소가 있는 특별시·광역시·특별자치시·도 또는 특별자치도 내의 **마약류소매업자, 마약류취급의료업자, 마약류관리자 또는 마약류취급학술연구자** 외의 자에게 마약을 판매하여서는 아니 된다. 다만, 해당 허가관청의 승인을 받아 판매하는 경우에는 그러하지 아니하다.

② 마약류도매업자는 마약류취급학술연구자, 마약류도매업자, 마약류소매업자, 마약류취급의료업자 또는 마약류관리자 외의 자에게 향정신성의약품을 판매하여서는 아니 된다. 다만, 해당 허가관청의 승인을 받아 판매하는 경우에는 그러하지 아니하다.

## 마약류의 소매(법 제28조)

① **마약류소매업자**가 아니면 마약류취급의료업자가 발급한 마약 또는 향정신성의약품을 기재한 처방전에 따라 조제한 마약 또는 향정신성의약품을 판매하지 못한다. 다만, 마약류취급의료업자가 「약사법」에 따라 자신이 직접 조제할 수 있는 경우는 제외한다.
② 마약류소매업자는 그 조제한 처방전을 2년간 보존하여야 한다.
③ 마약류소매업자는 전자거래를 통한 마약 또는 향정신성의약품의 판매를 하여서는 아니 된다.

## 마약류 투약 등(법 제30조)

① **마약류취급의료업자**가 아니면 의료나 동물 진료를 목적으로 마약 또는 향정신성의약품을 **투약**하거나 투약하기 위하여 **제공**하거나 마약 또는 향정신성의약품을 기재한 처방전을 발급하여서는 아니 된다.
② 마약류취급의료업자는 투약내역을 확인한 결과 마약 또는 향정신성의약품의 과다·중복 처방 등 오남용이 우려되는 경우에는 **처방 또는 투약을 하지 아니할 수 있다.**

## 처방전의 기재(법 제32조)

① 마약류취급의료업자는 처방전에 따르지 아니하고는 마약 또는 향정신성의약품을 투약하거나 투약하기 위하여 제공하여서는 아니 된다. 다만, 다음 각 호의 어느 하나에 해당하는 경우에는 그러하지 아니하다.
  1. 「약사법」에 따라 자신이 직접 조제할 수 있는 마약류취급의료업자가 진료기록부에 그가 사용하려는 마약 또는 향정신성의약품의 품명과 수량을 적고 이를 직접 투약하거나 투약하기 위하여 제공하는 경우
  2. 「수의사법」에 따라 수의사가 진료부에 사용하려는 마약 또는 향정신성의약품의 품명과 수량을 적고 이를 동물에게 직접 투약하거나 투약하기 위하여 제공하는 경우
② 마약류취급의료업자가 마약 또는 향정신성의약품을 기재한 처방전을 발급할 때에는 그 처방전에 **발급자의 업소 소재지, 상호 또는 명칭, 면허번호와 환자나 동물의 소유자·관리자의 성명 및 주민등록번호를 기입**하여 서명 또는 날인하여야 한다.
③ 처방전 또는 진료기록부(「전자서명법」에 따른 전자서명이 기재된 전자문서를 포함한다)는 **2년간 보존**하여야 한다.

## 마약류관리자(법 제33조)

① **4명 이상**의 마약류취급의료업자가 의료에 종사하는 의료기관의 대표자는 그 의료기관에 마약류관리자를 두어야 한다. 다만, 향정신성의약품만을 취급하는 의료기관의 경우에는 그러하지 아니하다.

② 마약류관리자가 다음 각 호의 어느 하나에 해당하는 경우에는 해당 의료기관의 대표자는 다른 마약류관리자(다른 마약류관리자가 없는 경우에는 후임 마약류관리자가 결정될 때까지 그 의료기관에 종사하는 마약류취급의료업자)에게 관리 중인 마약류를 인계하게 하고 그 이유를 해당 허가관청에 신고하여야 한다.

  1. 마약류관리자 지정의 효력이 상실된 경우
  2. 마약류취급자의 지정이 취소되거나 업무정지처분을 받은 경우

## 마약 등의 관리(법 제34조)

마약류관리자가 있는 의료기관이 마약 및 향정신성의약품을 관리할 때에는 그 마약류관리자가 해당 의료기관에서 투약하거나 투약하기 위하여 제공할 목적으로 구입 또는 관리하는 마약 및 향정신성의약품이 아니면 이를 투약하거나 투약하기 위하여 제공하지 못한다.

## 마약류취급학술연구자(법 제35조)

① 마약류취급학술연구자가 아니면 마약류를 학술연구의 목적에 사용하지 못한다.

② 마약류취급학술연구자가 대마초를 재배하거나 대마를 수입하여 학술연구에 사용하였을 때에는 총리령으로 정하는 바에 따라 그 사용(대마초 재배 현황을 포함한다) 및 연구에 관한 장부를 작성하고, 그 내용을 식품의약품안전처장에게 보고하여야 한다.

③ 마약류취급학술연구자가 마약 또는 향정신성의약품을 학술연구에 사용하였을 때에는 총리령으로 정하는 바에 따라 그 연구에 관한 장부를 작성하여야 한다.

④ 마약류취급학술연구자는 작성한 장부를 **2년간 보존**하여야 한다.

## 대마재배자의 보고(법 제36조)

① 대마재배자는 총리령으로 정하는 바에 따라 대마초의 재배 면적과 생산 현황 및 수량을 특별자치시장 · 시장 · 군수 또는 구청장에게 보고하여야 한다.

② 대마재배자는 그가 재배한 대마초 중 그 종자 · 뿌리 및 성숙한 줄기를 제외하고는 이를 소각(燒却) · 매몰하거나 그 밖에 그 유출을 방지할 수 있는 방법으로 폐기하고 그 결과를 총리령으로 정하는 바에 따라 특별자치시장 · 시장 · 군수 또는 구청장에게 보고하여야 한다.

**01** 마약류관리법에 근거한 마약 관련 일반 행위의 금지에 속하는 행위는?

❶ 대마를 수입하거나 수출, 제조하는 행위
② 향정신성의약품을 마약류취급의료업자로부터 투약받아 소지한 경우
③ 공무상 필요에 따라 식품의약품안전처장의 허가를 받고 취급
④ 식품의약품안전처장의 허가를 받은 마약류취급학술연구자가 학술연구를 위하여 필요한 양만 취급하려는 경우
⑤ 마약류제조업자가 식품의약품안전처장으로부터 품목허가를 받아 향정신성의약품을 제조하기 위하여 원료물질을 취급하려는 경우

**해설**

일반 행위의 금지(법 제3조)

7. 대마를 수출입·제조·매매하거나 매매를 알선하는 행위. 다만, 공무, 학술연구 또는 의료 목적을 위하여 대통령령으로 정하는 바에 따라 식품의약품안전처장의 승인을 받은 경우는 제외한다.

> 일반행위 금지의 예외(시행령 제3조)
> ① 식품의약품안전처장으로부터 마약 또는 원료물질 등의 취급에 관한 승인을 받을 수 있는 경우는 다음 각 호와 같다.
>   1. 마약류취급학술연구자가 학술연구를 위하여 필요한 양만 취급하려는 경우
>   2. 공무상 필요에 따라 취급하려는 경우
>   3. 마약류제조업자 또는 「약사법」에 따른 의약품제조업자가 향정신성의약품의 품목허가를 받기 위한 시험제품을 제조하기 위하여 원료물질을 취급하려는 경우
>   4. 「대외무역법」 제2조제3호에 따른 무역거래자가 물품매도확약서를 발행하여 구매의 알선행위를 하는 경우
>   5. 제1호부터 제4호까지에 준하는 경우로서 마약 또는 원료물질 등을 취급할 필요가 있다고 식품의약품안전처장이 인정하는 경우

출제
유형
문제

**02** 마약류취급자에 대한 법률 규정 사항으로 옳은 것은?

① 마약류취급자가 아닌 자가 마약을 운반할 수 있다.
② 마약류취급자가 아닌 자가 한외마약을 제조할 수 있다.
③ 마약류취급자가 아닌 자가 마약을 기재한 처방전을 기록할 수 있다.
❹ 마약류취급자가 아닌 자가 공무상 마약류를 압류·수거하여 관리할 수 있다.
⑤ 마약류취급자가 아닌 자가 공무, 학술연구, 또는 의료 외의 목적으로 대마를 보관하거나 소지할
수 있다.

해설
마약류취급자가 아닌 자의 마약류 취급 금지(법 제4조)
① 마약류취급자가 아니면 다음 각 호의 어느 하나에 해당하는 행위를 하여서는 아니 된다.
  1. 마약 또는 향정신성의약품을 소지, 소유, 사용, 운반, 관리, 수입, 수출, 제조, 조제, 투약, 수수, 매매, 매매의
     알선 또는 제공하는 행위
  2. 대마를 재배·소지·소유·수수·운반·보관 또는 사용하는 행위
  3. 마약 또는 향정신성의약품을 기재한 처방전을 발급하는 행위
  4. 한외마약을 제조하는 행위

**03** 마약류취급자가 아니더라도 마약류를 취급할 수 있는 자는?

① 대마재배자
② 한외마약 제조자
③ 향정신성의약품을 관리, 수입, 수출, 제조하는 자
❹ 마약류취급의료업자로부터 마약을 투약받아 소지하는 자
⑤ 마약류도매업자로부터 구입하거나 양수하여 소지하는 자

해설
마약류취급자가 아닌 자의 마약류 취급 금지(법 제4조)
① 마약류취급자가 아니면 다음 각 호의 어느 하나에 해당하는 행위를 하여서는 아니 된다.
  1. 마약 또는 향정신성의약품을 소지, 소유, 사용, 운반, 관리, 수입, 수출, 제조, 조제, 투약, 수수, 매매, 매매의
     알선 또는 제공하는 행위
  2. 대마를 재배·소지·소유·수수·운반·보관 또는 사용하는 행위
  3. 마약 또는 향정신성의약품을 기재한 처방전을 발급하는 행위
  4. 한외마약을 제조하는 행위
② 제1항에도 불구하고 다음 각 호의 어느 하나에 해당하는 경우에는 마약류취급자가 아닌 자도 마약류를 취급할 수
  있다.
  1. 이 법에 따라 마약 또는 향정신성의약품을 마약류취급의료업자로부터 투약받아 소지하는 경우
  2. 이 법에 따라 마약 또는 향정신성의약품을 마약류소매업자로부터 구입하거나 양수(讓受)하여 소지하는 경우
  3. 이 법에 따라 마약류취급자를 위하여 마약류를 운반·보관·소지 또는 관리하는 경우
  4. 공무상(公務上) 마약류를 압류·수거 또는 몰수하여 관리하는 경우
  5. 제13조에 따라 마약류 취급 자격 상실자 등이 마약류취급자에게 그 마약류를 인계하기 전까지 소지하는 경우
  6. 제3조제7호 단서에 따라 의료 목적으로 사용하기 위하여 대마를 운반·보관 또는 소지하는 경우
  7. 그 밖에 총리령으로 정하는 바에 따라 식품의약품안전처장의 승인을 받은 경우

**04** 마약류취급학술연구자가 될 수 있는 사람은?

① 미성년자

② 정신질환자

❸ 식품의약품안전처장의 허가를 받은 자

④ 금고 이상의 형을 받고 종료된 지 2년이 경과한 자

⑤ 마약류취급자의 허가 취소처분을 받고 1년이 경과한 자

해설

**마약류취급자의 허가 등(법 제6조)**

③ 다음 각 호의 어느 하나에 해당하는 사람은 마약류수출입업자, 마약류취급학술연구자 또는 대마재배자로 허가를 받을 수 없다.

　1. 피성년후견인, 피한정후견인 또는 미성년자

　2. 「정신건강증진 및 정신질환자 복지서비스 지원에 관한 법률」 제3조제1호에 따른 정신질환자(정신건강의학과 전문의가 마약류에 관한 업무를 담당하는 것이 적합하다고 인정한 사람은 제외한다) 또는 마약류 중독자

　3. 「약사법」・「의료법」・「보건범죄 단속에 관한 특별조치법」 또는 그 밖에 마약류 관련 법률를 위반하거나 이 법을 위반하여 금고 이상의 형을 선고받고 그 집행이 끝나거나 받지 아니하기로 확정된 후 3년이 지나지 아니한 사람

④ 제44조에 따라 마약류취급자의 허가 취소처분을 받고 2년이 지나지 아니한 자 또는 지정 취소처분을 받고 1년이 지나지 아니한 자에 대하여는 제1항이나 제2항에 따른 허가 또는 지정을 할 수 없다. 다만, 제3항제1호에 해당하여 허가 또는 지정이 취소된 경우는 제외한다.

**출제 유형 문제**

**05** 시・도지사의 지정을 받아야 하는 마약류취급자는?

① 마약류재배자

② 마약류소매업자

❸ 마약류관리자

④ 마약류원료사용자

⑤ 마약류취급학술연구자

해설

**마약취급자의 허가 등(법 제6조)**

① 마약류수출입업자, 마약류제조업자 및 마약류원료사용자, 마약류취급학술연구자는 식품의약품안전처장의 허가를 받아야 하고, 마약류도매업자는 특별시장・광역시장・특별자치시장・도지사 또는 특별자치도지사의 허가를 받아야 하며, 대마재배자는 특별자치시장・시장・군수 또는 구청장의 허가를 받아야 한다. 허가받은 사항을 변경할 때에도 또한 같다.

② 마약류관리자가 되려면 마약류취급의료업자가 있는 의료기관에 종사하는 약사로서 총리령으로 정하는 바에 따라 시・도지사의 지정을 받아야 한다. 지정받은 사항을 변경할 때에도 또한 같다.

**06** 마약류취급자가 그 자격을 상실하였을 때 관할 구청장의 승인을 받아 누구에게 마약류를 양도하여야 하는가?

① 보건소장
② 시·도지사
❸ 마약류취급자
④ 시장·군수·구청장
⑤ 식품의약품안전처장

**해설**

**자격 상실자의 마약류 처분(법 제13조)**

① 마약류취급자(마약류관리자는 제외한다)가 제8조 및 제44조에 따라 마약류취급자 자격을 상실한 경우에는 해당 마약류취급자·상속인·후견인·청산인 및 합병 후 존속하거나 신설된 법인은 보유하고 있는 마약류를 총리령으로 정하는 바에 따라 해당 허가관청의 승인을 받아 마약류취급자에게 양도하여야 한다. 다만, 그 상속인이나 법인이 마약류취급자인 경우에는 해당 허가관청의 승인을 받아 이를 양도하지 아니할 수 있으며, 대마재배자의 상속인이나 그 상속 재산의 관리인·후견인 또는 법인이 대마재배자가 되려고 신고하는 경우에는 해당 연도에 한정하여 제6조제1항제5호에 따른 허가를 받은 것으로 본다.

② 제1항에 따라 마약 또는 향정신성의약품의 양도 등을 승인한 허가관청은 승인에 관한 사항을 총리령으로 정하는 바에 따라 식품의약품안전처장에게 알려야 한다.

③ 특별자치시장·시장·군수 또는 구청장은 제1항 단서에 따른 신고를 받은 경우에는 그 내용을 검토하여 이 법에 적합하면 신고를 수리하여야 한다.

**출제 유형 문제**

**07** 마약류취급자가 허가 또는 지정취소 기타 사유로 자격을 상실하였을 때 소지하고 있는 마약류를 처리하는 절차는?

① 마약류를 관할 경찰서장에게 제출한다.
② 마약류를 관할 시·도지사에게 제출한다.
③ 잠금장치가 된 장소에 봉합하고 당해 허가관청에 신고한다.
❹ 해당 허가관청의 승인을 받아 마약류취급자에게 양도한다.
⑤ 다른 마약류취급자에게 양도한 뒤 1개월 이내에 해당 허가관청에 신고한다.

**해설**

**자격 상실자의 마약류 처분(법 제13조)**

① 마약류취급자(마약류관리자는 제외한다)가 마약류취급자 자격을 상실한 경우에는 해당 마약류취급자·상속인·후견인·청산인 및 합병 후 존속하거나 신설된 법인은 보유하고 있는 마약류를 총리령으로 정하는 바에 따라 해당 허가관청의 승인을 받아 마약류취급자에게 양도하여야 한다. 다만, 그 상속인이나 법인이 마약류취급자인 경우에는 해당 허가관청의 승인을 받아 이를 양도하지 아니할 수 있으며, 대마재배자의 상속인이나 그 상속 재산의 관리인·후견인 또는 법인이 대마재배자가 되려고 신고하는 경우에는 해당 연도에 한정하여 제6조제1항제5호에 따른 허가를 받은 것으로 본다.

② 제1항에 따라 마약 또는 향정신성의약품의 양도 등을 승인한 허가관청은 승인에 관한 사항을 총리령으로 정하는 바에 따라 식품의약품안전처장에게 알려야 한다.

③ 특별자치시장·시장·군수 또는 구청장은 제1항 단서에 따른 신고를 받은 경우에는 그 내용을 검토하여 이 법에 적합하면 신고를 수리하여야 한다.

**08** 마약류수출입업자가 마약을 판매할 수 있는 대상은?

① 마약류관리자

❷ 마약류도매업자

③ 마약류소매업자

④ 마약류취급의료업자

⑤ 마약류취급학술연구자

**해설**
**수입한 마약 등의 판매(법 제20조)**
마약류수출입업자는 수입한 마약 또는 향정신성의약품을 마약류제조업자, 마약류원료사용자 및 마약류도매업자 외의 자에게 판매하지 못한다.

출제
유형
문제

**09** 마약류의 취급에 대한 설명으로 옳지 않은 것은?

① 마약류소매업자는 그 조제한 처방전을 2년간 보존하여야 한다.

② 마약류제조업자가 아니면 마약 및 향정신성의약품을 제조하지 못한다.

③ 마약류수출업자가 아니면 마약 및 향정신성의약품을 수출입하지 못한다.

④ 마약류제조업자는 제조한 마약을 마약류도매업자 외의 자에게 판매하여서는 아니 된다.

❺ 마약류제조업자가 제조한 향정신성의약품은 마약류도매업자 외의 자에게 판매하여서는 안 된다.

**해설**
**제조한 마약 등의 판매(법 제22조)**
① 마약류제조업자는 제조한 마약을 마약류도매업자 외의 자에게 판매하여서는 아니 된다.
② 마약류제조업자가 제조한 향정신성의약품은 마약류수출입업자, 마약류도매업자, 마약류소매업자 또는 마약류취급의료업자 외의 자에게 판매하여서는 아니 된다.

## 10 마약류취급의료업자는 마약을 기재한 처방전을 얼마 동안 보존하여야 하는가?

① 1년      ❷ 2년

③ 3년      ④ 4년

⑤ 5년

**해설**

**처방전의 기재(법 제32조)**

① 마약류취급의료업자는 처방전에 따르지 아니하고는 마약 또는 향정신성의약품을 투약하거나 투약하기 위하여 제공하여서는 아니 된다. 다만, 다음 각 호의 어느 하나에 해당하는 경우에는 그러하지 아니하다.

  1. 「약사법」에 따라 자신이 직접 조제할 수 있는 마약류취급의료업자가 진료기록부에 그가 사용하려는 마약 또는 향정신성의약품의 품명과 수량을 적고 이를 직접 투약하거나 투약하기 위하여 제공하는 경우

  2. 「수의사법」에 따라 수의사가 진료부에 사용하려는 마약 또는 향정신성의약품의 품명과 수량을 적고 이를 동물에게 직접 투약하거나 투약하기 위하여 제공하는 경우

② 마약류취급의료업자가 마약 또는 향정신성의약품을 기재한 처방전을 발급할 때에는 그 처방전에 발급자의 업소 소재지, 상호 또는 명칭, 면허번호와 환자나 동물의 소유자·관리자의 성명 및 주민등록번호를 기입하여 서명 또는 날인하여야 한다.

③ 처방전 또는 진료기록부(「전자서명법」에 따른 전자서명이 기재된 전자문서를 포함한다)는 2년간 보존하여야 한다.

## 11 4인 이상의 마약류취급의료업자가 있는 의료기관의 대표자가 두어야 하는 마약류취급자는?

❶ 마약류관리자

② 마약류제조업자

③ 마약류소매업자

④ 마약류수출입업자

⑤ 마약류취급학술연구자

**해설**

**마약류관리자(법 제33조)**

① 4명 이상의 마약류취급의료업자가 의료에 종사하는 의료기관의 대표자는 그 의료기관에 마약류관리자를 두어야 한다. 다만, 향정신성의약품만을 취급하는 의료기관의 경우에는 그러하지 아니하다.

② 마약류관리자가 다음 각 호의 어느 하나에 해당하는 경우에는 해당 의료기관의 대표자는 다른 마약류관리자(다른 마약류관리자가 없는 경우에는 후임 마약류관리자가 결정될 때까지 그 의료기관에 종사하는 마약류취급의료업자)에게 관리 중인 마약류를 인계하게 하고 그 이유를 해당 허가관청에 신고하여야 한다.

  1. 마약류관리자 지정의 효력이 상실된 경우

  2. 마약류취급자의 지정이 취소되거나 업무정지처분을 받은 경우

# 제 3 장

# 마약류취급 및 사고마약류의 보고

## 마약류 취급의 보고(법 제11조)

① **마약류취급자 또는 마약류취급승인자**는 수출입·제조·판매·양수·양도·구입·사용·폐기·조제·투약하거나 투약하기 위하여 제공 또는 학술연구를 위하여 사용한 마약 또는 향정신성의약품의 품명·수량·취급연월일·구입처·재고량·일련번호와 상대방(마약 또는 향정신성의약품의 조제 또는 투약의 대상이 동물인 경우에는 그 소유자 또는 관리자를 말한다)의 성명 등에 관한 사항을 식품의약품안전처장에게 보고하여야 한다. 이 경우 마약류취급자 또는 마약류취급승인자가 마약류 취급의 상대방일 때에는 취급범위, 허가·승인번호 및 허가·취급승인일을 함께 보고하여야 한다.

② 마약류취급의료업자와 마약류소매업자는 제1항에서 정한 사항 외에 다음 각 호의 사항을 **식품의약품안전처장에게 보고**하여야 한다.

1. 마약 또는 향정신성의약품을 조제 또는 투약 받거나 투약하기 위하여 제공받은 환자의 주민등록번호(외국인인 경우에는 여권번호 또는 외국인 등록번호를 말한다. 이하 같다) 및 「통계법」 제22조제1항 전단에 따라 작성·고시된 한국표준질병·사인분류에 따른 질병분류기호(마약 또는 향정신성의약품의 조제 또는 투약의 대상이 동물인 경우에는 그 종류, 질병명과 소유자 또는 관리자의 주민등록번호를 말한다)

2. 마약 또는 향정신성의약품을 투약하거나 투약하기 위하여 제공하거나 이를 기재한 처방전을 발급한 자의 업소명칭, 성명 및 면허번호

③ 마약류관리자가 있는 의료기관의 경우 그 의료기관에서 마약류취급의료업자 또는 마약류관리자가 투약하거나 투약하기 위하여 제공하는 마약 또는 향정신성의약품에 대하여는 제1항과 제2항에도 불구하고 해당 마약류관리자가 식품의약품안전처장에게 보고하여야 한다.

④ 마약류취급의료업자 또는 마약류소매업자가 조제·투약보고를 하는 경우로서 다음 각 호의 어느 하나에 해당하는 경우에는 해당 정보를 식품의약품안전처장에게 보고하지 아니할 수 있다.

1. 처방전에 질병분류기호 또는 질병명이 기재되지 아니한 경우 : 해당 질병분류기호 또는 질병명(마약류소매업자에 한정한다)

2. 수의사가 동물진료를 목적으로 마약 또는 향정신성의약품의 투약을 동물병원 내에서 완료한 경우 : 해당 동물의 소유자 또는 관리자의 주민등록번호

3. 국가안전보장에 관련된 정보 및 보안을 위하여 처방전을 공개할 수 없는 경우 : 해당 환자 또는 처방의사의 성명이나 환자의 주민등록번호

⑤ 규정에 따른 보고사항을 변경하고자 하는 때에는 변경보고를 하여야 한다.

⑥ 제1항부터 제3항까지의 규정에 따른 보고 대상·절차·시기 등 및 제5항에 따른 변경보고 등에 필요한 사항은 총리령으로 정한다.

**마약류 취급의 보고 등(시행규칙 제21조)**

① 마약류취급자 또는 법에 따른 마약류취급승인자는 **수출입·제조·판매·양수·양도·구입·사용·폐기·조제·투약하거나 투약하기 위하여 제공 또는 학술연구**를 위하여 사용한 마약 또는 향정신성의약품에 관한 사항을 마약류통합관리시스템(이하 "마약류통합관리시스템"이라 한다)을 통하여 **식품의약품안전처장에게 보고**하여야 한다. 보고사항을 변경할 때에도 또한 같다.

1. 마약류취급자(마약류원료사용자·마약류취급학술연구자 및 법에 따른 승인을 받은 마약류취급자가 그 승인받은 마약 또는 향정신성의약품을 취급하는 경우는 제외한다)가 다음 각 목의 마약 또는 향정신성의약품을 취급한 경우에는 **그 취급한 날부터 7일 이내**(취급당일, 공휴일 및 토요일은 산입하지 아니한다. 이하 이 조에서 같다)에 보고할 것. 다만, 전산 장애 등 그 밖의 불가피한 사유가 있는 경우 그 사유가 해소된 날부터 **3일 이내**에 **보고**하여야 한다.
   가. 품목허가를 받은 마약
   나. 품목허가를 받은 향정신성의약품 중 식품의약품안전처장이 공고한 향정신성의약품

2. 마약류취급자(마약류원료사용자·마약류취급학술연구자 및 법 제4조제3항 단서에 따른 승인을 받은 마약류취급자가 그 승인받은 마약 또는 향정신성의약품을 취급하는 경우는 제외한다)가 다음 각 목의 마약 또는 향정신성의약품을 취급한 경우에는 그 취급한 달의 다음 달 10일까지(보고 기일이 토요일 또는 공휴일인 경우에는 다음 날을 기한으로 한다. 이하 같다) 보고할 것. 다만, 제조·수입·수출한 경우 그 취급한 날부터 **10일 이내에 보고**하여야 한다.
   가. 품목허가를 받은 향정신성의약품. 다만, 제1호나목에 따라 식품의약품안전처장이 공고한 향정신성의약품은 제외한다.
   나. 품목허가를 받은 마약 또는 향정신성의약품
   다. 품목허가를 받지 아니한 마약 또는 향정신성의약품

3. 마약류원료사용자, 마약류취급학술연구자, 법 제4조제3항 단서에 따른 승인을 받은 마약류취급자(그 승인받은 마약 또는 향정신성의약품을 취급하는 경우만 해당한다) 및 마약류취급승인자가 마약 또는 향정신성의약품을 취급한 경우에는 그 취급한 달의 다음 달 10일까지 보고할 것. 다만, 다음 각 목에 따른 목적으로 사용되는 마약류에 대한 보고는 다음 각 목의 구분에 따라 규정된 달의 **다음 달 10일까지 한꺼번에 보고할 수 있다.**
   가. 해외봉사·원조·지원을 목적으로 마약 또는 향정신성의약품을 사용한 경우 : 해당 해외봉사·원조·지원 등을 종료한 달
   나. 품질관리를 목적으로 마약 또는 향정신성의약품을 사용하고 그 상세사용내역을 「의약품 등의 안전에 관한 규칙」 [별표 1]부터 [별표 3]까지에 따라 기록·보관한 경우 : 그 마약 또는 향정신성의약품의 포장단위별로 사용이 종료된 달
   다. 도핑검사 및 그 검사를 위한 시험을 목적으로 마약 또는 향정신성의약품을 사용한 경우 : 포장단위별로 사용이 종료된 달

4. 제1호부터 제3호까지의 규정에도 불구하고 마약류취급의료업자, 마약류관리자, 마약류취급학술연구자, 법 제4조제3항 단서에 따라 승인을 받은 마약류취급자 및 마약류취급승인자가 「약사법」 제2조제15호에 따른 임상시험을 목적으로 마약 또는 향정신성의약품을 사용한 경우에는 해당 임상시험을 종료한 달의 다음 달 10일까지 보고할 것

## 마약류통합정보관리센터(법 제11조의2)

① **식품의약품안전처장**은 보고받거나 통지받은 정보(이하 "마약류 통합정보"라 한다) 등을 효과적으로 관리하기 위하여 대통령령으로 정하는 바에 따라 관계 전문기관을 **마약류통합정보관리센터(이하 "통합정보센터"라 한다)로 지정하여 다음 각 호의 업무를 위탁**할 수 있다.

1. 마약류 통합정보의 수집 · 조사 · 이용 및 제공에 관한 사항
2. 마약류 통합정보 관리를 위한 계획의 수립 및 시행에 관한 사항
3. 마약류 취급 보고에 관한 교육 및 홍보에 관한 사항
4. 마약류 통합정보의 표준화 및 활용에 관한 연구 · 조사 및 교육에 관한 사항
5. 마약류통합관리시스템의 구축 및 운영에 관한 사항
6. 마약류통합관리시스템과의 연계 사용을 위한 외부 소프트웨어의 기능 검사 및 결과 공개에 관한 사항
7. 그 밖에 마약류의 통합정보 관리에 관하여 총리령으로 정하는 사항

## 사고마약류 등의 처리(법 제12조)

① 마약류취급자 또는 마약류취급승인자는 소지하고 있는 마약류에 대하여 다음 각 호의 어느 하나에 해당하는 사유가 발생하면 총리령으로 정하는 바에 따라 해당 허가관청(마약류취급의료업자의 경우에는 해당 의료기관의 개설허가나 신고관청을 말하며, 마약류소매업자의 경우에는 약국 개설 등록관청을 말한다. 이하 같다)에 지체 없이 그 사유를 보고하여야 한다.

1. **재해로 인한 상실(喪失)**
2. **분실 또는 도난**
3. **변질 · 부패 또는 파손**

② 마약류취급자 또는 마약류취급승인자가 소지하고 있는 마약류를 다음 각 호의 어느 하나에 해당하는 사유로 폐기하려는 경우에는 총리령으로 정하는 바에 따라 폐기하여야 한다.

1. **변질, 부패, 파손 해당하는 사유**
2. **유효기한 또는 사용기한의 경과**
3. **유효기한 또는 사용기한이 지나지 아니하였으나 재고관리 또는 보관을 하기에 곤란한 사유**

---

**사고마약류 등의 처리(시행규칙 제23조)**

① 마약류취급자 또는 마약류취급승인자가 법 제12조제1항에 따라 사고마약류의 보고를 하고자 하는 경우에는 그 사유가 발생한 것을 안 날부터 **5일 이내**에 별지 제25호서식에 따른 보고서(전자문서로 된 보고서를 포함한다)에 그 사실을 증명하는 서류(전자문서를 포함한다)를 첨부하여 **지방식품의약품안전청장, 시 · 도지사 또는 시장 · 군수 · 구청장**에게 제출하여야 한다. 다만, 법 제12조제1항제3호의 사유가 발생하여 보고하는 경우에는 그 사실을 증명하는 서류를 첨부하지 아니한다.

② 사고마약류의 보고를 받은 지방식품의약품안전청장, 시 · 도지사 또는 시장 · 군수 · 구청장은 이를 식품의약품안전처장에게 보고하여야 한다.

③ 제1항의 사실을 증명하는 서류(전자문서를 포함한다)는 다음 각 호의 기관에서 발급하는 서류에 한한다.
  1. 재해로 인한 상실 : 관할 시 · 도지사
  2. 분실 또는 도난 : 수사기관

---

④ 마약류취급자 또는 마약류취급승인자는 법에 해당하는 사고마약류 등을 폐기하려는 때에는 별지 제26호서식에 따른 신청서(전자문서로 된 신청서를 포함한다)를 지방식품의약품안전청장, 시·도지사 또는 시장·군수·구청장에게 제출하여야 한다.

⑤ 폐기신청을 받은 지방식품의약품안전청장, 시·도지사 또는 시장·군수·구청장은 해당 폐기처분대상 마약류가 법 제12조제2항 각 호에 해당하는지 여부 등을 관계 공무원 참관하에 확인한 후 이를 영 제21조 각 호의 어느 하나에 해당하는 폐기방법에 따라 폐기처분해야 한다.

⑥ 마약류를 폐기처분한 지방식품의약품안전청장, 시·도지사 또는 시장·군수·구청장은 별지에 따른 보고서(전자문서로 된 보고서를 포함한다)를 지체 없이 식품의약품안전처장에게 제출하여야 한다.

## 봉함(법 제16조)

① 다음의 어느 하나에 해당하는 자가 마약류를 판매하거나 수출 또는 양도할 때에는 그 용기나 포장을 봉함(封緘)하여야 한다. 이 경우 봉함은 그 봉함을 뜯지 아니하고서는 용기나 포장을 개봉할 수 없고, 개봉한 후에는 쉽게 원상으로 회복시킬 수 없도록 하여야 한다.

  1. 마약류수출입업자
  2. 마약류제조업자
  3. 마약류원료사용자
  4. 마약류취급학술연구자
  5. 마약류취급승인자

② 마약류취급자·마약류취급승인자는 제1항에 따라 봉함을 하지 아니한 마약류를 수수하지 못한다. 다만, 다음 각 호의 어느 하나에 해당하는 경우에는 그러하지 아니하다.

  1. 마약류취급자가 소유 또는 관리하던 마약 또는 향정신성의약품을 원소유자 등 마약류취급자에게 반품하려는 경우
  2. 보유하고 있는 마약류를 마약류취급자에게 양도하는 경우 등 대통령령으로 정하는 사유로 식품의약품안전처장의 승인을 받은 경우

**01** 사고마약류에 해당되지 않는 것은?

① 부 패        ② 파 손
③ 분 실        ❹ 봉함된 마약
⑤ 재해로 인한 상실

**해설**
**사고마약류 등의 처리(법 제12조)**
① 마약류취급자 또는 마약류취급승인자는 소지하고 있는 마약류에 대하여 다음 각 호의 어느 하나에 해당하는 사유가
   발생하면 총리령으로 정하는 바에 따라 해당 허가관청(마약류취급의료업자의 경우에는 해당 의료기관의 개설허가나
   신고관청을 말하며, 마약류소매업자의 경우에는 약국 개설 등록관청을 말한다. 이하 같다)에 지체 없이 그 사유를
   보고하여야 한다.
   1. 재해로 인한 상실(喪失)
   2. 분실 또는 도난
   3. 변질 · 부패 또는 파손

**02** 마약류의 봉함에 대한 설명으로 옳은 것은?

① 마약류도매업자 및 마약류소매업자는 마약류 봉함 의무가 있다.
② 개봉한 후 쉽게 원상으로 회복시킬 수 있도록 봉함하여야 한다.
③ 봉함을 뜯지 않더라도 용기나 포장을 개봉할 수 있도록 봉함하여야 한다.
❹ 마약류취급학술연구자 및 마약류취급승인자는 마약류 봉함 의무가 있다.
⑤ 마약류취급자가 소유 또는 관리하던 마약 또는 향정신성의약품을 원소유자 등에게 반품하려는
   경우에는 봉함하여야 한다.

**해설**
**봉함(법 제16조)**
① 다음 각 호의 어느 하나에 해당하는 자가 마약류를 판매하거나 수출 또는 양도할 때에는 그 용기나 포장을 봉함(封緘)하여
   야 한다. 이 경우 봉함은 그 봉함을 뜯지 아니하고서는 용기나 포장을 개봉할 수 없고, 개봉한 후에는 쉽게 원상으로
   회복시킬 수 없도록 하여야 한다.
   1. 마약류수출입업자
   2. 마약류제조업자
   3. 마약류원료사용자
   4. 마약류취급학술연구자
   5. 마약류취급승인자
② 마약류취급자 · 마약류취급승인자는 제1항에 따라 봉함을 하지 아니한 마약류를 수수하지 못한다. 다만, 다음 각
   호의 어느 하나에 해당하는 경우에는 그러하지 아니하다.
   1. 마약류취급자가 소유 또는 관리하던 마약 또는 향정신성의약품을 원소유자 등 마약류취급자에게 반품하려는
      경우
   2. 보유하고 있는 마약류를 마약류취급자에게 양도하는 경우 등 대통령령으로 정하는 사유로 식품의약품안전처장의
      승인을 받은 경우

# 제4장

# 마약류 광고에 대한 사항

## 광고(법 제14조)

① 마약류제조업자·마약류수출입업자는 품목허가를 받은 마약 또는 향정신성의약품을 의학·약학·수의학에 관한 전문가 등을 대상으로 하는 매체 또는 수단에 의한 경우에 한정하여 광고할 수 있다.

② 광고의 매체 또는 수단은 다음 각 호와 같다.

    1. 의학·약학·수의학에 관한 사항을 전문적으로 취급하는 신문 또는 잡지

    2. 제품설명회. 이 경우 설명 내용에는 부작용 등 사용 시 주의사항에 관한 정보가 포함되어야 한다.

③ 마약 또는 향정신성의약품에 관한 광고의 기준은 총리령으로 정한다.

---

**마약 및 향정신성의약품의 광고기준(시행규칙 제25조)**

1. 마약 및 향정신성의약품의 명칭, 제조방법, 효능이나 효과에 관하여 허가를 받은 사항 외의 광고를 하여서는 아니 된다.

2. 마약 및 향정신성의약품의 효능이나 효과를 광고하는 때에는 다음 각목의 광고를 하여서는 아니 된다.

    가. **우수한 치료효과를 나타낸다는 등으로 그 사용결과를 표시 또는 암시하는 광고**

    나. **적응증상을 서술적 또는 위협적인 표현으로 표시 또는 암시하는 광고**

    다. **마약 및 향정신성의약품의 사용을 직접 또는 간접적으로 강요하는 광고**

3. 마약 및 향정신성의약품의 사용에 있어서 이를 오·남용하게 할 염려가 있는 표현의 광고를 하여서는 아니 된다.

4. 마약 및 향정신성의약품에 관하여 의사·치과의사·수의사 또는 약사나 기타의 자가 이를 지정·공인·추천·지도 또는 신용하고 있다는 등의 광고를 하여서는 아니 된다.

5. 의사·치과의사·수의사 또는 약사가 마약 및 향정신성의약품의 제조방법, 효능이나 효과 등에 관하여 연구 또는 발견한 사실에 대하여 의학 또는 약학상 공인된 사항 이외의 광고를 하여서는 아니 된다.

6. 마약 및 향정신성의약품에 관하여 **그 사용자의 감사장이나 체험기를 이용하거나 구입·주문쇄도 기타 이와 유사한 뜻을 표현**하는 광고를 하여서는 아니 된다.

7. 마약 및 향정신성의약품의 제조방법, 효능이나 효과 등에 관하여 광고에 문헌을 인용하는 경우에는 의학 또는 약학상 인정된 문헌에 한하여 인용하되, 인용문헌의 본뜻을 정확하게 전하여야 하며 연구자의 성명, 문헌명과 발표연월일을 명시하여야 한다.

8. 마약 및 향정신성의약품을 광고할 때에는 **다른 의약품·마약 또는 향정신성의약품을 비방하거나 비난한다고 의심되는 광고** 또는 외국제품과 유사하다거나 보다 우수하다는 내용 등의 모호한 표현의 광고를 하여서는 아니 된다.

9. 마약 및 향정신성의약품의 **부작용을 부정하는 표현 또는 부당하게 안전성을 강조하는 표현의 광고를 하여서는 아니 된다.**

10. 마약 및 향정신성의약품을 판매하는 때에는 **사은품 또는 현상품을 제공**하거나 마약 및 향정신성의약품을 상품으로 제공하는 방법에 의한 광고를 하여서는 아니 된다.

---

**01** 마약 및 향정신성의약품 광고에 대한 사항으로 옳은 것은?

① 의학 관련 방송을 주로 하는 채널에 광고를 낸다.
② 청취자들이 많은 라디오 프로그램에 광고를 할 수 있다.
③ 약품의 사용을 간접적으로 강요하는 광고는 해도 된다.
❹ 약학에 관한 사항을 전문적으로 취급하는 신문엔 광고를 할 수 있다.
⑤ 마약 및 향정신성의약품의 광고에 관한 기준은 대통령령으로 정한다.

**해설**
광고(법 제14조)
① 마약류제조업자·마약류수출입업자는 품목허가를 받은 마약 또는 향정신성의약품을 의학·약학·수의학에 관한 전문가 등을 대상으로 하는 매체 또는 수단에 의한 경우에 한정하여 광고할 수 있다.
② 광고의 매체 또는 수단은 다음 각 호와 같다.
  1. 의학·약학·수의학에 관한 사항을 전문적으로 취급하는 신문 또는 잡지
  2. 제품설명회. 이 경우 설명 내용에는 부작용 등 사용 시 주의사항에 관한 정보가 포함되어야 한다.
③ 마약 또는 향정신성의약품에 관한 광고의 기준은 총리령으로 정한다.

**02** 마약 및 향정신성의약품의 효과를 광고할 때 가능한 것은?

① 적응증상을 암시하는 광고
② 약품 사용자의 체험기를 표기하는 광고
③ 해당 약품에 대해 의사가 공인하고 있다는 광고
❹ 의학적으로 공인되어 허가받은 효능을 표시하는 광고
⑤ 우수한 치료효과를 나타내는 사용결과를 표시하는 광고

**해설**
마약 및 향정신성의약품의 광고기준(시행규칙 제25조)
1. 마약 및 향정신성의약품의 명칭, 제조방법, 효능이나 효과에 관하여 허가를 받은 사항 외의 광고를 하여서는 아니 된다.
2. 마약 및 향정신성의약품의 효능이나 효과를 광고하는 때에는 다음 각목의 광고를 하여서는 아니 된다.
  가. 우수한 치료효과를 나타낸다는 등으로 그 사용결과를 표시 또는 암시하는 광고
  나. 적응증상을 서술적 또는 위협적인 표현으로 표시 또는 암시하는 광고
  다. 마약 및 향정신성의약품의 사용을 직접 또는 간접적으로 강요하는 광고
4. 마약 및 향정신성의약품에 관하여 의사·치과의사·수의사 또는 약사나 기타의 자가 이를 지정·공인·추천·지도 또는 신용하고 있다는 등의 광고를 하여서는 아니 된다.
5. 의사·치과의사·수의사 또는 약사가 마약 및 향정신성의약품의 제조방법, 효능이나 효과 등에 관하여 연구 또는 발견한 사실에 대하여 의학 또는 약학상 공인된 사항 이외의 광고를 하여서는 아니 된다.
6. 마약 및 향정신성의약품에 관하여 그 사용자의 감사장이나 체험기를 이용하거나 구입·주문쇄도 기타 이와 유사한 뜻을 표현하는 광고를 하여서는 아니 된다.

# 제 5 장

# 마약류 저장 및 마약중독자 관리

## 마약류의 저장(법 제15조)

마약류취급자, 마약류취급승인자 또는 마약류나 예고임시마약류 또는 임시마약류를 취급하는 자는 그 보관·소지 또는 관리하는 마약류나 예고임시마약류 또는 임시마약류를 총리령으로 정하는 바에 따라 **다른 의약품과 구별하여 저장**하여야 한다. 이 경우 **마약은 잠금장치가 되어 있는 견고한 장소에 저장**하여야 한다.

---

**마약류의 저장(시행규칙 제26조)**

1. 마약류, 예고임시마약류 또는 임시마약류의 저장장소(대마의 저장장소를 제외한다)는 마약류취급자, 마약류취급승인자 또는 마약류, 예고임시마약류 또는 임시마약류를 취급하는 자의 업소 또는 사무소(법 제57조 및 「약사법 시행규칙」에 따라 마약류의 보관·배송 등의 업무를 위탁받은 마약류도매업자의 업소 또는 사무소를 포함한다)안에 있어야 하고, 마약류, 예고임시마약류 또는 임시마약류저장시설은 **일반인이 쉽게 발견할 수 없는 장소에 설치하되 이동할 수 없도록 설치할 것**

2. **마약은 이중으로 잠금장치가 설치된 철제금고**(철제와 동등 이상의 견고한 재질로 만들어진 금고를 포함한다)에 저장할 것

3. 향정신성의약품, 예고임시마약류 또는 임시마약류는 잠금장치가 설치된 장소에 저장할 것. 다만, 마약류소매업자·마약류취급의료업자 또는 마약류관리자가 **원활한 조제를 목적으로 업무시간중 조제대에 비치하는 향정신성의약품은 제외한다.**

4. 대마의 저장장소에는 대마를 반출·반입하는 경우를 제외하고는 잠금장치를 설치하고 다른 사람의 출입을 제한하는 조치를 취할 것

---

## 마약 사용의 금지(법 제39조)

마약류취급의료업자는 마약 중독자에게 그 중독 증상을 완화시키거나 치료하기 위하여 다음 각 호의 어느 하나에 해당하는 행위를 하여서는 아니 된다. 다만, 치료보호기관에서 **보건복지부장관 또는 시·도지사의 허가를 받은 경우**에는 그러하지 아니하다.

1. 마약을 투약하는 행위
2. 마약을 투약하기 위하여 제공하는 행위
3. 마약을 기재한 처방전을 발급하는 행위

## 마약류 중독자의 치료보호(법 제40조)

① 보건복지부장관 또는 시·도지사는 마약류 사용자의 마약류 중독 여부를 판별하거나 마약류 중독자로 판명된 사람을 치료보호하기 위하여 치료보호기관을 설치·운영하거나 지정할 수 있다.

② 보건복지부장관 또는 시·도지사는 마약류 사용자에 대하여 제1항에 따른 치료보호기관에서 마약류 중독 여부의 판별검사를 받게 하거나 마약류 중독자로 판명된 사람에 대하여 치료보호를 받게 할 수 있다. 이 경우 **판별검사 기간은 1개월 이내로 하고, 치료보호 기간은 12개월 이내**로 한다.

③ 보건복지부장관 또는 시·도지사는 판별검사 또는 치료보호를 하려면 **치료보호심사위원회의 심의**를 거쳐야 한다.

④ 판별검사 및 치료보호에 관한 사항을 심의하기 위하여 보건복지부, 특별시, 광역시, 특별자치시, 도 및 특별자치도에 치료보호심사위원회를 둔다.

⑤ 규정에 따른 치료보호기관의 설치·운영 및 지정, 판별검사 및 치료보호, 치료보호심사위원회의 구성·운영·직무 등에 관하여 필요한 사항은 대통령령으로 정한다.

## 폐기 명령 등(법 제42조)

① 식품의약품안전처장, 시·도지사 또는 시장·군수·구청장은 제12조에 따라 보고된 마약류나 제13조에 따른 승인을 받지 못한 마약류 및 제16조, 제17조, 제18조, 제21조 또는 제24조를 위반하여 제조·판매·저장 또는 수입한 향정신성의약품이나 불량한 향정신성의약품 등을 공중위생상의 위해의 발생을 방지할 수 있는 방법으로 폐기하거나 필요한 조치를 마약류취급자 및 마약류취급승인자에게 명할 수 있다.

② 식품의약품안전처장, 시·도지사 또는 시장·군수·구청장은 다음 각 호의 어느 하나에 해당하는 경우에는 관계 공무원으로 하여금 해당 **물품을 폐기 또는 압류하거나 그 밖에 필요한 조치를 하게 할 수 있다.**

1. 제1항에 따른 명령을 받은 자가 **그 명령을 이행하지 아니한 경우**

2. 대마재배자가 재배한 대마초 중 그 종자·뿌리 및 성숙한 줄기를 제외하고는 이를 소각·매몰 기타 그 유출을 방지할 수 있는 방법으로 폐기하고 특별자치시장·시장·군수 또는 구청장에게 보고하여야 함에도 불구하고 **폐기를 하지 아니한 경우**

3. 대통령령으로 정하는 바에 따라 식품의약품안전처장의 승인을 받은 경우가 아님에도 불구하고 **마약 또는 향정신성의약품을 제조할 목적으로 원료물질이 제조, 수출입, 매매, 매매의 알선, 수수, 소지, 소유 또는 사용되거나 그러한 목적으로 저장된 원료물질이 발견된 경우**

**01** 보건복지부장관 또는 시·도지사가 마약류 사용자에 대하여 마약류 중독 여부의 판별 검사 또는 치료보호를 하려면 어느 곳의 심의를 거쳐야 하는가?

① 병원윤리위원회
② 국제마약관리위원회
③ 건강생활실천협의회
❹ 치료보호심사위원회
⑤ 한국마약퇴치운동본부

**해설**
**마약류 중독자의 치료보호(법 제40조)**
① 보건복지부장관 또는 시·도지사는 마약류 사용자의 마약류 중독 여부를 판별하거나 마약류 중독자로 판명된 사람을 치료보호하기 위하여 치료보호기관을 설치·운영하거나 지정할 수 있다.
② 보건복지부장관 또는 시·도지사는 마약류 사용자에 대하여 제1항에 따른 치료보호기관에서 마약류 중독 여부의 판별검사를 받게 하거나 마약류 중독자로 판명된 사람에 대하여 치료보호를 받게 할 수 있다. 이 경우 판별검사 기간은 1개월 이내로 하고, 치료보호 기간은 12개월 이내로 한다.
③ 보건복지부장관 또는 시·도지사는 판별검사 또는 치료보호를 하려면 치료보호심사위원회의 심의를 거쳐야 한다.

**02** 마약 중독자에게 마약을 사용하는 것이 허용되는 자는?

① 대학병원 의사
② 종합병원 의사
③ 보건소
④ 마약류취급의료업자
❺ 시·도지사의 허가를 받은 치료보호기관의 마약취급의료업자

**해설**
**마약 사용의 금지(법 제39조)**
마약류취급의료업자는 마약 중독자에게 그 중독 증상을 완화시키거나 치료하기 위하여 다음 각 호의 어느 하나에 해당하는 행위를 하여서는 아니 된다. 다만, 제40조에 따른 치료보호기관에서 보건복지부장관 또는 시·도지사의 허가를 받은 경우에는 그러하지 아니하다.
1. 마약을 투약하는 행위
2. 마약을 투약하기 위하여 제공하는 행위
3. 마약을 기재한 처방전을 발급하는 행위

# MEMO

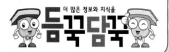

# 응급의료에 관한 법률

간호사 국가고시
# 보건의약관계법규

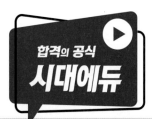

# 제 1 장

# 총 칙

## 목적(법 제1조)

국민들이 응급상황에서 **신속하고 적절한 응급의료**를 받을 수 있도록 응급의료에 관한 **국민의 권리와 의무, 국가·지방자치단체의 책임, 응급의료제공자의 책임과 권리**를 정하고 **응급의료자원**의 효율적 관리에 필요한 사항을 규정함으로써 **응급환자의 생명과 건강을 보호하고 국민의료를 적정하게 함을 목적**으로 한다.

## 정의(법 제2조)

1. "**응급환자**"란 **질병, 분만, 각종 사고 및 재해로 인한 부상이나 그 밖의 위급한 상태**로 인하여 즉시 필요한 **응급처치를 받지 아니하면 생명을 보존할 수 없거나 심신에 중대한 위해(危害)가 발생할 가능성이 있는 환자 또는 이에 준하는 사람**으로서 보건복지부령으로 정하는 사람을 말한다.
2. "**응급의료**"란 응급환자가 발생한 때부터 생명의 위험에서 회복되거나 심신상의 중대한 위해가 제거되기까지의 과정에서 응급환자를 위하여 하는 상담·구조(救助)·이송·응급처치 및 진료 등의 조치를 말한다.
3. "**응급처치**"란 응급의료행위의 하나로서 응급환자의 기도를 확보하고 심장박동의 회복, 그 밖에 생명의 위험이나 증상의 현저한 악화를 방지하기 위하여 긴급히 필요로 하는 처치를 말한다.
4. "**응급의료종사자**"란 관계 법령에서 정하는 바에 따라 취득한 면허 또는 자격의 범위에서 응급환자에 대한 응급의료를 제공하는 의료인과 응급구조사를 말한다.
5. "**응급의료기관**"이란 「의료법」 제3조에 따른 의료기관 중에서 이 법에 따라 지정된 권역응급의료센터, 전문응급의료센터, 지역응급의료센터 및 지역응급의료기관을 말한다.
6. "**구급차 등**"이란 응급환자의 이송 등 응급의료의 목적에 이용되는 자동차, 선박 및 항공기 등의 이송수단을 말한다.
7. "**응급의료기관 등**"이란 응급의료기관, 구급차 등의 운용자 및 응급의료지원센터를 말한다.
8. "**응급환자이송업**"이란 구급차 등을 이용하여 응급환자 등을 이송하는 업(業)을 말한다.

## 응급증상 및 이에 준하는 증상(시행규칙 [별표 1])

1. 응급증상

　가. 신경학적 응급증상 : 급성의식장애, 급성신경학적 이상, 구토·의식장애 등의 증상이 있는 두부 손상

　나. 심혈관계 응급증상 : 심폐소생술이 필요한 증상, 급성호흡곤란, 심장질환으로 인한 급성 흉통, 심계항진, 박동이상 및 쇼크

　다. 중독 및 대사장애 : 심한 탈수, 약물·알코올 또는 기타 물질의 과다복용이나 중독, 급성대사장애(간부전·신부전·당뇨병 등)

　라. 외과적 응급증상 : 개복술을 요하는 급성복증(급성복막염·장폐색증·급성췌장염 등 중한 경우에 한함), 광범위한 화상(**외부신체 표면적의 18% 이상**), 관통상, 개방성·다발성 골절 또는 대퇴부 척추의 골절, 사지를 절단할 우려가 있는 혈관 손상, 전신마취하에 응급수술을 요하는 증상, 다발성 외상

　마. **출혈** : 계속되는 각혈, 지혈이 안되는 출혈, 급성 위장관 출혈

　바. 안과적 응급증상 : **화학물질에 의한 눈의 손상, 급성 시력 손실**

　사. **알러지** : 얼굴 부종을 동반한 알러지 반응

　아. 소아과적 응급증상 : 소아경련성 장애

　자. 정신과적 응급증상 : 자신 또는 다른 사람을 해할 우려가 있는 정신장애

2. 응급증상에 준하는 증상

　가. 신경학적 응급증상 : 의식장애, 현훈

　나. 심혈관계 응급증상 : 호흡곤란, 과호흡

　다. 외과적 응급증상 : 화상, 급성복증을 포함한 배의 전반적인 이상증상, 골절·외상 또는 탈골, 그 밖에 응급수술을 요하는 증상, 배뇨장애

　라. 출혈 : 혈관손상

　마. 소아과적 응급증상 : 소아 경련, **38℃ 이상인 소아 고열**(공휴일·야간 등 의료서비스가 제공되기 어려운 때에 8세 이하의 소아에게 나타나는 증상을 말한다)

　바. 산부인과적 응급증상 : 분만 또는 성폭력으로 인하여 산부인과적 검사 또는 처치가 필요한 증상

　사. 이물에 의한 응급증상 : 귀·눈·코·항문 등에 이물이 들어가 제거술이 필요한 환자

**01** 응급의료법에서 응급환자에 해당하는 증상은?

① 혈관 손상
② 만성호흡곤란
③ 외부신체 표면적의 9% 화상
④ 개복술을 요하지 않는 만성 복통
❺ 얼굴 부종을 동반한 알러지 반응

**해설**

**응급증상 및 이에 준하는 증상(시행규칙 [별표 1])**

1. 응급증상
   가. 신경학적 응급증상 : 급성의식장애, 급성신경학적 이상, 구토·의식장애 등의 증상이 있는 두부 손상
   나. 심혈관계 응급증상 : 심폐소생술이 필요한 증상, 급성호흡곤란, 심장질환으로 인한 급성 흉통, 심계항진, 박동이상 및 쇼크
   다. 중독 및 대사장애 : 심한 탈수, 약물·알코올 또는 기타 물질의 과다복용이나 중독, 급성대사장애(간부전·신부전·당뇨병 등)
   라. 외과적 응급증상 : 개복술을 요하는 급성복증(급성복막염·장폐색증·급성췌장염 등 중한 경우에 한함), 광범위한 화상(외부신체 표면적의 18% 이상), 관통상, 개방성·다발성 골절 또는 대퇴부 척추의 골절, 사지를 절단할 우려가 있는 혈관 손상, 전신마취하에 응급수술을 요하는 중상, 다발성 외상
   마. 출혈 : 계속되는 각혈, 지혈이 안되는 출혈, 급성 위장관 출혈
   바. 안과적 응급증상 : 화학물질에 의한 눈의 손상, 급성 시력 손실
   사. 알러지 : 얼굴 부종을 동반한 알러지 반응
   아. 소아과적 응급증상 : 소아경련성 장애
   자. 정신과적 응급증상 : 자신 또는 다른 사람을 해할 우려가 있는 정신장애

2. 응급증상에 준하는 증상
   가. 신경학적 응급증상 : 의식장애, 현훈
   나. 심혈관계 응급증상 : 호흡곤란, 과호흡
   다. 외과적 응급증상 : 화상, 급성복증을 포함한 배의 전반적인 이상증상, 골절·외상 또는 탈골, 그 밖에 응급수술을 요하는 증상, 배뇨장애
   라. 출혈 : 혈관손상
   마. 소아과적 응급증상 : 소아 경련, 38℃ 이상인 소아 고열(공휴일·야간 등 의료서비스가 제공되기 어려운 때에 8세 이하의 소아에게 나타나는 증상을 말한다)
   바. 산부인과적 응급증상 : 분만 또는 성폭력으로 인하여 산부인과적 검사 또는 처치가 필요한 증상
   사. 이물에 의한 응급증상 : 귀·눈·코·항문 등에 이물이 들어가 제거술이 필요한 환자

**02** 고속도로에서 4대 차량이 연쇄 충돌하여 구급차가 도착하였다. 이때 행해질 응급의료의 범주로 옳은 것은?

**❶** 응급환자의 이송
② 응급환자의 입원
③ 응급환자의 채혈
④ 응급처치 및 수술
⑤ 응급환자의 신원확인 및 가족확인

[해설]
**정의(법 제2조)**
2. "응급의료"란 응급환자가 발생한 때부터 생명의 위험에서 회복되거나 심신상의 중대한 위해가 제거되기까지의 과정에서 응급환자를 위하여 하는 상담·구조(救助)·이송·응급처치 및 진료 등의 조치를 말한다.

출제
유형
문제

**03** 운동 중 갑자기 쓰러져 의식불명인 대상자에게 수행된 행위 중 응급처치에 해당하는 것은?

① 응급환자의 구조
② 응급환자의 상담
③ 응급환자의 이송
**❹** 기도의 확보를 위한 처치
⑤ 증상의 회복을 위한 지속적 치료

[해설]
**정의(법 제2조)**
3. "응급처치"란 응급의료행위의 하나로서 응급환자의 기도를 확보하고 심장박동의 회복, 그 밖에 생명의 위험이나 증상의 현저한 악화를 방지하기 위하여 긴급히 필요로 하는 처치를 말한다.

# 제2장

# 국민의 권리와 의무 및 응급의료에 대한 면책

## 응급의료를 받을 권리(법 제3조)

모든 국민은 성별, 나이, 민족, 종교, 사회적 신분 또는 경제적 사정 등을 이유로 차별받지 아니하고 응급의료를 받을 권리를 가진다. 국내에 체류하고 있는 외국인도 또한 같다.

## 응급의료에 관한 알 권리(법 제4조)

① 모든 국민은 응급상황에서의 응급처치 요령, 응급의료기관 등의 안내 등 기본적인 대응방법을 알 권리가 있으며, 국가와 지방자치단체는 그에 대한 교육·홍보 등 필요한 조치를 마련하여야 한다.
② 모든 국민은 국가나 지방자치단체의 응급의료에 대한 시책에 대하여 알 권리를 가진다.

## 응급환자에 대한 신고 및 협조 의무(법 제5조)

① 누구든지 응급환자를 발견하면 즉시 응급의료기관 등에 신고하여야 한다.
② 응급의료종사자가 응급의료를 위하여 필요한 협조를 요청하면 누구든지 적극 협조하여야 한다.

## 선의의 응급의료에 대한 면책(법 제5조의2)

생명이 위급한 응급환자에게 다음 각 호의 어느 하나에 해당하는 응급의료 또는 응급처치를 제공하여 발생한 재산상 손해와 사상(死傷)에 대하여 **고의 또는 중대한 과실이 없는 경우 그 행위자는 민사책임과 상해(傷害)에 대한 형사책임을 지지 아니하며 사망에 대한 형사책임은 감면한다.**
1. 다음 각 목의 어느 하나에 해당하지 아니하는 자가 한 응급처치
   가. 응급의료종사자
   나. 「선원법」에 따른 선박의 응급처치 담당자, 「119구조·구급에 관한 법률」에 따른 구급대 등 다른 법령에 따라 응급처치 제공의무를 가진 자
2. 응급의료종사자가 업무수행 중이 아닌 때 본인이 받은 면허 또는 자격의 범위에서 한 응급의료
3. 응급처치 제공의무를 가진 자가 업무수행 중이 아닌 때에 한 응급처치

**01** 국내 응급의료에 관한 권리와 의무에 대해 옳은 것은?

① 모든 국민은 응급상황 시 기본적 대응방법을 숙지할 의무가 있다.

② 단기체류 중인 외국인은 응급의료를 받을 권리 범위에서 제외된다.

❸ 국가와 지방자치단체는 응급처치에 대한 교육과 홍보를 시행해야 한다.

④ 누구든지 응급의료종사자가 필요한 협조를 구하면 거부할 권리가 있다.

⑤ 일반 국민의 응급처치에 의해 발생한 사망도 형사책임을 면할 수 없다.

**해설**

**응급의료를 받을 권리(제3조)**

모든 국민은 성별, 나이, 민족, 종교, 사회적 신분 또는 경제적 사정 등을 이유로 차별받지 아니하고 응급의료를 받을 권리를 가진다. 국내에 체류하고 있는 외국인도 또한 같다.

**응급의료에 관한 알 권리(제4조)**

① 모든 국민은 응급상황에서의 응급처치 요령, 응급의료기관 등의 안내 등 기본적인 대응방법을 알 권리가 있으며, 국가와 지방자치단체는 그에 대한 교육·홍보 등 필요한 조치를 마련하여야 한다.

② 모든 국민은 국가나 지방자치단체의 응급의료에 대한 시책에 대하여 알 권리를 가진다.

**응급환자에 대한 신고 및 협조 의무(제5조)**

① 누구든지 응급환자를 발견하면 즉시 응급의료기관 등에 신고하여야 한다.

② 응급의료종사자가 응급의료를 위하여 필요한 협조를 요청하면 누구든지 적극 협조하여야 한다.

**선의의 응급의료에 대한 면책(제5조의2)**

생명이 위급한 응급환자에게 다음 각 호의 어느 하나에 해당하는 응급의료 또는 응급처치를 제공하여 발생한 재산상 손해와 사상(死傷)에 대하여 고의 또는 중대한 과실이 없는 경우 그 행위자는 민사책임과 상해(傷害)에 대한 형사책임을 지지 아니하며 사망에 대한 형사책임은 감면한다.

1. 다음 각 목의 어느 하나에 해당하지 아니하는 자가 한 응급처치

　　가. 응급의료종사자

　　나. 「선원법」에 따른 선박의 응급처치 담당자, 「119구조·구급에 관한 법률」에 따른 구급대 등 다른 법령에 따라 응급처치 제공의무를 가진 자

2. 응급의료종사자가 업무수행 중이 아닌 때 본인이 받은 면허 또는 자격의 범위에서 한 응급의료

3. 응급처치 제공의무를 가진 자가 업무수행 중이 아닌 때에 한 응급처치

# 제3장

# 응급의료종사자의 권리와 의무

## 응급의료의 거부금지 등(법 제6조)

① 응급의료기관 등에서 근무하는 응급의료종사자는 **응급환자를 항상 진료할 수 있도록 응급의료업무에** 성실히 종사하여야 한다.

② **응급의료종사자는** 업무 중에 응급의료를 요청받거나 응급환자를 발견하면 즉시 응급의료를 하여야 하며 **정당한 사유 없이 이를 거부하거나 기피하지 못한다.**

## 응급환자가 아닌 사람에 대한 조치(법 제7조)

① **의료인은 응급환자가 아닌 사람을 응급실이 아닌 의료시설에 진료를 의뢰하거나 다른 의료기관에 이송할** **수 있다.**

② 진료의뢰·환자이송의 기준 및 절차 등에 관하여 필요한 사항은 대통령령으로 정한다.

> **응급환자가 아닌 자에 대한 이송기준 및 절차(시행령 제2조)**
>
> ① 의료인은 응급의료기관에 내원한 환자가 응급환자에 해당하지 아니하나 진료가 필요하다고 인정되는 경우에는 「응급의료에 관한 법률」(이하 "법"이라 한다) 제7조의 규정에 따라 본인 또는 법정대리인의 동의를 얻어 응급실이 아닌 의료시설에 진료를 의뢰하거나 다른 의료기관에 이송할 수 있다.
>
> ② 의료인은 제1항의 규정에 따라 응급환자에 해당하지 아니하는 환자를 응급실이 아닌 의료시설에 진료를 의뢰하거나 다른 의료기관에 이송하는 경우에는 당해 환자가 응급환자에 해당하지 아니하는 이유를 설명하고, 그에 필요한 진료내용 및 진료과목 등을 추천하여야 한다.
>
> ③ 의료기관의 장은 제1항의 규정에 따라 응급환자에 해당하지 아니하는 환자를 다른 의료기관으로 이송한 경우 그 이송받은 의료기관, 환자 또는 그 법정대리인이 진료에 필요한 의무기록을 요구하는 경우에는 이를 즉시 제공하여야 한다.

## 응급환자에 대한 우선 응급의료 등(법 제8조)

① 응급의료종사자는 응급환자에 대하여는 다른 환자보다 우선하여 상담·구조 및 응급처치를 하고 진료를 위하여 필요한 최선의 조치를 하여야 한다.

② 응급의료종사자는 **응급환자가 2명 이상이면 의학적 판단에 따라 더 위급한 환자부터 응급의료를 실시하여** **야 한다.**

## 응급의료의 설명·동의(법 제9조)

① 응급의료종사자는 다음 각 호의 어느 하나에 해당하는 경우를 제외하고는 응급환자에게 응급의료에 관하여 설명하고 그 동의를 받아야 한다.

  1. **응급환자가 의사결정능력이 없는 경우**
  2. **설명 및 동의 절차로 인하여 응급의료가 지체되면 환자의 생명이 위험하여지거나 심신상의 중대한 장애를 가져오는 경우**

② 응급의료종사자는 응급환자가 의사결정능력이 없는 경우 법정대리인이 동행하였을 때에는 그 **법정대리인에게 응급의료에 관하여 설명하고 그 동의를 받아야 하며**, 법정대리인이 동행하지 아니한 경우에는 동행한 사람에게 **설명한 후 응급처치를 하고 의사의 의학적 판단에 따라 응급진료를 할 수 있다.**

③ 응급의료에 관한 설명·동의의 내용 및 절차 등에 관하여 필요한 사항은 보건복지부령으로 정한다.

---

**응급의료에 관한 설명·동의의 내용 및 절차(시행규칙 제3조)**

① 응급환자 또는 그 법정대리인에게 응급의료에 관하여 설명하고 동의를 얻어야 할 내용은 다음 각 호와 같다.

  1. 환자에게 발생하거나 발생가능한 증상의 **진단명**
  2. **응급검사의 내용**
  3. **응급처치의 내용**
  4. 응급의료를 **받지 아니하는 경우의 예상결과 또는 예후**
  5. 그 밖에 응급환자가 설명을 요구하는 사항

② 설명·동의는 별지 제1호서식의 응급의료에 관한 설명·동의서에 의한다.

③ 응급의료종사자가 의사결정능력이 없는 응급환자의 법정대리인으로부터 제1항에 따른 동의를 얻지 못하였으나 응급환자에게 반드시 **응급의료가 필요하다고 판단되는 때에는 의료인 1명 이상의 동의를 얻어 응급의료를** 할 수 있다.

---

## 응급환자의 이송(법 제11조)

① 의료인은 해당 의료기관의 능력으로는 응급환자에 대하여 적절한 응급의료를 할 수 없다고 판단한 경우에는 지체 없이 **그 환자를 적절한 응급의료가 가능한 다른 의료기관으로 이송하여야 한다.**

② 의료기관의 장은 응급환자를 이송할 때에는 응급환자의 안전한 이송에 필요한 의료기구와 인력을 제공하여야 하며, 응급환자를 이송받는 의료기관에 진료에 필요한 의무기록(醫務記錄)을 제공하여야 한다.

③ 의료기관의 장은 이송에 든 비용을 환자에게 청구할 수 있다.

④ 응급환자의 이송절차, 의무기록의 이송 및 비용의 청구 등에 필요한 사항은 보건복지부령으로 정한다.

---

응급환자의 이송절차 및 의무기록의 이송(시행규칙 제4조)

① 의료인은 응급환자를 다른 의료기관으로 이송하는 경우에는 이송 받는 의료기관에 연락하고, 적절한 이송수단을 알선하거나 제공하여야 한다.

② 의료인은 이송받는 의료기관에 대한 연락이나 준비를 할 수 없는 경우에는 응급의료지원센터(이하 "응급의료지원센터"라 한다)나 「119구조·구급에 관한 법률」에 따른 119구급상황관리센터를 통하여 이송받을 수 있는 의료기관을 확인하고 적절한 이송수단을 알선하거나 제공하여야 한다.

③ 응급환자를 이송하는 경우에 제공하여야 하는 의무기록은 다음 각 호와 같다.

  1. 응급환자진료의뢰서

  2. 검사기록 등 의무기록과 방사선 필름의 사본 그 밖에 응급환자의 진료에 필요하다고 판단되는 자료

**01** 응급의료종사자의 응급의료업무에 관해 옳은 것은?

① 진료비 지불능력이 없을 경우 응급의료를 거부하여도 된다.

② 응급의료의 요청을 받으면 언제든지 응급처치를 행하여야 한다.

③ 업무 중에 응급의료를 요청받으면 선택적으로 응급의료를 행할 수 있다.

❹ 업무 중 응급환자를 발견한 때에는 정당한 사유 없이 응급의료를 기피하지 못한다.

⑤ 정당한 사유 없이 응급의료를 거부한 응급의료종사자는 1년 이하의 징역 또는 1천만원 이하의 벌금에 처한다.

**해설**

응급의료의 거부금지 등(법 제6조)

① 응급의료기관 등에서 근무하는 응급의료종사자는 응급환자를 항상 진료할 수 있도록 응급의료업무에 성실히 종사하여야 한다.

② 응급의료종사자는 업무 중에 응급의료를 요청받거나 응급환자를 발견하면 즉시 응급의료를 하여야 하며 정당한 사유 없이 이를 거부하거나 기피하지 못한다.

**02** 응급환자를 다른 의료기관으로 이송할 때 이송받을 의료기관의 수용가능 여부를 확인해주는 응급의료기관은?

① 중앙응급의료센터

② 지역응급의료센터

③ 전문응급의료센터

❹ 응급의료지원센터

⑤ 권역응급의료센터

**해설**

응급환자의 이송절차 및 의무기록의 이송(시행규칙 제4조)

② 의료인은 제1항에 따라 이송받는 의료기관에 대한 연락이나 준비를 할 수 없는 경우에는 법 제27조제1항에 따른 응급의료지원센터(이하 "응급의료지원센터"라 한다)나 「119구조·구급에 관한 법률」 제10조의2에 따른 119구급상황관리센터를 통하여 이송받을 수 있는 의료기관을 확인하고 적절한 이송수단을 알선하거나 제공하여야 한다.

**03** 응급환자에게 응급의료에 관해 설명하고 서면동의를 받아야 하는 경우는?

❶ 응급환자가 응급의료행위를 구두로 동의한 경우
② 응급의료가 지체되면 환자의 생명이 위험해지는 경우
③ 응급환자가 의식 수준이 낮아 의사소통이 어려운 경우
④ 응급환자가 인지 수준이 낮아 의사결정능력이 없는 경우
⑤ 응급의료가 지체되면 환자의 심신상에 중대한 장애가 발생할 경우

**해설**

응급의료의 설명·동의(법 제9조)
① 응급의료종사자는 다음 각 호의 어느 하나에 해당하는 경우를 제외하고는 응급환자에게 응급의료에 관하여 설명하고 그 동의를 받아야 한다.
  1. 응급환자가 의사결정능력이 없는 경우
  2. 설명 및 동의 절차로 인하여 응급의료가 지체되면 환자의 생명이 위험하여지거나 심신상의 중대한 장애를 가져오는 경우
② 응급의료종사자는 응급환자가 의사결정능력이 없는 경우 법정대리인이 동행하였을 때에는 그 법정대리인에게 응급의료에 관하여 설명하고 그 동의를 받아야 하며, 법정대리인이 동행하지 아니한 경우에는 동행한 사람에게 설명한 후 응급처치를 하고 의사의 의학적 판단에 따라 응급진료를 할 수 있다.
③ 응급의료에 관한 설명·동의의 내용 및 절차 등에 관하여 필요한 사항은 보건복지부령으로 정한다.

출제
유형
문제

**04** 심한 탈수현상을 동반한 외부신체 표면적의 30% 이상의 광범위한 화상환자를 다른 의료기관으로 이송하고자 할 때, 취해야 할 조치 중 가장 옳은 것은?

① 인근 보건소로 우선 이송한다.
② 응급상황이므로 진료의뢰서만 송부한다.
③ 반드시 당해 의료기관의 구급차를 이용하여 이송하여야 한다.
④ 응급환자 이송 시 소요되는 비용은 당해 의료기관이 부담한다.
❺ 응급의료지원센터를 통해 이송받을 응급의료기관의 수용가능 여부를 확인하여야 한다.

**해설**

응급환자의 이송절차 및 의무기록의 이송(시행규칙 제4조)
① 의료인은 법 제11조에 따라 응급환자를 다른 의료기관으로 이송하는 경우에는 이송받는 의료기관에 연락하고, 적절한 이송수단을 알선하거나 제공하여야 한다.
② 의료인은 제1항에 따라 이송받는 의료기관에 대한 연락이나 준비를 할 수 없는 경우에는 법 제27조제1항에 따른 응급의료지원센터(이하 "응급의료지원센터"라 한다)나 「119구조·구급에 관한 법률」 제10조의2에 따른 119구급상황관리센터를 통하여 이송받을 수 있는 의료기관을 확인하고 적절한 이송수단을 알선하거나 제공하여야 한다.
③ 응급환자를 이송하는 경우에 제공하여야 하는 의무기록은 다음 각 호와 같다.
  1. 응급환자진료의뢰서
  2. 검사기록 등 의무기록과 방사선 필름의 사본 그 밖에 응급환자의 진료에 필요하다고 판단되는 자료

# 제4장

# 국가 및 지방자치단체의 책임

## 응급의료의 제공(법 제13조)

국가 및 지방자치단체는 응급환자의 보호, 응급의료기관 등의 지원 및 설치·운영, 응급의료종사자의 양성, 응급이송수단의 확보 등 응급의료를 제공하기 위한 시책을 마련하고 시행하여야 한다.

## 응급의료기본계획 및 연차별 시행계획(법 제13조의2)

① 보건복지부장관은 제13조에 따른 업무를 수행하기 위하여 **중앙응급의료위원회의 심의를 거쳐 응급의료기본계획**(이하 "기본계획"이라 한다)을 **5년마다 수립**하여야 한다.

② 기본계획은 「공공보건의료에 관한 법률」에 따른 공공보건의료 기본계획과 연계하여 수립하여야 하며, 다음 각 호의 사항을 포함하여야 한다.

  1. 국민의 안전한 생활환경 조성을 위한 다음 각 목의 사항

    가. 국민에 대한 응급처치 및 응급의료 교육·홍보 계획

    나. 생활환경 속의 응급의료 인프라 확충 계획

    다. 응급의료의 평등한 수혜를 위한 계획

  2. 응급의료의 효과적인 제공을 위한 다음 각 목의 사항

    가. 민간 이송자원의 육성 및 이송체계의 개선 계획

    나. 응급의료기관에 대한 평가·지원 및 육성 계획

    다. 응급의료 인력의 공급 및 육성 계획

    라. 응급의료정보통신체계의 구축·운영 계획

    마. 응급의료의 질적 수준 개선을 위한 계획

    바. 재난 등으로 다수의 환자 발생 시 응급의료 대비·대응 계획

  3. 기본계획의 효과적 달성을 위한 다음 각 목의 사항

    가. 기본계획의 달성목표 및 그 추진방향

    나. 응급의료제도 및 운영체계에 대한 평가 및 개선방향

    다. 응급의료재정의 조달 및 운용

    라. 기본계획 시행을 위한 중앙행정기관의 협조 사항

## 구조 및 응급처치에 관한 교육(법 제14조)

① 보건복지부장관 또는 시·도지사는 응급의료종사자가 아닌 사람 중에서 다음의 어느 하나에 해당하는 사람에게 구조 및 응급처치에 관한 교육을 받도록 명할 수 있다. 이 경우 교육을 받도록 명받은 사람은 정당한 사유가 없으면 이에 따라야 한다.

1. 구급차 등의 운전자
1의2. 제47조의2제1항 각 호의 어느 하나에 해당하는 시설 등에서 의료·구호 또는 안전에 관한 업무에 종사하는 사람
2. 여객자동차운송사업용 자동차의 운전자
3. 보건교사
4. 도로교통안전업무에 종사하는 사람으로서 경찰공무원 등
5. 안전보건교육의 대상자
6. 체육시설에서 의료·구호 또는 안전에 관한 업무에 종사하는 사람
7. 인명구조요원
8. 관광사업에 종사하는 사람 중 의료·구호 또는 안전에 관한 업무에 종사하는 사람
9. 항공종사자 또는 객실승무원 중 의료·구호 또는 안전에 관한 업무에 종사하는 사람
10. 철도종사자 중 의료·구호 또는 안전에 관한 업무에 종사하는 사람
11. 선원 중 의료·구호 또는 안전에 관한 업무에 종사하는 사람
12. 소방안전관리자 중 대통령령으로 정하는 사람
13. 체육지도자
14. 교 사
15. 보육교사

② 보건복지부장관 및 시·도지사는 대통령령으로 정하는 바에 따라 응급처치 요령 등의 교육·홍보를 위한 계획을 매년 수립하고 실시하여야 한다. 이 경우 보건복지부장관은 교육·홍보 계획의 수립 시 소방청장과 협의하여야 한다.

③ 시·도지사는 응급처치 요령 등의 교육·홍보를 실시한 결과를 보건복지부장관에게 보고하여야 한다.

④ 구조 및 응급처치에 관한 교육의 내용 및 실시방법, 보고 등에 관하여 필요한 사항은 보건복지부령으로 정한다.

<table>
<tr><td colspan="2">구조 및 응급처치 교육의 내용 및 실시방법(시행규칙 [별표 2])</td></tr>
</table>

구조 및 응급처치 교육의 내용 및 실시방법(시행규칙 [별표 2])

1. 교육 실시방법
   가. 시·도지사는 매년 10월 31일까지 다음 연도 교육계획을 수립하여 중앙응급의료센터의 장에게 제출하여야 한다.
   나. 시·도지사는 교육계획 수립 시 교육 대상자별로 형평성을 고려하여 교육대상자를 선정하여야 한다.
   다. 시·도지사는 매년 3월 31일까지 전년도 교육결과 보고서를 보건복지부장관에게 제출하여야 한다.

2. 교육 내용 및 시간

| 교육 내용 | 교육 시간 |
| --- | --- |
| 응급활동의 원칙 및 내용, 응급구조 시의 안전수칙, 응급의료 관련 법령 | 1시간 |
| 기본인명구조술(이론) | 1시간 |
| 기본인명구조술(실습) | 2시간 |

## 재정 지원(법 제16조)

① 국가 및 지방자치단체는 예산의 범위에서 응급의료기관 등 및 응급의료시설에 대하여 필요한 재정 지원을 할 수 있다.
② 국가 및 지방자치단체는 자동심장충격기 등 심폐소생을 위한 응급장비를 갖추어야 하는 시설 등에 대하여 필요한 재정 지원을 할 수 있다.

## 응급의료기관 등에 대한 평가(법 제17조)

① 보건복지부장관은 응급의료기관 등의 시설·장비·인력, 업무의 내용·결과 등에 대하여 평가를 할 수 있다. 이 경우 평가 대상이 되는 응급의료기관 등의 장은 특별한 사유가 없으면 평가에 응하여야 한다.
② 보건복지부장관은 응급의료기관 등의 평가를 위하여 해당 응급의료기관 등을 대상으로 필요한 자료의 제공을 요청할 수 있다. 이 경우 자료의 제공을 요청받은 응급의료기관 등은 정당한 사유가 없으면 이에 따라야 한다.
③ 보건복지부장관은 응급의료기관 등에 대한 평가 결과를 공표할 수 있다.
④ 보건복지부장관은 응급의료기관 등에 대한 평가 결과에 따라 응급의료기관 등에 대하여 행정적·재정적 지원을 할 수 있다.
⑤ 응급의료기관 등의 평가방법, 평가 주기, 평가 결과 공표 등에 관하여 필요한 사항은 보건복지부령으로 정한다.

## 환자가 여러 명 발생한 경우의 조치(법 제18조)

① 보건복지부장관, 시·도지사 또는 시장·군수·구청장(자치구의 구청장을 말한다. 이하 같다)은 재해 등으로 환자가 여러 명 발생한 경우에는 **응급의료종사자에게 응급의료 업무에 종사할 것을 명하거나,** 의료기관의 장 또는 구급차 등을 운용하는 자에게 의료시설을 제공하거나 응급환자 이송 등의 업무에 종사할 것을 명할 수 있으며, **중앙행정기관의 장 또는 관계 기관의 장에게 협조를 요청**할 수 있다.

② 응급의료종사자, 의료기관의 장 및 구급차 등을 운용하는 자는 정당한 사유가 없으면 명령을 거부할 수 없다.

③ 환자가 여러 명 발생하였을 때 인명구조 및 응급처치 등에 필요한 사항은 대통령령으로 정한다.

---

**다수의 환자발생에 대한 조치계획의 수립(시행령 제10조)**

① 보건복지부장관 또는 시·도지사는 다수의 환자발생에 대비하여 환자발생의 원인 및 규모에 따른 적정한 조치계획을 미리 수립하여야 한다.

② 제1항의 조치계획에는 다음 각 호의 사항이 포함되어야 한다.

　1. 응급의료 인력·장비 및 시설의 편성과 활용

　2. 관계기관의 협조체계 구축

　3. 응급의료활동훈련

---

## 미수금의 대지급(법 제22조)

의료기관과 구급차 등을 운용하는 자는 응급환자에게 응급의료를 제공하고 그 비용을 받지 못하였을 때에는 그 비용 중 응급환자 본인이 부담하여야 하는 금액(이하 "미수금"이라 한다)에 대하여는 기금관리기관의 장(기금의 관리·운용에 관한 업무가 위탁되지 아니한 경우에는 보건복지부장관을 말한다. 이하 이 조 및 제22조의2에서 같다)에게 대신 지급하여 줄 것을 청구할 수 있다.

**01** 응급의료법에 따른 구조 및 응급처치에 관한 교육에 대해 옳은 것은?

① 보건소장은 응급처치 요령 등의 교육·홍보를 위한 계획을 매년 수립하고 실시하여야 한다.

❷ 구급차 등의 운전자, 경찰공무원, 인명구조요원 등은 구조 및 응급처치에 관한 교육대상자이다.

③ 구조 및 응급처치에 관한 교육의 내용 및 실시방법 등에 관하여 필요한 사항은 시·도지사가 정한다.

④ 시장·군수·구청장은 응급의료종사자가 아닌 자에게 구조 및 응급처치에 관한 교육을 받도록 명할 수 있다.

⑤ 시·도지사 또는 시장·군수·구청장은 구조 및 응급처치에 관한 교육을 받은 자에게 자격증을 교부하여야 한다.

**해설**

**구조 및 응급처치에 관한 교육(법 제14조)**

① 보건복지부장관 또는 시·도지사는 응급의료종사자가 아닌 사람 중에서 다음의 어느 하나에 해당하는 사람에게 구조 및 응급처치에 관한 교육을 받도록 명할 수 있다. 이 경우 교육을 받도록 명받은 사람은 정당한 사유가 없으면 이에 따라야 한다.

  1. 구급차 등의 운전자

  1의2. 제47조의2제1항 각 호의 어느 하나에 해당하는 시설 등에서 의료·구호 또는 안전에 관한 업무에 종사하는 사람

  2. 여객자동차운송사업용 자동차의 운전자

  3. 보건교사

  4. 도로교통안전업무에 종사하는 사람으로서 경찰공무원 등

  5. 안전보건교육의 대상자

  6. 체육시설에서 의료·구호 또는 안전에 관한 업무에 종사하는 사람

  7. 인명구조요원

  8. 관광사업에 종사하는 사람 중 의료·구호 또는 안전에 관한 업무에 종사하는 사람

  9. 항공종사자 또는 객실승무원 중 의료·구호 또는 안전에 관한 업무에 종사하는 사람

  10. 철도종사자 중 의료·구호 또는 안전에 관한 업무에 종사하는 사람

  11. 선원 중 의료·구호 또는 안전에 관한 업무에 종사하는 사람

  12. 소방안전관리자 중 대통령령으로 정하는 사람

  13. 체육지도자

  14. 교 사

  15. 보육교사

② 보건복지부장관 및 시·도지사는 대통령령으로 정하는 바에 따라 응급처치 요령 등의 교육·홍보를 위한 계획을 매년 수립하고 실시하여야 한다. 이 경우 보건복지부장관은 교육·홍보 계획의 수립 시 소방청장과 협의하여야 한다.

③ 시·도지사는 응급처치 요령 등의 교육·홍보를 실시한 결과를 보건복지부장관에게 보고하여야 한다.

④ 구조 및 응급처치에 관한 교육의 내용 및 실시방법, 보고 등에 관하여 필요한 사항은 보건복지부령으로 정한다.

# 응급의료기관 등

# 제 5 장

## 중앙응급의료센터(법 제25조)

① **보건복지부장관**은 응급의료에 관한 다음 각 호의 업무를 수행하게 하기 위하여 **중앙응급의료센터**를 설치 · 운영할 수 있다.

1. 응급의료기관 등에 대한 평가 및 질을 향상시키는 활동에 대한 지원
2. 응급의료종사자에 대한 교육 · 훈련
3. 권역응급의료센터 간의 업무조정 및 지원
4. 응급의료 관련 연구
5. 국내외 재난 등의 발생 시 응급의료 관련 업무의 조정 및 그에 대한 지원
6. 응급의료 통신망 및 응급의료 전산망의 관리 · 운영과 그에 따른 업무
7. 응급처치 관련 교육 및 응급장비 관리에 관한 지원
8. 응급환자 이송체계 운영 및 관리에 관한 지원
9. 응급의료분야 의료취약지 관리 업무
10. 그 밖에 보건복지부장관이 정하는 응급의료 관련 업무

② 보건복지부장관은 제1항에 따른 중앙응급의료센터를 효율적으로 운영하기 위하여 필요하다고 인정하면 그 운영에 관한 업무를 대통령령으로 정하는 바에 따라 의료기관 · 관계전문기관 · 법인 · 단체에 위탁할 수 있다. 이 경우 예산의 범위에서 그 운영에 필요한 경비를 지원할 수 있다.

③ 제1항 및 제2항에 따른 중앙응급의료센터의 설치 · 운영 및 운영의 위탁 등에 관하여 필요한 사항은 보건복지부령으로 정한다.

## 권역응급의료센터의 지정(법 제26조)

① 보건복지부장관은 응급의료에 관한 다음 각 호의 업무를 수행하게 하기 위하여 「의료법」에 따른 **상급종합병원** 또는 같은 법에 따른 **300병상을 초과하는 종합병원** 중에서 권역응급의료센터를 지정할 수 있다.

1. 중증응급환자 중심의 진료
2. 재난 대비 및 대응 등을 위한 거점병원으로서 보건복지부령으로 정하는 업무
3. 권역(圈域) 내에 있는 응급의료종사자에 대한 교육 · 훈련
4. 권역 내 다른 의료기관에서 이송되는 중증응급환자에 대한 수용
5. 그 밖에 보건복지부장관이 정하는 권역 내 응급의료 관련 업무

## 응급의료지원센터의 설치 및 운영(법 제27조)

① 보건복지부장관은 응급의료를 효율적으로 제공할 수 있도록 응급의료자원의 분포와 주민의 생활권을 고려하여 지역별로 응급의료지원센터를 설치 · 운영하여야 한다.

② 응급의료지원센터의 업무는 다음 각 호와 같다.

1. 응급의료에 관한 각종 정보의 관리 및 제공
2. **지역 내 응급의료종사자에 대한 교육 · 훈련**
3. **지역 내 응급의료기관 간 업무조정 및 지원**
4. **지역 내 응급의료의 질 향상 활동에 관한 지원**
5. **지역 내 재난 등의 발생 시 응급의료 관련 업무의 조정 및 지원**
6. **그 밖에 보건복지부령으로 정하는 응급의료 관련 업무**

> 응급의료지원센터의 응급의료 관련 업무(시행규칙 14조)
> 1. 응급의료기관 등에 대한 평가를 위한 자료수집체계의 수립 · 운영
> 2. 응급의료기관 등에 대한 평가 지원
> 3. 응급의료에 관한 실태조사 그 밖에 응급의료의 발전을 위하여 보건복지부장관이 부여하는 업무

## 전문응급의료센터의 지정(법 제29조)

① 보건복지부장관은 **소아환자, 화상환자 및 독극물중독환자** 등에 대한 응급의료를 위하여 권역응급의료센터, 지역응급의료센터 중에서 분야별로 전문응급의료센터를 지정할 수 있다.

② 전문응급의료센터 지정의 기준 · 방법 및 절차 등에 관하여 필요한 사항은 보건복지부령으로 정한다.

## 지역응급의료센터의 지정(법 제30조)

① **시 · 도지사**는 응급의료에 관한 다음 각 호의 업무를 수행하게 하기 위하여 「의료법」에 따른 종합병원(이하 "종합병원"이라 한다) 중에서 지역응급의료센터를 지정할 수 있다.

1. 응급환자의 진료
2. 응급환자에 대하여 적절한 응급의료를 할 수 없다고 판단한 경우 신속한 이송

② 지역응급의료센터의 지정 기준 · 방법 · 절차와 업무 등에 필요한 사항은 시 · 도의 응급의료 수요와 공급 등을 고려하여 보건복지부령으로 정한다.

## 비상진료체계(법 제32조)

① 응급의료기관은 공휴일과 야간에 당직응급의료종사자를 두고 응급환자를 언제든지 진료할 준비체계(이하 "비상진료체계"라 한다)를 갖추어야 한다.

② 응급의료기관의 장으로부터 비상진료체계의 유지를 위한 근무명령을 받은 응급의료종사자는 이를 성실히 이행하여야 한다.

③ 응급의료기관의 장은 제1항에 따른 당직응급의료종사자로서 인력기준을 유지하는 것과는 별도로 보건복지부령으로 정하는 바에 따라 당직전문의 또는 당직전문의를 갈음할 수 있는 당직의사(이하 "당직전문의 등"이라 한다)를 두어야 한다.

④ 응급의료기관의 장은 응급실에 근무하는 의사가 요청하는 경우 다음 각 호의 어느 하나에 해당하는 자가 응급환자를 직접 진료하게 하여야 한다.

1. 당직전문의 등
2. 해당 응급환자의 진료에 적합한 자로서 보건복지부령에 따라 당직전문의 등과 동등한 자격을 갖춘 것으로 인정되는 자

## 예비병상의 확보(법 제33조)

① 응급의료기관은 응급환자를 위한 예비병상을 확보하여야 하며 예비병상을 응급환자가 아닌 사람이 사용하게 하여서는 아니 된다.

② 예비병상의 확보 및 유지에 필요한 사항은 보건복지부령으로 정한다.

> **예비병상의 확보 및 유지(시행규칙 제20조)**
>
> ① 응급의료기관이 법 제33조의 규정에 따라 확보하여야 하는 예비병상의 수는 「의료법」 제33조제4항에 따라 허가받은 병상 수의 **100분의 1 이상(병·의원의 경우에는 1병상 이상)으로** 한다.
>
> ② 응급의료기관은 응급실을 전담하는 의사(이하 "전담의사"라 한다)가 입원을 의뢰한 응급환자에 한하여 제1항에 따른 예비병상을 사용하게 해야 한다. 다만, 최근의 응급환자발생상황과 다음 날의 예비병상 확보가능성 등을 고려하여 매일 오후 10시 이후에는 응급실에 있는 응급환자 중 입원 등의 필요성이 더 많이 요구되는 환자의 순으로 예비병상을 사용하도록 할 수 있다.

## 당직의료기관의 지정(법 제34조)

보건복지부장관, 시·도지사 또는 시장·군수·구청장은 공휴일 또는 야간이나 그 밖에 응급환자 진료에 지장을 줄 우려가 있다고 인정할 만한 이유가 있는 경우에는 응급환자에 대한 응급의료를 위하여 보건복지부령으로 정하는 바에 따라 의료기관의 종류별·진료과목별 및 진료기간별로 당직의료기관을 지정하고 이들로 하여금 응급의료를 하게 할 수 있다.

**01** 응급의료법에서 중앙응급의료센터의 지정과 응급의료지원센터를 설치 · 운영할 수 있는 자는?

① 대통령
② 보건소장
③ 시 · 도지사
❹ 보건복지부장관
⑤ 시장 · 군수 · 구청장

해설
**중앙응급의료센터(법 제25조)**
① 보건복지부장관은 응급의료에 관한 다음 각 호의 업무를 수행하게 하기 위하여 중앙응급의료센터를 설치 · 운영할 수 있다.

**02** 응급의료법에 명시된 중앙응급의료센터의 업무는?

① 중증응급환자의 진료
② 외상의료표준의 개발
③ 응급의료에 관한 각종 정보의 관리 및 제공
❹ 응급의료기관 등에 대한 평가 및 질 향상 활동 지원
⑤ 소아환자, 화상환자 및 독극물중독환자 등에 대한 응급의료

해설
**중앙응급의료센터(법 제25조)**
1. 응급의료기관 등에 대한 평가 및 질을 향상시키는 활동에 대한 지원
2. 응급의료종사자에 대한 교육 · 훈련
3. 권역응급의료센터 간의 업무조정 및 지원
4. 응급의료 관련 연구
5. 국내외 재난 등의 발생 시 응급의료 관련 업무의 조정 및 그에 대한 지원
6. 응급의료 통신망 및 응급의료 전산망의 관리 · 운영과 그에 따른 업무
7. 응급처치 관련 교육 및 응급장비 관리에 관한 지원
8. 응급환자 이송체계 운영 및 관리에 관한 지원
9. 응급의료분야 의료취약지 관리 업무
10. 그 밖에 보건복지부장관이 정하는 응급의료 관련 업무

**03** 응급의료에 관한 법률에 명시된 권역응급의료센터의 업무로 옳은 것은?

① 외상환자의 진료
❷ 중증응급환자 중심의 진료
③ 응급의료기관에 대한 평가
④ 응급의료종사자에 대한 교육·훈련
⑤ 응급의료에 관한 각종 정보의 관리 및 제공

해설
**권역응급의료센터의 지정(법 제26조)**
① 보건복지부장관은 응급의료에 관한 다음 각 호의 업무를 수행하게 하기 위하여 「의료법」에 따른 상급종합병원 또는 같은 법에 따른 300병상을 초과하는 종합병원 중에서 권역응급의료센터를 지정할 수 있다.
   1. 중증응급환자 중심의 진료
   2. 재난 대비 및 대응 등을 위한 거점병원으로서 보건복지부령으로 정하는 업무
   3. 권역(圈域) 내에 있는 응급의료종사자에 대한 교육·훈련
   4. 권역 내 다른 의료기관에서 이송되는 중증응급환자에 대한 수용
   5. 그 밖에 보건복지부장관이 정하는 권역 내 응급의료 관련 업무
② 권역응급의료센터의 지정 기준·방법·절차 및 업무와 중증응급환자의 기준 등은 권역 내 응급의료 수요와 공급 등을 고려하여 보건복지부령으로 정한다.

**출제
유형
문제**

**04** 다음 중 보건복지부장관이 권역응급의료센터로 지정할 수 있는 기관은?

① 의 원
② 병 원
③ 보건소
④ 보건진료원
❺ 상급종합병원

해설
**권역응급의료센터의 지정(법 제26조)**
① 보건복지부장관은 응급의료에 관한 다음 각 호의 업무를 수행하게 하기 위하여 「의료법」에 따른 상급종합병원 또는 같은 법에 따른 300병상을 초과하는 종합병원 중에서 권역응급의료센터를 지정할 수 있다.

**05** 권역응급의료센터의 업무에 해당하는 내용으로 옳은 것은?

① 응급의료기관 등에 대한 평가와 질 향상 연구

❷ 권역 내 응급의료종사자에 대한 교육 및 훈련

③ 외상의료에 관한 연구 수행

④ 응급의료정보통신망의 운영과 지원

⑤ 국내외 재난 발생 시 응급의료 관련 업무 조정

**해설**

**권역응급의료센터의 지정(법 제26조)**

① 보건복지부장관은 응급의료에 관한 다음 각 호의 업무를 수행하게 하기 위하여 「의료법」에 따른 상급종합병원 또는 같은 법에 따른 300병상을 초과하는 종합병원 중에서 권역응급의료센터를 지정할 수 있다.

    1. 중증응급환자 중심의 진료

    2. 재난 대비 및 대응 등을 위한 거점병원으로서 보건복지부령으로 정하는 업무

    3. 권역(圈域) 내에 있는 응급의료종사자에 대한 교육·훈련

    4. 권역 내 다른 의료기관에서 제11조에 따라 이송되는 중증응급환자에 대한 수용

    5. 그 밖에 보건복지부장관이 정하는 권역 내 응급의료 관련 업무

② 권역응급의료센터의 지정 기준·방법·절차 및 업무와 중증응급환자의 기준 등은 권역 내 응급의료 수요와 공급 등을 고려하여 보건복지부령으로 정한다.

**출제 유형 문제**

**06** 응급의료법에 명시된 응급의료지원센터의 업무는?

① 응급환자 구조

② 응급환자 이송 중 응급처치

③ 응급의료기관 운영 및 지원

④ 응급의료기관에 관련 정보 제공

❺ 응급의료기관 등에 대한 평가를 위한 자료수집체계의 수립·운영

**해설**

**응급의료지원센터의 응급의료 관련 업무(시행규칙 제14조)**

응급의료지원센터의 응급의료 관련 업무는 다음 각 호와 같다.

1. 응급의료기관 등에 대한 평가를 위한 자료수집체계의 수립·운영

2. 응급의료기관 등에 대한 평가 지원

3. 응급의료에 관한 실태조사 그 밖에 응급의료의 발전을 위하여 보건복지부장관이 부여하는 업무

**07** A 응급의료기관의 허가받은 병상 수는 3,000병상이다. 응급환자를 위해 확보해야 할 예비병상 수는?

① 5병상
② 10병상
③ 15병상
④ 20병상
❺ 30병상

**해설**

**예비병상의 확보 및 유지(시행규칙 제20조)**

① 응급의료기관이 법에 따라 확보하여야 하는 예비병상의 수는 「의료법」에 따라 허가받은 병상 수의 100분의 1 이상(병·의원의 경우에는 1병상 이상)으로 한다.

**08** 응급의료기관이 준수해야 하는 예비병상 확보 및 유지에 관한 내용으로 옳은 것은?

① 예비병상 수는 허가받은 병상 수의 100분의 5 이상이다.
② 예비병상은 매일 오후 10시 이후 먼저 도착한 순서대로 사용한다.
③ 종합병원을 제외한 병·의원은 예비병상을 확보할 필요가 있다.
④ 예비병상은 종합병원의 경우 필수이며 각 진료과별로 있어야 한다.
❺ 응급실을 전담하는 의사가 입원을 의뢰한 응급환자에 한하여 예비병상을 사용한다.

**해설**

**예비병상의 확보 및 유지(시행규칙 제20조)**

① 응급의료기관이 법에 따라 확보하여야 하는 예비병상의 수는 「의료법」에 따라 허가받은 병상 수의 100분의 1 이상(병·의원의 경우에는 1병상 이상)으로 한다.

② 응급의료기관은 응급실을 전담하는 의사(이하 "전담의사"라 한다)가 입원을 의뢰한 응급환자에 한하여 제1항에 따른 예비병상을 사용하게 해야 한다. 다만, 최근의 응급환자발생상황과 다음 날의 예비병상 확보가능성 등을 고려하여 매일 오후 10시 이후에는 응급실에 있는 응급환자 중 입원 등의 필요성이 더 많이 요구되는 환자의 순으로 예비병상을 사용하도록 할 수 있다.

# 제6장

# 응급환자 이송

## 구급차 등의 운용자(법 제44조)

① 다음 각 호의 어느 하나에 해당하는 자 외에는 구급차 등을 운용할 수 없다.

1. **국가 또는 지방자치단체**
2. **의료기관**
3. **다른 법령에 따라 구급차 등을 둘 수 있는 자**
4. **응급환자이송업의 허가를 받은 자**
5. **응급환자의 이송을 목적사업으로 하여 보건복지부장관의 설립허가를 받은 비영리법인**

② 의료기관은 구급차 등의 운용을 이송업의 허가를 받은 자(이하 "이송업자"라 한다) 또는 **보건복지부장관의 설립허가를 받은 비영리법인에 위탁할 수 있다.**

③ 구급차 등의 운용을 위탁한 의료기관과 그 위탁을 받은 자는 보건복지부령으로 정하는 구급차 등의 위탁에 대한 기준 및 절차를 지켜야 한다.

## 다른 용도에의 사용 금지(법 제45조)

① 구급차 등은 다음 각 호의 용도 외에는 사용할 수 없다.

1. 응급환자 이송
2. 응급의료를 위한 혈액, 진단용 검사대상물 및 진료용 장비 등의 운반
3. 응급의료를 위한 응급의료종사자의 운송
4. 사고 등으로 현장에서 사망하거나 진료를 받다가 사망한 사람을 의료기관 등에 이송
5. 그 밖에 보건복지부령으로 정하는 용도

② 시·도지사 또는 시장·군수·구청장은 제1항 또는 제44조의2제2항을 위반한 구급차 등의 운용자에 대하여는 그 운용의 정지를 명하거나 구급차 등의 등록기관의 장에게 해당 구급차 등의 말소등록을 요청할 수 있다. 이 경우 말소등록을 요청받은 등록기관의 장은 해당 구급차 등에 대한 등록을 말소하여야 한다.

③ 시·도지사 또는 시장·군수·구청장은 관할 구역에서 운용되는 구급차의 제1항에 따른 용도 외의 사용 여부를 확인하기 위하여 필요한 경우 시·도경찰청장 또는 경찰서장에게 구급차의 교통법규 위반사항 확인을 요청할 수 있다. 이 경우 요청을 받은 시·도경찰청장 또는 경찰서장은 정당한 사유가 없으면 이에 따라야 한다.

## 심폐소생을 위한 응급장비의 구비 등의 의무(법 제47조의2)

① 다음 각 호의 어느 하나에 해당하는 시설 등의 소유자·점유자 또는 관리자는 자동심장충격기 등 심폐소생술을 할 수 있는 응급장비를 갖추어야 한다.

    1. 공공보건의료기관

    2. 구급대와 의료기관에서 운용 중인 구급차

    3. 여객 항공기 및 공항

    4. 철도차량 중 객차

    5. 총톤수 20톤 이상인 선박

    6. 대통령령으로 정하는 규모 이상의 공동주택

    6의2. 「산업안전보건법」에 따라 보건관리자를 두어야 하는 사업장 중 상시근로자가 300명 이상인 사업장

    7. 그 밖에 대통령령으로 정하는 다중이용시설

## 출동 및 처치 기록 등(법 제49조)

① **응급구조사**가 출동한 때에는 보건복지부령으로 정하는 바에 따라 지체 없이 출동 사항, 응급환자의 중증도 분류 결과, 처치 내용 등을 기록하고 이를 소속 구급차 등의 운용자와 해당 응급환자의 진료의사에게 제출하여야 한다. 다만, 응급구조사를 갈음하여 의사나 간호사가 탑승한 경우에는 **탑승한 의사**(간호사만 탑승한 경우에는 **탑승 간호사**)가 출동 및 처치 기록과 관련한 응급구조사의 임무를 수행하여야 한다.

② 구급차 등의 운용자는 구급차 등의 운행과 관련하여 보건복지부령으로 정하는 바에 따라 운행기록대장을 작성하여야 한다.

③ 기록을 제출받은 구급차 등의 운용자는 그 기록을 보건복지부령으로 정하는 바에 따라 그 소재지를 관할하는 응급의료지원센터에 제출하여야 한다.

④ 구급차 등의 운용자는 제1항에 따라 제출받은 기록 및 제2항에 따라 작성한 운행기록대장을, 응급환자의 진료의사가 소속된 의료기관의 장은 제1항에 따라 제출받은 기록을 각각 보건복지부령으로 정하는 기간 동안 보존하여야 한다.

⑤ 출동 및 처치 기록의 내용 및 방법 등에 관하여 필요한 사항은 보건복지부령으로 정한다.

## 지도·감독(법 제50조)

① 시·도지사 또는 시장·군수·구청장은 관할 구역에서 운용되는 구급차 등에 대하여 **매년 한 번 이상** 구급차 등의 운용상황과 실태를 점검하여 그 결과에 따라 시정명령·정지명령 등 필요한 조치를 할 수 있다.

② 시·도지사 또는 시장·군수·구청장은 관할 구역 내에 있는 제47조의2제1항 각 호의 시설 등에 대하여 매년 한 번 이상 자동심장충격기 등 심폐소생술을 할 수 있는 응급장비의 구비현황과 관리실태를 점검하여야 하며, 그 결과에 따라 시정명령 등 필요한 조치를 할 수 있다.

## 벌칙(법 제60조)

① 「의료법」에 따른 의료기관의 응급실에서 응급의료종사자(「의료기사 등에 관한 법률」에 따른 의료기사와 「의료법」에 따른 간호조무사를 포함한다)를 폭행하여 상해에 이르게 한 사람은 10년 이하의 징역 또는 1천만원 이상 1억원 이하의 벌금에 처하고, 중상해에 이르게 한 사람은 3년 이상의 유기징역에 처하며, 사망에 이르게 한 사람은 무기 또는 5년 이상의 징역에 처한다.

② 다음 각 호의 어느 하나에 해당하는 자는 5년 이하의 징역 또는 5천만원 이하의 벌금에 처한다.

**1. 응급의료를 방해하거나 의료용 시설 등을 파괴·손상 또는 점거한 사람**

2. 응급구조사의 자격인정을 받지 못하고 응급구조사를 사칭하여 응급구조사의 업무를 한 사람

3. 이송업 허가를 받지 아니하고 이송업을 한 자

③ 다음 각 호의 어느 하나에 해당하는 사람은 3년 이하의 징역 또는 3천만원 이하의 벌금에 처한다.

**1. 응급의료를 거부 또는 기피한 응급의료종사자**

1의2. 다른 사람에게 자기의 성명을 사용하여 제41조에 따른 응급구조사의 업무를 수행하게 한 자

1의3. 다른 사람에게 자격증을 빌려주거나 빌린 자

1의4. 자격증을 빌려주거나 빌리는 것을 알선한 자

2. 비밀 준수 의무를 위반한 사람. 다만, 고소가 있어야 공소를 제기할 수 있다.

3. 의사로부터 구체적인 지시를 받지 아니하고 응급처치를 한 응급구조사

④ 다음 각 호의 어느 하나에 해당하는 자는 1년 이하의 징역 또는 1천만원 이하의 벌금에 처한다.

1. 응급의료종사자, 의료기관의 장 및 구급차 등을 운용하는 자

2. 구급차 등을 운용한 자

3. 자기 명의로 다른 사람에게 구급차 등을 운용하게 한 자

4. 구급차 등을 다른 용도에 사용한 자

**01** 응급의료법에서 이송업의 허가를 맡은 자에게 구급차 등의 운용을 위탁할 수 있는 자는?

① 개 인

② 국 가

❸ 의료기관

④ 지방자치단체

⑤ 다른 법령에 의해 구급차 등을 둘 수 있는 자

**해설**

**구급차 등의 운용자(법 제44조)**

① 다음 각 호의 어느 하나에 해당하는 자 외에는 구급차 등을 운용할 수 없다.

    1. 국가 또는 지방자치단체

    2. 의료기관

    3. 다른 법령에 따라 구급차 등을 둘 수 있는 자

    4. 응급환자이송업(이하 "이송업"이라 한다)의 허가를 받은 자

    5. 응급환자의 이송을 목적사업으로 하여 보건복지부장관의 설립허가를 받은 비영리법인

② 의료기관은 구급차 등의 운용을 제1항제4호에 따른 이송업의 허가를 받은 자(이하 "이송업자"라 한다) 또는 제1항제5호에 따른 비영리법인에 위탁할 수 있다.

③ 제2항에 따라 구급차등의 운용을 위탁한 의료기관과 그 위탁을 받은 자는 보건복지부령으로 정하는 구급차 등의 위탁에 대한 기준 및 절차를 지켜야 한다.

**02** 구급차의 사용 용도를 위반한 경우는?

① 응급 환자의 이송

❷ 평상시 응급의료종사자의 출·퇴근

③ 응급의료를 위한 혈액, 진료용 장비를 운반

④ 지역보건의료기관에서 행하는 보건사업의 수행

⑤ 사고로 현장에서 사망한 자를 의료기관으로 이송

**해설**

**다른 용도에의 사용 금지(법 제45조)**

① 구급차 등은 다음 각 호의 용도 외에는 사용할 수 없다.

    1. 응급환자 이송

    2. 응급의료를 위한 혈액, 진단용 검사대상물 및 진료용 장비 등의 운반

    3. 응급의료를 위한 응급의료종사자의 운송

    4. 사고 등으로 현장에서 사망하거나 진료를 받다가 사망한 사람을 의료기관 등에 이송

    5. 그 밖에 보건복지부령으로 정하는 용도

**03** 심폐소생을 위한 응급장비를 구비하지 않아도 되는 시설은?

① 공 항
❷ 20톤 미만 선박
③ 철도차량 중 객차
④ 공공보건의료기관
⑤ 구급대에서 운용 중인 구급차

**해설**

심폐소생을 위한 응급장비의 구비 등의 의무(법 제47조의2)

① 다음 각 호의 어느 하나에 해당하는 시설 등의 소유자·점유자 또는 관리자는 자동심장충격기 등 심폐소생술을 할 수 있는 응급장비를 갖추어야 한다.
　　1. 공공보건의료기관
　　2. 구급대와 의료기관에서 운용 중인 구급차
　　3. 여객 항공기 및 공항
　　4. 철도차량 중 객차
　　5. 총톤수 20톤 이상인 선박
　　6. 대통령령으로 정하는 규모 이상의 공동주택
　　6의2. 「산업안전보건법」에 따라 보건관리자를 두어야 하는 사업장 중 상시근로자가 300명 이상인 사업장
　　7. 그 밖에 대통령령으로 정하는 다중이용시설

**출제
유형
문제**

**04** 응급의료종사자의 응급환자에 대한 응급의료를 방해하거나 의료용 시설 등을 파괴·손상하거나 점거한 경우 받게 되는 벌칙은?

① 300만원 이하의 벌금
② 300만원 이하의 과태료
❸ 5년 이하의 징역 또는 5천만원 이하의 벌금
④ 3년 이하의 징역 또는 1천만원 이하의 벌금
⑤ 1년 이하의 징역 또는 500만원 이하의 벌금

**해설**

벌칙(법 제60조)

② 다음 각 호의 어느 하나에 해당하는 자는 5년 이하의 징역 또는 5천만원 이하의 벌금에 처한다.
　　1. 응급의료를 방해하거나 의료용 시설 등을 파괴·손상 또는 점거한 사람
　　2. 응급구조사의 자격인정을 받지 못하고 응급구조사를 사칭하여 응급구조사의 업무를 한 사람
　　3. 이송업 허가를 받지 아니하고 이송업을 한 자

# 9

# 보건의료
# 기본법

간호사 국가고시

# 보건의약관계법규

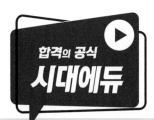

# 제 1 장

# 보건의료에 관한 국민의 권리와 의무

## 건강권 등(법 제10조)

① 모든 국민은 이 법 또는 다른 법률에서 정하는 바에 따라 자신과 가족의 **건강에 관하여 국가의 보호를 받을 권리**를 가진다.

② 모든 국민은 성별, 나이, 종교, 사회적 신분 또는 경제적 사정 등을 이유로 자신과 가족의 **건강에 관한 권리를 침해받지 아니한다.**

## 보건의료에 관한 알 권리(법 제11조)

① 모든 국민은 관계 법령에서 정하는 바에 따라 국가와 지방자치단체의 보건의료시책에 관한 **내용의 공개를 청구할 권리**를 가진다.

② 모든 국민은 관계 법령에서 정하는 바에 따라 보건의료인이나 보건의료기관에 대하여 **자신의 보건의료와 관련한 기록 등의 열람이나 사본의 교부를 요청할 수 있다.** 다만, 본인이 요청할 수 없는 경우에는 그 **배우자 · 직계존비속 또는 배우자의 직계존속**이, 그 배우자 · 직계존비속 및 배우자의 직계존속이 없거나 질병이나 그 밖에 직접 요청을 할 수 없는 부득이한 사유가 있는 경우에는 **본인이 지정하는 대리인**이 기록의 열람 등을 요청할 수 있다.

## 보건의료서비스에 관한 자기결정권(법 제12조)

모든 국민은 보건의료인으로부터 자신의 질병에 대한 치료 방법, 의학적 연구 대상 여부, 장기이식(臟器移植) 여부 등에 관하여 **충분한 설명을 들은 후 이에 관한 동의 여부를 결정할 권리를 가진다.**

## 비밀 보장(법 제13조)

모든 국민은 보건의료와 관련하여 자신의 **신체상·건강상**의 비밀과 **사생활**의 비밀을 침해받지 아니한다.

## 보건의료에 관한 국민의 의무(법 제14조)

① 모든 국민은 자신과 가족의 **건강을 보호·증진**하기 위하여 노력하여야 하며, 관계 법령에서 정하는 바에 따라 건강을 보호·증진하는 데에 필요한 **비용을 부담**하여야 한다.

② 누구든지 건강에 위해한 정보를 유포·광고하거나 건강에 위해한 기구·물품을 판매·제공하는 등 **다른 사람의 건강을 해치거나 해칠 우려가 있는 행위를 하여서는 아니 된다.**

③ 모든 국민은 보건의료인의 **정당한 보건의료서비스와 지도에 협조**한다.

**01** 모든 국민은 보건의료기본법이 정하는 바에 따라 (   )과/와 (   )의 건강에 관하여 국가의 보호를 받을 권리가 있다. 괄호 안에 알맞은 단어는?

❶ 자신 – 가족
② 본인 – 지역주민
③ 근로자 – 고용주
④ 자신 – 이웃주민
⑤ 가족 – 지역주민

**해설**

건강권 등(법 제10조)
① 모든 국민은 이 법 또는 다른 법률에서 정하는 바에 따라 자신과 가족의 건강에 관하여 국가의 보호를 받을 권리를 가진다.
② 모든 국민은 성별, 나이, 종교, 사회적 신분 또는 경제적 사정 등을 이유로 자신과 가족의 건강에 관한 권리를 침해받지 아니한다.

**02** 보건의료기본법에서 국민의 권리에 해당하는 것으로 옳지 않은 것은?

① 자신과 가족의 건강에 관하여 국가의 보호를 받을 권리
② 국가와 지방자치단체의 보건의료시책에 관한 내용의 공개를 청구할 권리
③ 자신의 치료방법에 대한 충분한 설명을 들은 후 동의 여부를 결정할 권리
❹ 자신과 가족의 건강보호와 증진에 필요한 비용부담에 대해 국가와 지방자치단체의 보호를 받을 권리
⑤ 모든 국민은 성별·나이·종교·사회적 신분 또는 경제적 사정 등을 이유로 자신과 가족의 건강에 관한 권리를 침해받지 아니할 권리

**해설**

건강권 등(법 제10조)
① 모든 국민은 이 법 또는 다른 법률에서 정하는 바에 따라 자신과 가족의 건강에 관하여 국가의 보호를 받을 권리를 가진다.
② 모든 국민은 성별, 나이, 종교, 사회적 신분 또는 경제적 사정 등을 이유로 자신과 가족의 건강에 관한 권리를 침해받지 아니한다.
보건의료에 관한 알 권리(법 제11조)
① 모든 국민은 관계 법령에서 정하는 바에 따라 국가와 지방자치단체의 보건의료시책에 관한 내용의 공개를 청구할 권리를 가진다.
② 모든 국민은 관계 법령에서 정하는 바에 따라 보건의료인이나 보건의료기관에 대하여 자신의 보건의료와 관련한 기록 등의 열람이나 사본의 교부를 요청할 수 있다. 다만, 본인이 요청할 수 없는 경우에는 그 배우자·직계존비속 또는 배우자의 직계존속이, 그 배우자·직계존비속 및 배우자의 직계존속이 없거나 질병이나 그 밖에 직접 요청을 할 수 없는 부득이한 사유가 있는 경우에는 본인이 지정하는 대리인이 기록의 열람 등을 요청할 수 있다.
보건의료서비스에 관한 자기결정권(법 제12조)
모든 국민은 보건의료인으로부터 자신의 질병에 대한 치료 방법, 의학적 연구 대상 여부, 장기이식(臟器移植) 여부 등에 관하여 충분한 설명을 들은 후 이에 관한 동의 여부를 결정할 권리를 가진다.

**03**  모든 국민은 보건의료와 관련하여 비밀을 침해받지 않는다. 이 경우에 해당되는 것은?

① 자신의 전반적인 건강

② 자신의 정신·건강 및 사생활

❸ 자신의 신체·건강 및 사생활

④ 자신의 신체·정신 및 사생활

⑤ 자신의 신체적 및 정신적 건강

[해][설]

**비밀 보장(법 제13조)**
모든 국민은 보건의료와 관련하여 자신의 신체상·건강상의 비밀과 사생활의 비밀을 침해받지 아니한다.

**04**  보건의료에 관한 국민의 의무에 해당되는 것은?

① 건강에 위해한 정보라면 유포해도 된다.

② 보건의료서비스에 대하여 거부할 수 있다.

③ 보건의료인이 보건의료서비스에 대하여 무조건 협조한다.

❹ 다른 사람의 건강을 해치거나 해칠 우려가 있는 행위를 하지 않는다.

⑤ 관계 법령이 정하는 바에 의하여 건강의 보호·증진에 필요한 비용에 대해 국가의 도움을 받는다.

[해][설]

**보건의료에 관한 국민의 의무(법 제14조)**
① 모든 국민은 자신과 가족의 건강을 보호·증진하기 위하여 노력하여야 하며, 관계 법령에서 정하는 바에 따라 건강을 보호·증진하는 데에 필요한 비용을 부담하여야 한다.
② 누구든지 건강에 위해한 정보를 유포·광고하거나 건강에 위해한 기구·물품을 판매·제공하는 등 다른 사람의 건강을 해치거나 해칠 우려가 있는 행위를 하여서는 아니 된다.
③ 모든 국민은 보건의료인의 정당한 보건의료서비스와 지도에 협조한다.

# 제 2 장

# 보건의료발전계획과 보건의료정책심의위원회

## 보건의료발전계획의 수립 등(법 제15조)

① **보건복지부장관**은 관계 중앙행정기관의 장과의 협의와 보건의료정책심의위원회의 심의를 거쳐 보건의료
발전계획을 **5년마다 수립**하여야 한다.
② 보건의료발전계획에 포함되어야 할 사항은 다음 각 호와 같다.
  1. 보건의료 발전의 기본 목표 및 그 추진 방향
  2. 주요 보건의료사업계획 및 그 추진 방법
  3. 보건의료자원의 조달 및 관리 방안
  4. 지역별 병상 총량의 관리에 관한 시책
  5. 보건의료의 제공 및 이용체계 등 보건의료의 효율화에 관한 시책
  6. 중앙행정기관 간의 보건의료 관련 업무의 종합·조정
  7. 노인·장애인 등 보건의료 취약계층에 대한 보건의료사업계획
  8. 보건의료 통계 및 그 정보의 관리 방안
  9. 그 밖에 보건의료 발전을 위하여 특히 필요하다고 인정되는 사항
③ 보건의료발전계획은 국무회의의 심의를 거쳐 확정한다.

## 주요 시책 추진방안의 수립·시행(법 제16조)

보건복지부장관과 관계 중앙행정기관의 장은 보건의료발전계획이 확정되면 이를 기초로 하여 보건의료와
관련된 소관 주요 시책의 추진방안을 매년 수립·시행하여야 한다.

## 지역보건의료계획의 수립·시행(법 제17조)

특별시장·광역시장·도지사·특별자치도지사(이하 "시·도지사"라 한다) 및 시장·군수·구청장(자치구
의 구청장을 말한다. 이하 같다)은 보건의료발전계획이 확정되면 관계 법령에서 정하는 바에 따라 지방자치단
체의 실정을 감안하여 지역보건의료계획을 수립·시행하여야 한다.

## 계획 수립의 협조(법 제18조)

① 보건복지부장관, 관계 중앙행정기관의 장, 시·도지사 및 시장·군수·구청장은 보건의료발전계획과 소관 주요 시책 추진방안 및 지역보건의료계획의 수립·시행을 위하여 필요하면 관계 기관·단체 등에 대하여 자료 제공 등의 협조를 요청할 수 있다.
② 협조 요청을 받은 관계 기관·단체 등은 특별한 사유가 없으면 협조 요청에 따라야 한다.

## 비용의 보조(법 제19조)

국가는 예산의 범위에서 지역보건의료계획의 시행에 필요한 비용의 전부 또는 일부를 지방자치단체에 보조할 수 있다.

## 보건의료정책심의위원회(법 제20조)

보건의료에 관한 주요 시책을 심의하기 위하여 보건복지부장관 소속으로 보건의료정책심의위원회(이하 "위원회"라 한다)를 둔다.

## 위원회의 구성(법 제21조)

① 위원회는 위원장 1명을 포함한 25명 이내의 위원으로 구성하되, 공무원이 아닌 위원이 전체 위원의 과반수가 되도록 하여야 한다.
② 위원장은 보건복지부장관으로 한다.
③ 위원은 다음 각 호의 사람 중에서 보건복지부장관이 임명 또는 위촉한다. 이 경우 제2호에 따른 위원과 제3호에 따른 위원은 같은 수로 구성한다.
  1. 대통령령으로 정하는 관계 중앙행정기관 소속 공무원
  2. 보건의료 수요자를 대표하는 사람으로서 노동자단체, 소비자·환자 관련 시민단체(「비영리민간단체지원법」 제2조에 따른 비영리민간단체를 말한다) 등에서 추천하는 사람
  3. 보건의료 공급자를 대표하는 사람으로서 「의료법」 제28조에 따른 의료인 단체, 같은 법 제52조에 따른 의료기관단체, 「약사법」 제11조에 따른 약사회 등에서 추천하는 사람
  4. 보건의료에 관한 학식과 경험이 풍부한 사람
④ 위원회의 회의를 효율적으로 운영하기 위하여 위원회에 실무위원회를 두고, 위원회의 심의사항을 보다 전문적으로 검토하기 위하여 분야별로 분과위원회를 둘 수 있다.
⑤ 이 법에서 규정한 것 외에 위원회·실무위원회 및 분과위원회의 구성·운영과 그 밖에 필요한 사항은 대통령령으로 정한다.

## 위원회의 기능(법 제22조)

1. 보건의료발전계획
2. 주요 보건의료제도의 개선
3. 주요 보건의료정책
4. 보건의료와 관련되는 국가 및 지방자치단체의 역할
5. 그 밖에 위원장이 심의에 부치는 사항


## 관계 행정기관의 협조(법 제23조)

① 위원회는 관계 행정기관에 대하여 보건의료에 관한 자료의 제출과 위원회의 업무에 관하여 필요한 협조를
   요청할 수 있다.
② 요청을 받은 관계 행정기관은 특별한 사유가 없으면 요청에 따라야 한다.

**01** 보건의료발전계획이 수립되는 절차로 옳은 것은?

① 4년마다 수립하여야 한다.
② 국회의 의결을 거쳐 시행된다.
❸ 보건의료정책심의위원회의 심의를 거친다.
④ 국무총리가 관계 중앙행정기관에 보건의료발전계획을 통보한다.
⑤ 국무회의에서 보건의료발전계획을 수립하여 보건복지부장관의 승인을 받는다.

해설
**보건의료발전계획의 수립 등(법 제15조)**
① 보건복지부장관은 관계 중앙행정기관의 장과의 협의와 보건의료정책심의위원회의 심의를 거쳐 보건의료발전계획을 5년마다 수립하여야 한다.
② 보건의료발전계획에 포함되어야 할 사항은 다음 각 호와 같다.
　1. 보건의료 발전의 기본 목표 및 그 추진 방향
　2. 주요 보건의료사업계획 및 그 추진 방법
　3. 보건의료자원의 조달 및 관리 방안
　4. 지역별 병상 총량의 관리에 관한 시책
　5. 보건의료의 제공 및 이용체계 등 보건의료의 효율화에 관한 시책
　6. 중앙행정기관 간의 보건의료 관련 업무의 종합·조정
　7. 노인·장애인 등 보건의료 취약계층에 대한 보건의료사업계획
　8. 보건의료 통계 및 그 정보의 관리 방안
　9. 그 밖에 보건의료 발전을 위하여 특히 필요하다고 인정되는 사항
③ 보건의료발전계획은 국무회의의 심의를 거쳐 확정한다.

**02** 보건의료발전계획은 몇 년마다 수립하는가?

① 1년　　　　　　　　　　　② 2년
③ 3년　　　　　　　　　　　❹ 5년
⑤ 7년

해설
**보건의료발전계획의 수립 등(법 제15조)**
① 보건복지부장관은 관계 중앙행정기관의 장과의 협의와 보건의료정책심의위원회의 심의를 거쳐 보건의료발전계획을 5년마다 수립하여야 한다.

# 제 3 장

# 보건의료자원의 관리

## 보건의료자원의 관리 등(법 제24조)

① 국가와 지방자치단체는 보건의료에 관한 인력, 시설, 물자, 지식 및 기술 등 **보건의료자원을 개발·확보하기 위하여 종합적이고 체계적인 시책을 강구**하여야 한다.

② 국가와 지방자치단체는 보건의료자원의 **장·단기 수요를 예측하여 보건의료자원이 적절히 공급될 수 있도록 보건의료자원을 관리**하여야 한다.

## 보건의료인력의 양성 등(법 제25조)

국가와 지방자치단체는 우수한 보건의료인력의 양성과 보건의료인력의 자질 향상을 위하여 교육 등 필요한 시책을 강구하여야 한다.

## 보건의료인 간의 협력(법 제26조)

보건의료인은 국민에게 양질의 보건의료서비스를 제공하고 국민의 보건 향상에 이바지하기 위하여 보건의료서비스를 제공할 때에 그 전문 분야별로 또는 전문 분야 간에 상호 협력하도록 노력하여야 한다.

## 공공·민간 보건의료기관의 역할 분담 등(법 제27조)

① 국가와 지방자치단체는 공공보건의료기관과 민간보건의료기관 간의 역할 분담과 상호 협력체계를 마련하여야 한다.

② 국가와 지방자치단체는 기본적인 보건의료 수요를 충족시키기 위하여 필요하면 공공보건의료기관을 설립·운영할 수 있으며, 이에 드는 비용의 전부 또는 일부를 지원할 수 있다.

③ 국가와 지방자치단체는 공공보건의료를 효율적으로 운영하고 관리하기 위하여 필요한 시책을 수립·시행하여야 한다.

④ 공공보건의료기관의 설립·운영 등 공공보건의료에 관한 기본적인 사항은 따로 법률로 정한다.

## 보건의료 지식 및 기술(법 제28조)

① 국가와 지방자치단체는 보건의료 지식과 보건의료 기술의 발전을 위하여 필요한 시책을 수립·시행하여야 한다.

② 보건복지부장관은 효율적인 보건의료서비스를 제공하기 위하여 새로운 보건의료 기술의 평가 등 필요한 조치를 강구하여야 한다.

**01** 보건의료자원으로 법에 명시된 것이 아닌 것은?

① 보건의료 인력
② 보건의료 시설
③ 보건의료 지식
❹ 보건의료 사업
⑤ 보건의료 물자

**해설**
보건의료자원의 관리 등(법 제24조)
① 국가와 지방자치단체는 보건의료에 관한 인력, 시설, 물자, 지식 및 기술 등 보건의료자원을 개발·확보하기 위하여 종합적이고 체계적인 시책을 강구하여야 한다.

**02** 국가와 지방자치단체가 보건의료자원을 관리하기 위해 수행할 활동으로 옳은 것은?

① 기본적인 보건의료 수요를 충족하기 위해 드는 비용은 국민이 부담하게 한다.
❷ 우수한 보건의료인력의 양성 및 자질 향상을 위한 교육시책을 강구하여야 한다.
③ 민간보건의료의 효율적인 운영과 관리를 위하여 필요한 시책을 수립·시행하여야 한다.
④ 공공보건의료기관과 민간보건의료기관과의 상호 협력체계를 위해 역할을 통일시킨다.
⑤ 기본적인 보건의료 수요를 충족하기 위하여 필요한 경우라도 공공보건의료기관을 설립·운영할 수 없다.

**해설**
공공·민간 보건의료기관의 역할 분담 등(법 제27조)
① 국가와 지방자치단체는 공공보건의료기관과 민간보건의료기관 간의 역할 분담과 상호협력 체계를 마련하여야 한다.
② 국가와 지방자치단체는 제4조제2항에 따른 기본적인 보건의료 수요를 충족시키기 위하여 필요하면 공공보건의료기관을 설립·운영할 수 있으며, 이에 드는 비용의 전부 또는 일부를 지원할 수 있다.
③ 국가와 지방자치단체는 공공보건의료를 효율적으로 운영하고 관리하기 위하여 필요한 시책을 수립·시행하여야 한다.
④ 공공보건의료기관의 설립·운영 등 공공보건의료에 관한 기본적인 사항은 따로 법률로 정한다.

제 **4** 장

# 보건의료의 제공과 이용

## 보건의료의 제공 및 이용체계(법 제29조)

① 국가와 지방자치단체는 보건의료에 관한 인력, 시설, 물자 등 보건의료자원이 지역적으로 고루 분포되어 보건의료서비스의 공급이 균형 있게 이루어지도록 노력하여야 하며, 양질의 보건의료서비스를 효율적으로 제공하기 위한 보건의료의 제공 및 이용체계를 마련하도록 노력하여야 한다.

② 국가와 지방자치단체는 보건의료의 제공 및 이용체계를 구축하기 위하여 필요한 행정상·재정상의 조치와 그 밖에 필요한 지원을 할 수 있다.

## 응급의료체계(법 제30조)

국가와 지방자치단체는 모든 국민(국내에 체류하고 있는 외국인을 포함한다)이 응급 상황에서 신속하고 적절한 응급의료서비스를 받을 수 있도록 응급의료체계를 마련하여야 한다.

## 평생국민건강관리사업(법 제31조)

① 국가와 지방자치단체는 생애주기(生涯週期)별 건강상 특성과 주요 건강위험요인을 고려한 평생국민건강관리를 위한 사업을 시행하여야 한다.

② 국가와 지방자치단체는 공공보건의료기관이 평생국민건강관리사업에서 중심 역할을 할 수 있도록 필요한 시책을 강구하여야 한다.

③ 국가와 지방자치단체는 평생국민건강관리사업을 원활하게 수행하기 위하여 건강지도·보건교육 등을 담당할 전문인력을 양성하고 건강관리정보체계를 구축하는 등 필요한 시책을 강구하여야 한다.

## 여성과 어린이의 건강 증진(법 제32조)

국가와 지방자치단체는 여성과 어린이의 건강을 보호·증진하기 위하여 필요한 시책을 강구하여야 한다. 이 경우 여성의 건강증진시책에 연령별 특성이 반영되도록 하여야 한다.

## 노인의 건강 증진(법 제33조)

국가와 지방자치단체는 노인의 질환을 조기에 발견하고 예방하며, 질병 상태에 따라 적절한 치료와 요양(療養)이 이루어질 수 있도록 하는 등 노인의 건강을 보호·증진하기 위하여 필요한 시책을 강구하여야 한다.

## 장애인의 건강 증진(법 제34조)

국가와 지방자치단체는 선천적·후천적 장애가 발생하는 것을 예방하고 장애인의 치료와 재활이 이루어질 수 있도록 하는 등 장애인의 건강을 보호·증진하기 위하여 필요한 시책을 강구하여야 한다.

## 학교 보건의료(법 제35조)

국가와 지방자치단체는 학생의 건전한 발육을 돕고 건강을 보호·증진하며 건강한 성인으로 성장하기 위하여 요구되는 생활습관·정서 등을 함양하기 위하여 필요한 시책을 강구하여야 한다.

## 산업 보건의료(법 제36조)

국가는 근로자의 건강을 보호·증진하기 위하여 필요한 시책을 강구하여야 한다.

## 환경 보건의료(법 제37조)

국가와 지방자치단체는 국민의 건강을 보호·증진하기 위하여 쾌적한 환경의 유지와 환경오염으로 인한 건강상의 위해 방지 등에 필요한 시책을 강구하여야 한다.

## 기후변화에 따른 국민건강영향평가 등(법 제37조의2)

① 질병관리청장은 국민의 건강을 보호·증진하기 위하여 지구온난화 등 기후변화가 국민건강에 미치는 영향을 5년마다 조사·평가(이하 "기후보건영향평가"라 한다)하여 그 결과를 공표하고 정책수립의 기초자료로 활용하여야 한다.
② 질병관리청장은 기후보건영향평가에 필요한 기초자료 확보 및 통계의 작성을 위하여 실태조사를 실시할 수 있다.
③ 질병관리청장은 관계 중앙행정기관의 장, 지방자치단체의 장 및 보건의료 관련 기관이나 단체의 장에게 기후보건영향평가에 필요한 자료의 제공 또는 제2항에 따른 실태조사의 협조를 요청할 수 있다. 이 경우 자료제공 또는 실태조사 협조를 요청받은 관계 중앙행정기관의 장 등은 정당한 사유가 없으면 이에 따라야 한다.
④ 기후보건영향평가와 실태조사의 구체적인 내용 및 방법 등에 필요한 사항은 대통령령으로 정한다.

## 식품위생 · 영양(법 제38조)

국가와 지방자치단체는 국민의 건강을 보호 · 증진하기 위하여 식품으로 인한 건강상의 위해 방지와 국민의 영양 상태의 향상 등에 필요한 시책을 강구하여야 한다.

**01** 국가와 지방자치단체의 보건의료 제공 및 이용체계에 관한 활동으로 옳은 것은?

① 간호사, 의사, 병원, 보건소, 의료에 필요한 물자 등의 자원은 시장원리에 맡긴다.

② 보건의료자원의 수요가 많은 지역에 집중적으로 분포되도록 보건의료서비스를 공급하도록 한다.

❸ 보건의료서비스의 공급에 균형이 이루어지고 양질의 서비스를 효율적으로 제공하도록 한다.

④ 보건의료자원 중 간호사, 의사, 치과의사 등의 공급에 관한 사항은 국가가 개입할 수 없다.

⑤ 보건의료의 제공 및 이용체계를 구축하기 위해 행정상의 조치는 할 수 있으나 재정적인 지원은 할 수 없다.

**해설**

**보건의료의 제공 및 이용체계(법 제29조)**

① 국가와 지방자치단체는 보건의료에 관한 인력, 시설, 물자 등 보건의료자원이 지역적으로 고루 분포되어 보건의료서비스의 공급이 균형 있게 이루어지도록 노력하여야 하며, 양질의 보건의료서비스를 효율적으로 제공하기 위한 보건의료의 제공 및 이용체계를 마련하도록 노력하여야 한다.

② 국가와 지방자치단체는 보건의료의 제공 및 이용체계를 구축하기 위하여 필요한 행정상·재정상의 조치와 그 밖에 필요한 지원을 할 수 있다.

**02** 평생국민건강관리체계에서 관리하는 것으로 옳지 않은 것은?

① 산업 보건의료　　　　　　　　　❷ 정신 보건의료

③ 환경 보건의료　　　　　　　　　④ 식품위생·영양

⑤ 장애인 건강 증진

**해설**

**평생국민건강관리체계**

1. 평생국민건강관리사업　　　　　　2. 여성과 어린이의 건강 증진
3. 노인의 건강 증진　　　　　　　　4. 장애인의 건강 증진
5. 학교 보건의료　　　　　　　　　6. 산업 보건의료
7. 환경 보건의료　　　　　　　　　8. 기후변화에 따른 국민건강영향평가 등
9. 식품위생·영양

# 보건의료의 육성 · 발전

## 보건의료 시범사업(법 제44조)

① 국가와 지방자치단체는 새로운 보건의료제도를 시행하기 위하여 필요하면 시범사업을 실시할 수 있다.
② 국가와 지방자치단체는 제1항에 따른 시범사업을 실시한 경우에는 그 결과를 평가하여 새로 시행될 보건
  의료제도에 반영하여야 한다.

## 취약계층 등에 대한 보건의료서비스 제공(법 제45조)

① 국가와 지방자치단체는 노인 · 장애인 등 보건의료 취약계층에 대하여 적절한 보건의료서비스를 제공하기
  위하여 필요한 시책을 수립 · 시행하여야 한다.
② 국가와 지방자치단체는 농 · 어업인 등의 건강을 보호 · 증진하기 위하여 필요한 시책을 수립 · 시행하여야
  한다.

## 분쟁 조정 등(법 제46조)

① 국가와 지방자치단체는 보건의료서비스로 인하여 분쟁이 발생하면 그 분쟁이 신속하고 공정하게 해결되
  도록 하기 위하여 필요한 시책을 강구하여야 한다.
② 국가와 지방자치단체는 보건의료서비스로 인한 피해를 원활하게 구제(救濟)하기 위하여 필요한 시책을
  강구하여야 한다.

## 건강위해원인자의 비용 부담(법 제47조)

국가와 지방자치단체는 국민건강에 위해를 일으키거나 일으킬 우려가 있는 물품 등을 생산 · 판매하는 자
등에 대하여는 관계 법령에서 정하는 바에 따라 국민건강의 보호 · 증진에 드는 비용을 부담하게 할 수 있다.

## 보건의료 관련 산업의 진흥(법 제48조)

국가와 지방자치단체는 보건의료 기술의 연구개발과 지원 등 보건의료 관련 산업의 진흥을 위하여 필요한
시책을 강구하여야 한다.

## 한방의료의 육성 · 발전(법 제49조)

국가와 지방자치단체는 한방의료(韓方醫療)를 육성 · 발전시키도록 노력하여야 한다.


## 국제협력 등(법 제50조)

국가와 지방자치단체는 외국정부 및 국제기구 등과의 협력을 통하여 보건의료정보와 보건의료에 관한 기술을 교류하고 전문인력을 양성하며, 보건의료의 발전을 위한 국제적인 노력에 적극 참여하여야 한다.


## 보건의료사업의 평가(법 제51조)

국가와 지방자치단체는 매년 주요 보건의료사업의 성과를 평가하여 이를 보건의료시책에 반영하도록 하여야 한다.


## 보건의료서비스의 평가(법 제52조)

보건복지부장관은 보건의료서비스의 질적 향상을 위하여 관계 법령에서 정하는 바에 따라 보건의료서비스에 대한 평가를 실시하여야 한다.

**01** 보건의료의 육성·발전을 위한 방안으로 옳은 것은?

① 포괄수가제(DRG) 등 새로운 보건의료제도를 시행하기 위해서는 반드시 시범사업을 실해야 한다.

② 보건의료 발전을 위해 필요한 제도라도 시험사업 결과가 우수하지 않으면 바로 폐기한다.

❸ 예방접종 후 사고로 인한 분쟁 시 신속하고 공정하게 해결되도록 국가와 지방자치단체는 필요한 시책을 강구해야 한다.

④ 예방접종 후 사고가 발생했을 때에는 관할 보건소장만이 피해를 구제하기 위해 필요한 시책을 강구할 법적 책임을 갖는다.

⑤ 보건소장은 국민건강에 위해를 일으키는 물품을 판매하는 자에 대하여 국민건강의 보호·증진에 소요되는 비용을 부담하게 할 수 있다.

**해설**

보건의료 시범사업(법 제44조)

① 국가와 지방자치단체는 새로운 보건의료제도를 시행하기 위하여 필요하면 시범사업을 실시할 수 있다.

② 국가와 지방자치단체는 시범사업을 실시한 경우에는 그 결과를 평가하여 새로 시행될 보건의료제도에 반영하여야 한다.

분쟁 조정 등(법 제46조)

① 국가와 지방자치단체는 보건의료서비스로 인하여 분쟁이 발생하면 그 분쟁이 신속하고 공정하게 해결되도록 하기 위하여 필요한 시책을 강구하여야 한다.

② 국가와 지방자치단체는 보건의료서비스로 인한 피해를 원활하게 구제(救濟)하기 위하여 필요한 시책을 강구하여야 한다.

건강위해원인자의 비용 부담(법 제47조)

국가와 지방자치단체는 국민건강에 위해를 일으키거나 일으킬 우려가 있는 물품 등을 생산·판매하는 자 등에 대하여는 관계 법령에서 정하는 바에 따라 국민건강의 보호·증진에 드는 비용을 부담하게 할 수 있다.

# 제6장

# 보건의료 통계 · 정보 관리

## 보건의료 통계 · 정보 관리시책(법 제53조)

국가와 지방자치단체는 보건의료에 관한 통계와 정보를 수집 · 관리하여 이를 보건의료정책에 활용할 수 있도록 필요한 시책을 수립 · 시행하여야 한다.

## 보건의료 정보화의 촉진(법 제54조)

국가와 지방자치단체는 보건의료 정보화를 촉진하기 위하여 필요한 시책을 강구하여야 한다.

## 보건의료 실태조사(법 제55조)

① 보건복지부장관은 **국민의 보건의료 수요 및 이용 행태, 보건의료에 관한 인력 · 시설 및 물자 등 보건의료 실태**에 관한 전국적인 조사를 **5년마다 실시하고 그 결과를 공표**하여야 한다. 다만, 보건의료정책 수립에 필요하다고 인정하는 경우에는 임시 보건의료 실태조사를 실시할 수 있다.
② 보건복지부장관은 실태조사를 위하여 관계 중앙행정기관, 지방자치단체 및 관계 기관 · 법인 · 단체에 자료의 제출 또는 의견의 진술을 요청할 수 있다. 이 경우 요청을 받은 자는 정당한 사유가 없으면 이에 협조하여야 한다.
③ 실태조사의 내용, 방법 및 공표 등에 필요한 사항은 대통령령으로 정한다.

---

**보건의료의 실태조사(시행령 제14조)**
① 보건의료 실태조사의 내용은 다음 각 호와 같다.
　　1. 보건의료 수요 및 보건의료서비스의 이용 행태
　　2. 보건의료에 관한 인력 · 시설 및 물자 등의 현황
　　3. 그 밖에 보건복지부장관이 보건의료 실태조사를 위하여 필요하다고 인정하는 사항
② 보건복지부장관은 실태조사를 최근 **3년간 보건의료에 관한 연구실적이 있는 연구기관, 법인 또는 단체에 의뢰하여 실시**할 수 있다.
③ 보건복지부장관은 실태조사의 결과를 **보건복지부 인터넷 홈페이지에 60일 이상 공개**해야 한다.

---

## 보건의료정보의 보급·확대(법 제56조)

보건복지부장관은 보건의료기관, 관련 기관·단체 등이 보유하고 있는 보건의료정보를 널리 보급·확대하기 위하여 필요한 시책을 강구하여야 한다.

## 보건의료정보의 표준화 추진(법 제57조)

보건복지부장관은 보건의료정보의 효율적 운영과 호환성(互換性) 확보 등을 위하여 보건의료정보의 표준화를 위한 시책을 강구하여야 한다.

**01** 보건의료 실태조사를 의무적으로 시행해야 하는 주체와 기간은?

① 대통령, 3년
② 보건소장, 3년
③ 시·도지사, 5년
❹ 보건복지부장관, 5년
⑤ 시장·군수·구청장, 5년

해설
**보건의료 실태조사(법 제55조)**
① 보건복지부장관은 국민의 보건의료 수요 및 이용 행태, 보건의료에 관한 인력·시설 및 물자 등 보건의료 실태에 관한 전국적인 조사를 5년마다 실시하고 그 결과를 공표하여야 한다. 다만, 보건의료정책 수립에 필요하다고 인정하는 경우에는 임시 보건의료 실태조사를 실시할 수 있다.
② 보건복지부장관은 실태조사를 위하여 관계 중앙행정기관, 지방자치단체 및 관계 기관·법인·단체에 자료의 제출 또는 의견의 진술을 요청할 수 있다. 이 경우 요청을 받은 자는 정당한 사유가 없으면 이에 협조하여야 한다.
③ 실태조사의 내용, 방법 및 공표 등에 필요한 사항은 대통령령으로 정한다.

## 02 보건의료 통계·정보 관리 방안에 관한 설명 중 옳은 것은?

① 보건의료 실태조사는 도서·산간지역 등 특정 지역만을 대상으로 실시되면 된다.

② 국가와 지방자치단체는 기존의 보건의료 정보화를 유지하기 위해 필요한 시책을 강구한다.

③ 보건의료 실태조사를 4년마다 실시하되, 필요 시 2년마다 임시 보건의료 실태조사를 실시할 수 있다.

❹ 보건의료정보의 효율적인 운영과 호환성 확보 등을 위하여 보건의료정보의 표준화를 위한 시책을 강구한다.

⑤ 보건소장은 보건소·의원 등이 보유하고 있는 보건의료정보를 널리 보급·확대하기 위해 필요한 시책을 강구한다.

### 해설

**보건의료 정보화의 촉진(법 제54조)**
국가와 지방자치단체는 보건의료 정보화를 촉진하기 위하여 필요한 시책을 강구하여야 한다.

**보건의료 실태조사(법 제55조)**
① 보건복지부장관은 국민의 보건의료 수요 및 이용 행태, 보건의료에 관한 인력·시설 및 물자 등 보건의료 실태에 관한 전국적인 조사를 5년마다 실시하고 그 결과를 공표하여야 한다. 다만, 보건의료정책 수립에 필요하다고 인정하는 경우에는 임시 보건의료 실태조사를 실시할 수 있다.

② 보건복지부장관은 실태조사를 위하여 관계 중앙행정기관, 지방자치단체 및 관계 기관·법인·단체에 자료의 제출 또는 의견의 진술을 요청할 수 있다. 이 경우 요청을 받은 자는 정당한 사유가 없으면 이에 협조하여야 한다.

③ 실태조사의 내용, 방법 및 공표 등에 필요한 사항은 대통령령으로 정한다.

---

**보건의료의 실태조사(시행령 제14조)**
① 보건의료 실태조사의 내용은 다음 각 호와 같다.
  1. 보건의료 수요 및 보건의료서비스의 이용 행태
  2. 보건의료에 관한 인력·시설 및 물자 등의 현황
  3. 그 밖에 보건복지부장관이 보건의료 실태조사를 위하여 필요하다고 인정하는 사항
② 보건복지부장관은 실태조사를 최근 3년간 보건의료에 관한 연구실적이 있는 연구기관, 법인 또는 단체에 의뢰하여 실시할 수 있다.
③ 보건복지부장관은 실태조사의 결과를 보건복지부 인터넷 홈페이지에 60일 이상 공개해야 한다.

---

**보건의료정보의 보급·확대(법 제56조)**
보건복지부장관은 보건의료기관, 관련 기관·단체 등이 보유하고 있는 보건의료정보를 널리 보급·확대하기 위하여 필요한 시책을 강구하여야 한다.

**보건의료정보의 표준화 추진(법 제57조)**
보건복지부장관은 보건의료정보의 효율적 운영과 호환성(互換性) 확보 등을 위하여 보건의료정보의 표준화를 위한 시책을 강구하여야 한다.

# 10

# 국민건강
# 증진법

간호사 국가고시
# 보건의약관계법규

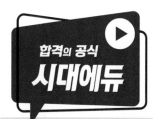

# 제 1 장

# 국민건강의 관리

## 건강친화 환경 조성 및 건강생활의 지원 등(법 제6조)

① 국가 및 지방자치단체는 **건강친화 환경을 조성**하고, **국민이 건강생활을 실천할 수 있도록 지원**하여야 한다.

② 국가는 혼인과 가정생활을 보호하기 위하여 **혼인 전에 혼인 당사자의 건강을 확인하도록 권장**하여야 한다.

③ 제2항의 규정에 의한 건강확인의 내용 및 절차에 관하여 필요한 사항은 보건복지부령으로 정한다.

## 건강친화기업 인증(법 제6조의2)

① 보건복지부장관은 건강친화 환경의 조성을 촉진하기 위하여 건강친화제도를 모범적으로 운영하고 있는 기업에 대하여 **건강친화인증**(이하 "인증"이라 한다)을 할 수 있다.

② 인증을 받고자 하는 자는 대통령령으로 정하는 바에 따라 보건복지부장관에게 신청하여야 한다.

③ 인증을 받은 기업은 보건복지부령으로 정하는 바에 따라 인증의 표시를 할 수 있다.

④ 인증을 받지 아니한 기업은 인증표시 또는 이와 유사한 표시를 하여서는 아니 된다.

⑤ 국가 및 지방자치단체는 인증을 받은 기업에 대하여 대통령령으로 정하는 바에 따라 행정적·재정적 지원을 할 수 있다.

⑥ 인증의 기준 및 절차는 대통령령으로 정한다.

## 인증의 유효기간(법 제6조의3)

① 인증의 유효기간은 **인증을 받은 날부터 3년**으로 하되, 대통령령으로 정하는 바에 따라 그 기간을 연장할 수 있다.

② 인증의 연장신청에 필요한 사항은 보건복지부령으로 정한다.

## 인증의 취소(법 제6조의4)

① 보건복지부장관은 인증을 받은 기업이 다음 각 호의 어느 하나에 해당하면 보건복지부령으로 정하는 바에 따라 그 인증을 취소할 수 있다. 다만, 제1호에 해당하는 경우에는 인증을 취소하여야 한다.

    1. 거짓이나 그 밖의 부정한 방법으로 인증을 받은 경우

    2. 인증기준에 적합하지 아니하게 된 경우

② 보건복지부장관은 인증이 취소된 기업에 대해서는 그 취소된 날부터 **3년이 지나지 아니한 경우에는 인증을 하여서는 아니 된다.**

③ 보건복지부장관은 인증을 취소하고자 하는 경우에는 청문을 실시하여야 한다.

## 광고의 금지 등(법 제7조)

① 보건복지부장관은 국민건강의식을 잘못 이끄는 광고를 한 자에 대하여 그 내용의 변경 등 시정을 요구하거나 금지를 명할 수 있다.

② 보건복지부장관이 광고내용의 변경 또는 광고의 금지를 명할 수 있는 광고는 다음 각 호와 같다.

    1. **의학 또는 과학적으로 검증되지 아니한 건강비법 또는 심령술의 광고**

    2. **그 밖에 건강에 관한 잘못된 정보를 전하는 광고로서 대통령령이 정하는 광고**

③ 광고내용의 기준, 변경 또는 금지절차 기타 필요한 사항은 대통령령으로 정한다.

**01** 보건복지부장관이 국민건강증진법에 따라 광고 내용을 변경하거나 광고 금지를 명할 수 있는 광고는?

① 과학적으로 검증된 심령술

② 의학적으로 검증된 건강비법

③ 22시 이후 텔레비전을 통한 주류의 광고

❹ 의학적으로 검증되지 않은 심령술

⑤ 건강에 대해 확실한 정보를 주는 광고

해설

광고의 금지 등(법 제7조)

① 보건복지부장관은 국민건강의식을 잘못 이끄는 광고를 한 자에 대하여 그 내용의 변경 등 시정을 요구하거나 금지를 명할 수 있다.

② 보건복지부장관이 광고내용의 변경 또는 광고의 금지를 명할 수 있는 광고는 다음 각 호와 같다.

1. 의학 또는 과학적으로 검증되지 아니한 건강비법 또는 심령술의 광고

2. 그 밖에 건강에 관한 잘못된 정보를 전하는 광고로서 대통령령이 정하는 광고

③ 광고내용의 기준, 변경 또는 금지절차 기타 필요한 사항은 대통령령으로 정한다.

# 제 **2** 장

# 금연 및 절주

## 금연 및 절주운동 등(법 제8조)

① 국가 및 지방자치단체는 국민에게 **담배의 직접흡연 또는 간접흡연과 과다한 음주가 국민건강에 해롭다는 것을 교육·홍보**하여야 한다.

② 국가 및 지방자치단체는 금연 및 절주에 관한 조사·연구를 하는 법인 또는 단체를 지원할 수 있다.

③ 「주류 면허 등에 관한 법률」에 의하여 주류제조의 면허를 받은 자 또는 주류를 수입하여 판매하는 자는 대통령령이 정하는 **주류의 판매용 용기에 과다한 음주는 건강에 해롭다는 내용과 임신 중 음주는 태아의 건강을 해칠 수 있다는 내용의 경고문구를 표기**하여야 한다.

④ 제③항에 따른 경고문구의 표시내용, 방법 등에 관하여 필요한 사항은 보건복지부령으로 정한다.

> **경고문구의 표기대상 주류(시행령 제13조)**
> 그 판매용 용기에 과다한 음주는 건강에 해롭다는 내용의 경고문구를 표기해야 하는 주류는 국내에 판매되는 「주세법」에 따른 주류 중 **알코올분 1도 이상의 음료**를 말한다.

## 금연을 위한 조치(법 제9조)

① 담배사업법에 의한 지정소매인 기타 담배를 판매하는 자는 대통령령이 정하는 장소외에서 담배자동판매기를 설치하여 담배를 판매하여서는 아니 된다.

② 대통령령이 정하는 장소에 담배자동판매기를 설치하여 담배를 판매하는 자는 보건복지부령이 정하는 바에 따라 **성인인증장치를 부착**하여야 한다.

③ 공중이 이용하는 시설의 소유자·점유자 또는 관리자는 해당 시설의 전체를 금연구역으로 지정하고 **금연구역을 알리는 표지를 설치하여야 한다.** 이 경우 흡연자를 위한 흡연실을 설치할 수 있으며, 금연구역을 알리는 표지와 흡연실을 설치하는 기준·방법 등은 보건복지부령으로 정한다.

1. 국회의 청사
2. 정부 및 지방자치단체의 청사
3. 법원과 그 소속 기관의 청사
4. 공공기관의 청사
5. 지방공기업의 청사
6. 학교[교사(校舍)와 운동장 등 모든 구역을 포함한다]
7. 학교의 교사
8. 의료기관, 보건소·보건의료원·보건지소

9. 어린이집

10. 청소년수련관, 청소년수련원, 청소년문화의집, 청소년특화시설, 청소년야영장, 유스호스텔, 청소년 이용시설 등 청소년활동시설

11. 도서관

12. 어린이놀이시설

13. 학원 중 학교교과교습학원과 **연면적 1천㎡ 이상의 학원**

14. 공항·여객부두·철도역·여객자동차터미널 등 교통 관련 시설의 대기실·승강장, 지하보도 및 16인 승 이상의 교통수단으로서 여객 또는 화물을 유상으로 운송하는 것

15. 어린이운송용 승합자동차

16. 연면적 1천㎡ 이상의 사무용건축물, 공장 및 복합용도의 건축물

17. 공연장으로서 객석 수 **300석 이상의 공연장**

18. 개설등록된 대규모점포와 같은 법에 따른 상점가 중 지하도에 있는 상점가

19. 관광숙박업소

20. 체육시설로서 **1천명 이상의 관객을 수용할 수 있는 체육시설과** 체육시설업에 해당하는 체육시설로서 실내에 설치된 체육시설

21. 사회복지시설

22. 목욕장

23. 청소년게임제공업소, 일반게임제공업소, 인터넷컴퓨터게임시설제공업소 및 복합유통게임제공업소

24. 식품접객업 중 영업장의 넓이가 보건복지부령으로 정하는 넓이 이상인 휴게음식점영업소, 일반음식 점영업소 및 제과점영업소와 같은 법에 따른 식품소분·판매업 중 보건복지부령으로 정하는 넓이 이상인 실내 휴게공간을 마련하여 운영하는 식품자동판매기 영업소

25. 만화대여업소

26. 그 밖에 보건복지부령으로 정하는 시설 또는 기관

---

**담배자동판매기의 설치장소(시행령 제15조)**

① 담배자동판매기의 **설치가 허용되는 장소**는 다음 각 호와 같다.

　1. 미성년자 등을 보호하는 법령에서 **19세 미만의 자의 출입이 금지되어 있는 장소**

　2. **지정소매인 기타 담배를 판매하는 자가 운영하는 점포 및 영업장의 내부**

　3. 각 호 외의 부분 후단에 따라 **공중이 이용하는 시설 중 흡연자를 위해 설치한 흡연실**. 다만, 담배자동판매 기를 설치하는 자가 19세 미만의 자에게 담배자동판매기를 이용하지 못하게 할 수 있는 흡연실로 한정 한다.

② 제1항의 규정에 불구하고 미성년자 등을 보호하는 법령에서 담배자동판매기의 설치를 금지하고 있는 장소 에 대하여는 담배자동판매기의 설치를 허용하지 아니한다.

## 담배에 관한 경고문구 등 표시(법 제9조의2)

① 담배의 제조자 또는 수입판매업자(이하 "제조자 등"이라 한다)는 **담배갑포장지 앞면·뒷면·옆면 및 대통령령으로 정하는 광고(판매촉진 활동을 포함**한다. 이하 같다)에 다음 각 호의 내용을 인쇄하여 표기하여야 한다. 다만, 제1호의 표기는 담배갑포장지에 한정하되 앞면과 뒷면에 하여야 한다.

1. 흡연의 폐해를 나타내는 내용의 경고그림(사진을 포함한다. 이하 같다)
2. 흡연이 폐암 등 질병의 원인이 될 수 있다는 내용 및 다른 사람의 건강을 위협할 수 있다는 내용의 경고문구
3. 타르 흡입량은 흡연자의 흡연습관에 따라 다르다는 내용의 경고문구
4. 담배에 포함된 다음 각 목의 발암성물질
   가. 나프틸아민
   나. 니켈
   다. 벤젠
   라. 비닐 크롤라이드
   마. 비소
   바. 카드뮴
5. 보건복지부령으로 정하는 금연상담전화의 전화번호

② 경고그림과 경고문구는 담배갑포장지의 경우 **그 넓이의 100분의 50 이상에 해당하는 크기로 표기**하여야 한다. 이 경우 경고그림은 담배갑포장지 앞면, 뒷면 각각의 **넓이의 100분의 30 이상에 해당하는 크기로** 하여야 한다.

③ 제1항 및 제2항에서 정한 사항 외의 경고그림 및 경고문구 등의 내용과 표기 방법·형태 등의 구체적인 사항은 대통령령으로 정한다. 다만, 경고그림은 **사실적 근거를 바탕으로 하고, 지나치게 혐오감을 주지 아니하여야 한다.**

④ 제1항부터 제3항까지의 규정에도 불구하고 전자담배 등 대통령령으로 정하는 담배에 제조자 등이 표기하여야 할 경고그림 및 경고문구 등의 내용과 그 표기 방법·형태 등은 대통령령으로 따로 정한다.

## 담배에 관한 광고의 금지 또는 제한(법 제9조의4)

① 담배에 관한 광고는 다음 각 호의 방법에 한하여 할 수 있다.

1. 지정소매인의 영업소 내부에서 보건복지부령으로 정하는 광고물을 전시(展示) 또는 부착하는 행위. 다만, 영업소 외부에 그 광고내용이 보이게 전시 또는 부착하는 경우에는 그러하지 아니하다.
2. 품종군별로 연간 10회 이내(1회당 2쪽 이내)에서 잡지[「잡지 등 정기간행물의 진흥에 관한 법률」에 따라 등록 또는 신고되어 주 1회 이하 정기적으로 발행되는 제책(製冊)된 정기간행물 및 「신문 등의 진흥에 관한 법률」에 따라 등록된 주 1회 이하 정기적으로 발행되는 신문과 「출판문화산업 진흥법」에 따른 외국간행물로서 동일한 제호로 연 1회 이상 정기적으로 발행되는 것(이하 "외국정기간행물"이라 한다)을 말하며, 여성 또는 청소년을 대상으로 하는 것은 제외한다]에 광고를 게재하는 행위. 다만, 보건복지부령으로 정하는 판매부수 이하로 국내에서 판매되는 외국정기간행물로서 외국문자로만 쓰

여져 있는 잡지인 경우에는 광고게재의 제한을 받지 아니한다.

3. 사회·문화·음악·체육 등의 행사(여성 또는 청소년을 대상으로 하는 행사는 제외한다)를 후원하는 행위. 이 경우 후원하는 자의 명칭을 사용하는 외에 제품광고를 하여서는 아니 된다.

4. 국제선의 항공기 및 여객선, 그 밖에 보건복지부령으로 정하는 장소 안에서 하는 광고

**01** 전체를 금연구역으로 지정해야 할 곳은?

① 약 국
❷ 초등학교 운동장
③ 객석이 200개인 공연장
④ 연면적 500m$^2$ 이하의 학원
⑤ 500명의 관객을 수용할 수 있는 체육시설

해설
① 의료기관, 보건소, 보건의료원, 보건지소만 해당함
② 학교(교사와 운동장 등 모든 구역 포함)
③ 객석 수 300석 이상의 공연장
④ 연면적 1천m$^2$ 이상의 학원
⑤ 1천명 이상의 관객을 수용할 수 있는 체육시설

출제
유형
문제

**02** 담배에 관한 경고문구 표시에 대한 설명으로 옳은 것은?

① 담배갑포장지의 앞면에만 인쇄한다.
② 대통령령으로 정하는 금연상담전화의 전화번호를 표기해야 한다.
③ 담배에 포함된 타르, 니코틴 등의 모든 유해성 물질을 표기해야 한다.
❹ 흡연이 폐암 등 질병의 원인이 될 수 있다는 내용을 포함해야 한다.
⑤ 타르 흡입량은 흡연자의 흡연습관에 관계없이 동일하다는 내용을 표기해야 한다.

해설
담배에 관한 경고문구 등 표시(법 제9조의2)
① 담배의 제조자 또는 수입판매업자(이하 "제조자 등"이라 한다)는 담배갑포장지 앞면·뒷면·옆면 및 대통령령으로
정하는 광고(판매촉진 활동을 포함한다. 이하 같다)에 다음 각 호의 내용을 인쇄하여 표기하여야 한다. 다만, 제1호의
표기는 담배갑포장지에 한정하되 앞면과 뒷면에 하여야 한다.
1. 흡연의 폐해를 나타내는 내용의 경고그림(사진을 포함한다. 이하 같다)
2. 흡연이 폐암 등 질병의 원인이 될 수 있다는 내용 및 다른 사람의 건강을 위협할 수 있다는 내용의 경고문구
3. 타르 흡입량은 흡연자의 흡연습관에 따라 다르다는 내용의 경고문구
4. 담배에 포함된 다음 각 목의 발암성물질
   가. 나프틸아민
   나. 니 켈
   다. 벤 젠
   라. 비닐 크롤라이드
   마. 비 소
   바. 카드뮴
5. 보건복지부령으로 정하는 금연상담전화의 전화번호

**03** 과다한 음주는 건강에 해롭다는 경고문구를 표기해야 하는 주류는 국내에서 판매되는 주류 중 알코올분 몇 도 이상인가?

❶ 1도 이상
② 3도 이상
③ 5도 이상
④ 10도 이상
⑤ 15도 이상

**해설**

경고문구의 표기대상 주류(시행령 제13조)

그 판매용 용기에 과다한 음주는 건강에 해롭다는 내용의 경고문구를 표기해야 하는 주류는 국내에 판매되는 「주세법」에 따른 주류 중 알코올분 1도 이상의 음료를 말한다.

출제
유형
문제

**04** 담배자동판매기의 설치가 허용되는 장소가 아닌 것은?

❶ 의료기관 내의 휴게실
② 지정소매인이 운영하는 점포 내부
③ 19세 미만의 자의 출입 금지 장소
④ 담배를 판매하는 자가 운영하는 점포
⑤ 공중 이용시설에서의 흡연구역 중 19세 미만에게 담배자동판매기를 이용하지 못하게 할 수 있는 장소

**해설**

담배자동판매기의 설치장소(시행령 제15조)

① 담배자동판매기의 설치가 허용되는 장소는 다음 각 호와 같다.
   1. 미성년자 등을 보호하는 법령에서 19세 미만의 자의 출입이 금지되어 있는 장소
   2. 지정소매인 기타 담배를 판매하는 자가 운영하는 점포 및 영업장의 내부
   3. 각 호 외의 부분 후단에 따라 공중이 이용하는 시설 중 흡연자를 위해 설치한 흡연실. 다만, 담배자동판매기를 설치하는 자가 19세 미만의 자에게 담배자동판매기를 이용하지 못하게 할 수 있는 흡연실로 한정한다.
② 제1항의 규정에 불구하고 미성년자 등을 보호하는 법령에서 담배자동판매기의 설치를 금지하고 있는 장소에 대하여는 담배자동판매기의 설치를 허용하지 아니한다.

# 제 3 장

# 보건교육

## 보건교육의 내용(시행령 제17조)

보건교육에는 다음 각 호의 사항이 포함되어야 한다.

1. 금연·절주 등 **건강생활의 실천**에 관한 사항
2. 만성퇴행성질환 등 **질병의 예방**에 관한 사항
3. **영양 및 식생활**에 관한 사항
4. **구강건강**에 관한 사항
5. **공중위생**에 관한 사항
6. 건강증진을 위한 **체육활동**에 관한 사항
7. 그 밖에 **건강증진사업**에 관한 사항

## 보건교육사자격증의 교부 등(법 제12조의2)

① 보건복지부장관은 **국민건강증진 및 보건교육에 관한 전문지식**을 가진 자에게 보건교육사의 자격증을 교부할 수 있다.

② 다음 각 호의 1에 해당하는 자는 보건교육사가 될 수 없다.

    1. 피성년후견인

    2. **금고 이상의 실형의 선고**를 받고 그 집행이 종료되지 아니하거나 그 집행을 받지 아니하기로 확정되지 아니한 자

    3. 법률 또는 법원의 판결에 의하여 자격이 상실 또는 정지된 자

③ 보건교육사의 **등급은 1급 내지 3급**으로 하고, 등급별 자격기준 및 자격증의 교부절차 등에 관하여 필요한 사항은 대통령령으로 정한다.

④ 보건교육사 1급의 자격증을 교부받고자 하는 자는 국가시험에 합격하여야 한다.

⑤ 보건복지부장관은 보건교육사의 자격증을 교부하는 때에는 보건복지부령이 정하는 바에 의하여 수수료를 징수할 수 있다.

⑥ 자격증을 교부받은 사람은 다른 사람에게 **그 자격증을 빌려주어서는 아니 되고, 누구든지 그 자격증을 빌려서는 아니 된다.**

⑦ 누구든지 금지된 행위를 알선하여서는 아니 된다.

| 보건교육사의 등급별 자격기준(시행령 [별표 2]) | |
|---|---|
| 등 급 | 자격기준 |
| 보건교육사 1급 | 보건교육사 1급 시험에 합격한 자 |
| 보건교육사 2급 | 1. 보건교육사 2급 시험에 합격한 자<br>2. 보건교육사 3급 자격을 취득한 자로서 보건복지부장관이 정하여 고시하는 보건교육 업무에 3년 이상 종사한 자 |
| 보건교육사 3급 | 보건교육사 3급 시험에 합격한 자 |

## 건강증진사업 등(법 제19조)

① 국가 및 지방자치단체는 국민건강증진사업에 필요한 요원 및 시설을 확보하고, 그 시설의 이용에 필요한 시책을 강구하여야 한다.

② 특별자치시장·특별자치도지사·시장·군수·구청장은 지역주민의 건강증진을 위하여 보건복지부령이 정하는 바에 의하여 보건소장으로 하여금 다음 각 호의 사업을 하게 할 수 있다.

1. 보건교육 및 건강상담
2. 영양관리
3. 신체활동장려
4. 구강건강의 관리
5. 질병의 조기발견을 위한 검진 및 처방
6. 지역사회의 보건문제에 관한 조사·연구
7. 기타 건강교실의 운영 등 건강증진사업에 관한 사항

③ 보건소장이 제2항의 규정에 의하여 제2항제1호 내지 제5호의 업무를 행한 때에는 이용자의 개인별 건강상태를 기록하여 유지·관리하여야 한다.

④ 건강증진사업에 필요한 시설·운영에 관하여는 보건복지부령으로 정한다.

**01** 국민건강증진법에 명시된 보건교육의 내용은?

① 장루 관리 교육
❷ 고혈압 예방 교육
③ 급성심근경색증 증상 교육
④ 뇌졸중 환자의 언어재활 교육
⑤ 뇌전증 환자의 발작 시 대처 교육

해설
**보건교육의 내용(시행령 제17조)**
보건교육에는 다음 각 호의 사항이 포함되어야 한다.
1. 금연·절주 등 건강생활의 실천에 관한 사항
2. 만성퇴행성질환 등 질병의 예방에 관한 사항
3. 영양 및 식생활에 관한 사항
4. 구강건강에 관한 사항
5. 공중위생에 관한 사항
6. 건강증진을 위한 체육활동에 관한 사항
7. 그 밖에 건강증진사업에 관한 사항

**02** 특별자치시장·특별자치도지사·시장·군수·구청장이 보건소장에게 위임해서 할 수 있는 건강증진사업은?

❶ 보건교육
② 학교 보건관리
③ 예방접종
④ 질병치료
⑤ 감염병 관리

해설
**건강증진사업 등(법 제19조)**
① 국가 및 지방자치단체는 국민건강증진사업에 필요한 요원 및 시설을 확보하고, 그 시설의 이용에 필요한 시책을 강구하여야 한다.
② 특별자치시장·특별자치도지사·시장·군수·구청장은 지역주민의 건강증진을 위하여 보건복지부령이 정하는 바에 의하여 보건소장으로 하여금 다음 각 호의 사업을 하게 할 수 있다.
   1. 보건교육 및 건강상담
   2. 영양관리
   3. 신체활동장려
   4. 구강건강의 관리
   5. 질병의 조기발견을 위한 검진 및 처방
   6. 지역사회의 보건문제에 관한 조사·연구
   7. 기타 건강교실의 운영 등 건강증진사업에 관한 사항
③ 보건소장이 제2항의 규정에 의하여 제2항제1호 내지 제5호의 업무를 행한 때에는 이용자의 개인별 건강상태를 기록하여 유지·관리하여야 한다.
④ 건강증진사업에 필요한 시설·운영에 관하여는 보건복지부령으로 정한다.

# 제4장

# 국민영양조사

## 국민영양조사 등(법 제16조)

① **질병관리청장은 보건복지부장관과 협의**하여 국민의 건강상태·식품섭취·식생활조사 등 국민의 영양에 관한 조사(이하 "국민영양조사"라 한다)를 정기적으로 실시한다.

② 특별시·광역시 및 도에는 국민영양조사와 영양에 관한 지도업무를 행하게 하기 위한 공무원을 두어야 한다.

③ 국민영양조사를 행하는 공무원은 그 권한을 나타내는 증표를 관계인에게 내보여야 한다.

④ 국민영양조사의 내용 및 방법 기타 국민영양조사와 영양에 관한 지도에 관하여 필요한 사항은 대통령령으로 정한다.

## 건강증진사업 등(법 제19조)

① 국가 및 지방자치단체는 국민건강증진사업에 필요한 요원 및 시설을 확보하고, 그 시설의 이용에 필요한 시책을 강구하여야 한다.

② 특별자치시장·특별자치도지사·시장·군수·구청장은 지역주민의 건강증진을 위하여 보건복지부령이 정하는 바에 의하여 **보건소장**으로 하여금 다음의 사업을 하게 할 수 있다.

1. **보건교육 및 건강상담**
2. **영양관리**
3. **신체활동장려**
4. **구강건강의 관리**
5. **질병의 조기발견을 위한 검진 및 처방**
6. **지역사회의 보건문제에 관한 조사·연구**
7. **기타 건강교실의 운영 등 건강증진사업에 관한 사항**

③ 보건소장이 업무를 행한 때에는 이용자의 개인별 건강상태를 기록하여 유지·관리하여야 한다.

④ 건강증진사업에 필요한 시설·운영에 관하여는 보건복지부령으로 정한다.

안심Touch

**01** 국민건강증진법에 근거하여 질병관리청장이 보건복지부장관과 협의하여 국민의 건강상태·식품섭취·식생활 등에 관하여 매년 실시하여야 하는 조사는?

① 보건교육평가
❷ 국민영양조사
③ 국민보건의료실태조사
④ 국민환경보건기초조사
⑤ 국민다문화수용성조사

**해설**

**국민영양조사 등(법 제16조)**

① 질병관리청장은 보건복지부장관과 협의하여 국민의 건강상태·식품섭취·식생활조사 등 국민의 영양에 관한 조사(이하 "국민영양조사"라 한다)를 정기적으로 실시한다.
② 특별시·광역시 및 도에는 국민영양조사와 영양에 관한 지도업무를 행하게 하기 위한 공무원을 두어야 한다.
③ 국민영양조사를 행하는 공무원은 그 권한을 나타내는 증표를 관계인에게 내보여야 한다.
④ 국민영양조사의 내용 및 방법 기타 국민영양조사와 영양에 관한 지도에 관하여 필요한 사항은 대통령령으로 정한다.

# 제5장

# 국민건강증진기금

## 기금의 설치 등(법 제22조)

① 보건복지부장관은 국민건강증진사업의 원활한 추진에 필요한 재원을 확보하기 위하여 **국민건강증진기금**(이하 "기금"이라 한다)을 설치한다.

② 기금은 다음 각 호의 재원으로 조성한다.

   1. 국민건강증진부담금의 부과·징수 등 규정에 의한 **부담금**

   2. 기금의 운용 **수익금**

## 기금의 관리·운용(법 제24조)

① 기금은 **보건복지부장관이 관리·운용**한다.

② 보건복지부장관은 기금의 운용성과 및 재정상태를 명확히 하기 위하여 대통령령이 정하는 바에 의하여 **회계처리**하여야 한다.

③ 기금의 관리·운용 기타 필요한 사항은 대통령령으로 정한다.

## 기금의 사용 등(법 제25조)

① 기금은 다음 각 호의 사업에 사용한다.

   1. **금연교육 및 광고, 흡연피해 예방 및 흡연피해자 지원 등 국민건강관리사업**

   2. **건강생활의 지원사업**

   3. **보건교육 및 그 자료의 개발**

   4. **보건통계의 작성·보급과 보건의료 관련 조사·연구 및 개발에 관한 사업**

   5. **질병의 예방·검진·관리 및 암의 치료를 위한 사업**

   6. **국민영양관리사업**

   7. **신체활동장려사업**

   8. **구강건강관리사업**

   9. **시·도지사 및 시장·군수·구청장이 행하는 건강증진사업**

   10. **공공보건의료 및 건강증진을 위한 시설·장비의 확충**

   11. **기금의 관리·운용에 필요한 경비**

   12. **그 밖에 국민건강증진사업에 소요되는 경비로서 대통령령이 정하는 사업**

② 보건복지부장관은 기금을 사업에 사용함에 있어서 아동·청소년·여성·노인·장애인 등에 대하여 특별히 배려·지원할 수 있다.

③ 보건복지부장관은 기금을 사업에 사용함에 있어서 필요한 경우에는 보조금으로 교부할 수 있다.

**01** 국민건강증진기금과 관련된 설명 중 옳은 것은?

**❶** 흡연피해자 지원에 사용할 수 있다.
② 중증정신질환자 재활에 사용할 수 있다.
③ 보건교육사를 육성하는 데 주로 사용된다.
④ 보건교육 및 자료 개발에는 사용할 수 없다.
⑤ 기금의 사용 및 관리 주체는 보건소장이다.

**해설**
**기금의 사용 등(법 제25조)**
1. 금연교육 및 광고, 흡연피해 예방 및 흡연피해자 지원 등 국민건강관리사업
2. 건강생활의 지원사업
3. 보건교육 및 그 자료의 개발
4. 보건통계의 작성·보급과 보건의료 관련 조사·연구 및 개발에 관한 사업
5. 질병의 예방·검진·관리 및 암의 치료를 위한 사업
6. 국민영양관리사업
7. 신체활동장려사업
8. 구강건강관리사업
9. 시·도지사 및 시장·군수·구청장이 행하는 건강증진사업
10. 공공보건의료 및 건강증진을 위한 시설·장비의 확충
11. 기금의 관리·운용에 필요한 경비
12. 그 밖에 국민건강증진사업에 소요되는 경비로서 대통령령이 정하는 사업

안심Touch

# MEMO

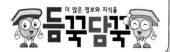

# 11

# 혈액관리법

간호사 국가고시
# 보건의약관계법규

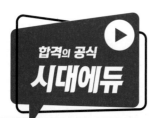

# 총 칙

# 제 1 장

## 목적(법 제1조)

혈액관리업무에 관하여 **필요한 사항을 규정**함으로써 **수혈자와 헌혈자(獻血者)를 보호**하고 **혈액관리**를 적절하게 하여 국민보건의 향상에 이바지함을 목적으로 한다.


## 정의(법 제2조)

1. "혈액"이란 인체에서 채혈(採血)한 혈구(血球) 및 혈장(血漿)을 말한다.
2. "혈액관리업무"란 수혈(輸血)이나 혈액제제(血液製劑)의 제조에 필요한 혈액을 채혈·검사·제조·보존·공급 또는 품질관리하는 업무를 말한다.
3. "혈액원"이란 혈액관리업무를 수행하기 위하여 제6조제3항에 따라 허가를 받은 자를 말한다.
4. "헌혈자"란 자기의 혈액을 혈액원에 무상(無償)으로 제공하는 사람을 말한다.
5. "부적격혈액"이란 **채혈 시 또는 채혈 후에 이상이 발견된 혈액 또는 혈액제제로서 보건복지부령으로 정하는 혈액 또는 혈액제제**를 말한다.
6. "채혈금지대상자"란 **감염병 환자, 약물복용 환자 등 건강기준에 미달하는 사람으로서 헌혈을 하기에 부적합하다고 보건복지부령으로 정하는 사람**을 말한다.
7. "특정수혈부작용"이란 **수혈한 혈액제제로 인하여 발생한 부작용으로서 보건복지부령으로 정하는 것**을 말한다.
8. "혈액제제"란 혈액을 원료로 하여 제조한 「약사법」에 따른 의약품으로서 다음 어느 하나에 해당하는 것을 말한다.
   가. 전혈(全血)  　　　　　　　　　나. 농축적혈구(濃縮赤血球)
   다. 신선동결혈장(新鮮凍結血漿)　　라. 농축혈소판(濃縮血小板)
   마. 그 밖에 보건복지부령으로 정하는 혈액 관련 의약품
9. "**헌혈환급예치금**"이란 수혈비용을 보상하거나 헌혈사업에 사용할 목적으로 혈액원이 보건복지부장관에게 예치하는 금액을 말한다.
10. "**채혈**"이란 수혈 등에 사용되는 혈액제제를 제조하기 위하여 헌혈자로부터 혈액을 채취하는 행위를 말한다.
11. "**채혈부작용**"이란 채혈한 후에 헌혈자에게 나타날 수 있는 혈관미주신경반응 또는 피하출혈 등 미리 예상하지 못한 부작용을 말한다.

**01** 혈액관리법의 제정 목적과 거리가 먼 것은?

① 혈액관리업무에 관하여 필요한 사항을 규정한다.
② 수혈자를 보호한다.
③ 헌혈자를 보호한다.
④ 혈액관리를 적절히 한다.
❺ 헌혈증서를 매매한다.

해설
**목적(법 제1조)**
이 법은 혈액관리업무에 관하여 필요한 사항을 규정함으로써 수혈자와 헌혈자(獻血者)를 보호하고 혈액관리를 적절하게
하여 국민보건의 향상에 이바지함을 목적으로 한다.

**02** 혈액제제에 포함되지 않는 것은?

① 전 혈
② 농축적혈구
❸ 덱스트란
④ 신선동결혈장
⑤ 농축혈소판

해설
**정의(법 제2조)**
8. "혈액제제"란 혈액을 원료로 하여 제조한 「약사법」 제2조에 따른 의약품으로서 다음 각 목의 어느 하나에 해당하는
　 것을 말한다.
　 가. 전혈(全血)
　 나. 농축적혈구(濃縮赤血球)
　 다. 신선동결혈장(新鮮凍結血漿)
　 라. 농축혈소판(濃縮血小板)
　 마. 그 밖에 보건복지부령으로 정하는 혈액 관련 의약품

# 부적격혈액 판정

## 부적격혈액 및 판정기준(시행규칙 제2조)

부적격혈액의 범위와 혈액 및 혈액제제의 적격여부에 관한 판정기준은 다음과 같다.

---

**부적격혈액의 범위 및 혈액·혈액제제의 적격여부 판정기준(시행규칙 [별표 1])**

1. 채혈과정에서 응고 또는 오염된 혈액 및 혈액제제
2. 다음의 혈액선별검사에서 부적격기준에 해당되는 혈액 및 혈액제제

| 검사항목 및 검사방법 | | 부적격 기준 |
|---|---|---|
| 비(B)형간염검사 | B형간염표면항원(HBsAg) 검사 | 양 성 |
| | B형간염바이러스(HBV) 핵산증폭검사 | 양 성 |
| 시(C)형간염검사 | C형간염바이러스(HCV) 항체 검사 | 양 성 |
| | C형간염바이러스(HCV) 핵산증폭검사 | 양 성 |
| 후천성면역결핍증검사 | 사람면역결핍바이러스(HIV) 항체 검사 | 양 성 |
| | 사람면역결핍바이러스(HIV) 핵산증폭검사 | 양 성 |
| 사람T세포림프친화 바이러스(HTLV) 검사 (혈장성분은 제외한다) | 사람T세포림프친화바이러스(HTLV) Ⅰ형/Ⅱ형 항체 검사(혈장성분은 제외한다) | 양 성 |
| 매독검사 | | 양 성 |
| 간기능검사(ALT검사, 수혈용으로 사용되는 혈액만 해당한다) | | 101 IU/L 이상 |

※ B형간염표면항원(HBsAg) 검사, C형간염바이러스(HCV) 항체 검사, 사람면역결핍바이러스(HIV) 항체 검사, 사람T세포림프친화바이러스(HTLV) Ⅰ형/Ⅱ형 항체 검사의 검사방법은 효소면역측정법(EIA) 또는 이와 동등 이상의 감도를 가진 시험방법에 따라야 함

비고 : 위 검사항목 외에 국민보건을 위하여 긴급하게 필요하다고 판단되는 혈액검사의 부적격 기준은 보건복지부장관이 별도로 정한다.

3. 제7조에 따른 채혈금지대상자 기준 중 감염병 요인, 약물 요인 및 선별검사결과 부적격 요인에 해당하는 자로부터 채혈된 혈액 및 혈액제제
4. 심한 혼탁을 보이거나 변색 또는 용혈된 혈액 및 혈액제제
5. 혈액용기의 밀봉 또는 표지가 파손된 혈액 및 혈액제제
6. 제12조제2호 가목에 따른 보존기간이 경과한 혈액 및 혈액제제
7. 그 밖에 안전성 등의 이유로 부적격 요인에 해당한다고 보건복지부장관이 정하는 혈액 및 혈액제제

## 특정수혈 부작용(시행규칙 제3조)

1. 사 망
2. 장애(「장애인복지법」 제2조의 규정에 의한 장애를 말한다)
3. 입원치료를 요하는 부작용
4. 바이러스 등에 의하여 감염되는 질병
5. 의료기관의 장이 제1호 내지 제4호의 규정에 의한 부작용과 유사하다고 판단하는 부작용

## 채혈금지 대상자(시행규칙 제2조의2)

채혈금지 대상자(시행규칙 [별표 1의2])

I. 공통기준

1. 건강진단 관련 요인
   가. 체중이 남자는 50kg 미만, 여자는 45kg 미만인 자
   나. 체온이 37.5℃를 초과하는 자
   다. 수축기혈압이 90mm(수은주압) 미만 또는 180mm(수은주압) 이상인 자
   라. 이완기혈압이 100mm(수은주압) 이상인 자
   마. 맥박이 1분에 50회 미만 또는 100회를 초과하는 자

2. 질병 관련 요인
   가. 감염병
      1) 만성 B형간염, C형간염, 후천성면역결핍증, 바베스열원충증, 샤가스병 또는 크로이츠펠트-야콥병 등 「감염병의 예방 및 관리에 관한 법률」 제2조에 따른 감염병 중 보건복지부장관이 지정하는 혈액 매개 감염병의 환자, 의사환자, 병원체보유자
      2) 일정기간 채혈금지 대상자
         가) 말라리아 병력자로 치료종료 후 3년이 경과하지 아니한 자
         나) 브루셀라증 병력자로 치료종료 후 2년이 경과하지 아니한 자
         다) 매독 병력자로 치료종료 후 1년이 경과하지 아니한 자
         라) 급성 B형간염 병력자로 완치 후 6개월이 경과하지 아니한 자
         마) 그 밖에 보건복지부장관이 정하는 혈액매개 감염병환자 또는 병력자
   나. 그 밖의 질병
      1) 발열, 인후통, 설사 등 급성 감염성 질환이 의심되는 증상이 없어진지 3일이 경과하지 아니한 자
      2) 암환자, 만성폐쇄성폐질환 등 호흡기질환자, 간경변 등 간질환자, 심장병환자, 당뇨병환자, 류마티즘 등 자가면역질환자, 신부전 등 신장질환자, 혈우병, 적혈구증다증 등 혈액질환자, 한센병환자, 성병환자(매독환자는 제외한다), 알코올중독자, 마약중독자 또는 경련환자. 다만, 의사가 헌혈가능하다고 판정한 경우에는 그러하지 아니하다.

3. 약물 또는 예방접종 관련 요인
   가. 약 물
      1) 혈소판 기능에 영향을 주는 약물인 아스피린을 투여 받은 후 3일, 티클로피딘 등을 투여받은 후 2주가 경과하지 아니한 자(혈소판 헌혈의 경우에 한한다)
      2) 이소트레티노인, 피나스테라이드 성분의 약물을 투여 받고 4주가 경과하지 아니한 자

3) 두타스테라이드 성분의 약물을 투여 받고 6개월이 경과하지 아니한 자

4) B형간염 면역글로불린, 태반주사제를 투여 받고 1년이 경과하지 아니한 자

5) 아시트레틴 성분의 약물을 투여 받고 3년이 경과하지 아니한 자

6) 제9조제2호마목에 따라 보건복지부장관이 인정하여 고시하는 약물의 투여자로서 해당 약물의 성격, 효과 및 유해성 등을 고려하여 보건복지부장관이 정하는 기간을 경과하지 아니한 자

7) 과거에 에트레티네이트 성분의 약물을 투여 받은 적이 있는 자, 소에서 유래한 인슐린을 투여 받은 적이 있는 자, 뇌하수체 유래 성장호르몬을 투여 받은 적이 있는 자, 변종크로이츠펠트-야콥병의 위험지역에서 채혈된 혈액의 혈청으로 제조된 진단시약 등 투여자, 제9조제1호마목에 따라 보건복지부장관이 인정하여 고시하는 약물의 투여자는 영구 금지

나. 예방접종

1) 콜레라, 디프테리아, 인플루엔자, A형간염, B형간염, 주사용 장티푸스, 주사용 소아마비, 파상풍, 백일해, 일본뇌염, 신증후군출혈열(유행성출혈열), 탄저, 공수병 예방접종을 받은 후 24시간이 경과하지 않은 사람

2) 홍역, 유행성이하선염, 황열, 경구용 소아마비, 경구용 장티푸스 예방접종을 받은 날부터 2주가 경과하지 않은 사람

3) 풍진, 수두 예방접종 또는 BCG 접종을 받은 날부터 4주가 경과하지 않은 사람

4. 진료 및 처치 관련 요인

가. 임신 중인 자, 분만 또는 유산 후 6개월 이내인 자. 다만, 본인이 출산한 신생아에게 수혈하고자 하는 경우에는 그러하지 아니하다.

나. 수혈 후 1년이 경과하지 아니한 자

다. 전혈채혈일로부터 8주, 혈장성분채혈, 혈소판혈장성분채혈 및 두단위혈소판성분채혈일로부터 14일, 백혈구성분채혈 및 한단위혈소판성분채혈일로부터 72시간, 두단위적혈구성분채혈일로부터 16주가 경과하지 아니한 자

라. 과거 경막 또는 각막을 이식 받은 경험이 있는 자

5. 선별검사결과 부적격 요인

과거 헌혈검사에서 B형간염검사, C형간염검사, 후천성면역결핍증검사, 인체(T)림프영양성바이러스검사(혈장성분헌혈의 경우는 제외한다) 및 그 밖에 보건복지부장관이 별도로 정하는 혈액검사 결과 부적격 기준에 해당되는 자

6. 그 밖의 요인

가. 제6조제2항제2호의 문진 결과 헌혈불가로 판정된 자

나. 그 밖에 의사의 진단에 의하여 건강상태가 불량하거나 채혈이 부적당하다고 인정되는 자

Ⅱ. 개별기준

| 채혈의 종류 | 기 준 |
| --- | --- |
| 320mL 전혈채혈 | 1. 16세 미만인 자 또는 70세 이상인 자<br>2. B액의 비중이 1.053 미만인 자, 혈액 100mL당 혈색소량이 12.5g 미만인 자 또는 적혈구용적률이 38% 미만인 자<br>3. 과거 1년 이내에 전혈채혈횟수가 5회 이상인 자 |

| 채혈의 종류 | 기 준 |
|---|---|
| 400mL 전혈채혈 | 1. 17세 미만인 자 또는 70세 이상인 자<br>2. 체중이 50kg 미만인 자<br>3. 혈액의 비중이 1.053 미만인 자, 혈액 100mL당 혈색소량이 12.5g 미만인 자 또는 적혈구용적률이 38% 미만인 자<br>4. 과거 1년 이내에 전혈채혈횟수가 5회 이상인 자 |
| 혈장 성분채혈 | 1. 17세 미만인 자 또는 70세 이상인 자<br>2. 혈액의 비중이 1.052 미만 또는 혈액 100mL당 혈색소량이 12.0g 미만인 자<br>3. 직전 헌혈혈액검사 결과 혈액 100mL당 혈청단백량이 6.0g 미만인 자 |
| 한단위 혈소판 성분채혈 | 1. 17세 미만인 자 또는 60세 이상인 자<br>2. 혈액의 비중이 1.052 미만 또는 혈액 100mL당 혈색소량이 12.0g 미만인 자<br>3. 혈액 1μL당 혈소판수가 15만개 미만인 자<br>4. 한단위 혈소판성분채혈 72시간이 경과하지 아니한 자<br>5. 과거 1년 이내에 성분채혈횟수가 24회 이상인 자 |
| 두단위 혈소판 성분채혈 | 1. 17세 미만인 자 또는 60세 이상인 자<br>2. 혈액의 비중이 1.052 미만 또는 혈액 100mL당 혈색소량이 12.0g 미만인 자<br>3. 혈액 1μL당 혈소판수가 25만개 미만인 자<br>4. 과거 1년 이내에 성분채혈횟수가 24회 이상인 자 |
| 혈소판 혈장 성분채혈 | 1. 17세 미만인 자 또는 60세 이상인 자<br>2. 혈액의 비중이 1.052 미만 또는 혈액 100mL당 혈색소량이 12.0g 미만인 자<br>3. 직전 헌혈혈액검사 결과 혈액 100mL당 혈청단백량이 6.0g 미만인 자<br>4. 혈액 1μL당 혈소판수가 15만개 미만인 자<br>5. 과거 1년 이내에 성분채혈횟수가 24회 이상인 자 |
| 두단위 적혈구 성분채혈 | 1. 17세 미만인 자 또는 60세 이상인 자<br>2. 체중이 70kg 미만인 자<br>3. 혈액 100mL당 혈색소량이 14.0g 미만인 자<br>4. 과거 1년 이내에 전혈채혈횟수가 4회 이상 또는 성분채혈횟수가 24회 이상 또는 두단위적혈구성분채혈 횟수가 2회 이상인 자 |

비고 : 65세 이상인 자의 헌혈은 60세부터 64세까지 헌혈한 경험이 있는 자에만 가능함

## 혈액의 적격 여부 검사 등(시행규칙 제8조)

① 혈액원은 법 제8조제1항에 따라 헌혈자로부터 혈액을 채혈한 때에는 지체 없이 그 혈액에 대한 **간기능검사(ALT검사, 수혈용으로 사용되는 혈액만 해당한다), 비(B)형간염검사, 시(C)형간염검사, 매독검사, 후천성면역결핍증검사, 사람T세포림프친화바이러스(HTLV) 검사(혈장성분은 제외**한다), 그 밖에 보건복지부장관이 정하는 검사를 실시하고, 혈액 및 혈액제제의 적격 여부를 확인하여야 한다. 다만, 다음 각 호의 어느 하나에 해당하는 경우로서 [별표 1] 제2호에 따른 혈액선별검사 중 B형간염바이러스(HBV)·C형간염바이러스(HCV)·사람면역결핍바이러스(HIV) 핵산증폭검사 및 사람T세포림프친화바이러스(HTLV) 검사를 하는 경우에는 그 결과를 수혈 후에 확인할 수 있다.

1. 섬 지역에서 긴급하게 수혈하지 아니하면 생명이 위태로운 상황 또는 기상악화 등으로 적격 여부가 확인된 혈액·혈액제제를 공급받을 수 없는 경우
2. 성분채혈백혈구 또는 성분채혈백혈구혈소판을 수혈하는 경우

② 제1항에도 불구하고 혈액원은 헌혈자 본인에게 수혈하기 위하여 헌혈자로부터 혈액을 채혈한 때에는 제1항에 따른 검사를 실시하지 아니할 수 있다.

③ 검사는 의사의 지도하에 「의료기사 등에 관한 법률」 제2조에 따른 임상병리사에 의하여 실시되어야 한다.

④ 혈액원은 **검사 결과(후천성면역결핍증 검사결과를 제외한다)를 헌혈자에게 통보**하여야 한다. 다만, 헌혈 자가 적격으로 판정된 검사결과의 통보를 명시적으로 거부하는 경우에는 그러하지 아니하다.

**01** 채혈 후 혈액의 적격 여부를 판정하기 위한 혈액 선별검사 항목으로 묶인 것은?

① HIV검사, 임질검사
② A형간염검사, 매독검사
③ A형간염검사, ALT검사
④ B형간염검사, 임질검사
❺ C형간염검사, ALT검사

해설
혈액의 적격 여부 검사 등(시행규칙 제8조)
① 혈액원은 법 제8조 제1항에 따라 헌혈자로부터 혈액을 채혈한 때에는 지체 없이 그 혈액에 대한 간기능검사(ALT검사, 수혈용으로 사용되는 혈액만 해당한다), 비(B)형간염검사, 시(C)형간염검사, 매독검사, 후천성면역결핍증검사, 사람T세포림프친화바이러스(HTLV) 검사(혈장성분은 제외한다), 그 밖에 보건복지부장관이 정하는 검사를 실시하고, 혈액 및 혈액제제의 적격 여부를 확인하여야 한다. 다만, 다음 각 호의 어느 하나에 해당하는 경우로서 [별표 1] 제2호에 따른 혈액선별검사 중 B형간염바이러스(HBV) · C형간염바이러스(HCV) · 사람면역결핍바이러스(HIV) 핵산증폭검사 및 사람T세포림프친화바이러스(HTLV) 검사를 하는 경우에는 그 결과를 수혈 후에 확인할 수 있다.

**02** 혈액관리법상 채혈 가능한 사람은?

① 체중이 48kg인 남성
② 체온이 37.8℃인 사람
③ 맥박이 1분에 110회인 사람
④ 이완기혈압 110mm(수은주압)인 자
❺ 수축기혈압 100mm(수은주압)인 자

해설
채혈금지 대상자(시행규칙 제2조의2 [별표1의2])
가. 체중 : 남자 50kg 미만, 여자 45kg 미만
나. 체온 : 37.5℃ 초과
다. 혈압 : 수축기혈압 90mm(수은주압) 미만 또는 180mm(수은주압) 이상, 이완기혈압 100mm(수은주압) 이상
라. 맥박 : 1분에 50회 미만 또는 100회 초과

## 03 다음 중 채혈금지 대상자는?

① 체중 55kg의 남성

② 체중 47kg의 여성

③ 수혈 후 2년이 지난 남성

④ 이틀 전 콜레라 예방접종을 받은 여성

❺ 맥박 수가 분당 45회인 20대 남성

**해설**

**채혈금지 대상자(시행규칙 제2조의2)**

1. 건강진단 관련 요인

　가. 체중이 남자는 50kg 미만, 여자는 45kg 미만인 자

　나. 체온이 37.5℃를 초과하는 자

　다. 수축기혈압이 90mm(수은주압) 미만 또는 180mm(수은주압) 이상인 자

　라. 이완기혈압이 100mm(수은주압) 이상인 자

　마. 맥박이 1분에 50회 미만 또는 100회를 초과하는 자

2. 질병 관련 요인

　가. 감염병

　　1) 만성 B형간염, C형간염, 후천성면역결핍증, 바베스열원충증, 샤가스병 또는 크로이츠펠트-야콥병 등 「감염병의 예방 및 관리에 관한 법률」 제2조에 따른 감염병 중 보건복지부장관이 지정하는 혈액 매개 감염병의 환자, 의사환자, 병원체보유자

　　2) 일정기간 채혈금지 대상자

　　　가) 말라리아 병력자로 치료종료 후 3년이 경과하지 아니한 자

　　　나) 브루셀라증 병력자로 치료종료 후 2년이 경과하지 아니한 자

　　　다) 매독 병력자로 치료종료 후 1년이 경과하지 아니한 자

　　　라) 급성 B형간염 병력자로 완치 후 6개월이 경과하지 아니한 자

　　　마) 그 밖에 보건복지부장관이 정하는 혈액매개 감염병환자 또는 병력자

　나. 그 밖의 질병

　　1) 발열, 인후통, 설사 등 급성 감염성 질환이 의심되는 증상이 없어진지 3일이 경과하지 아니한 자

　　2) 암환자, 만성폐쇄성폐질환 등 호흡기질환자, 간경변 등 간질환자, 심장병환자, 당뇨병환자, 류마티즘 등 자가면역질환자, 신부전 등 신장질환자, 혈우병, 적혈구증다증 등 혈액질환자, 한센병환자, 성병환자(매독환자는 제외한다), 알코올중독자, 마약중독자 또는 경련환자. 다만, 의사가 헌혈가능하다고 판정한 경우에는 그러하지 아니하다.

3. 약물 또는 예방접종 관련 요인

　가. 약 물

　　1) 혈소판 기능에 영향을 주는 약물인 아스피린을 투여 받은 후 3일, 티클로피딘 등을 투여받은 후 2주가 경과하지 아니한 자(혈소판 헌혈의 경우에 한한다)

　　2) 이소트레티노인, 피나스테라이드 성분의 약물을 투여 받고 4주가 경과하지 아니한 자

　　3) 두타스테라이드 성분의 약물을 투여 받고 6개월이 경과하지 아니한 자

　　4) B형간염 면역글로불린, 태반주사제를 투여 받고 1년이 경과하지 아니한 자

　　5) 아시트레틴 성분의 약물을 투여 받고 3년이 경과하지 아니한 자

　　6) 제9조제2호마목에 따라 보건복지부장관이 인정하여 고시하는 약물의 투여자로서 해당 약물의 성격, 효과 및 유해성 등을 고려하여 보건복지부장관이 정하는 기간을 경과하지 아니한 자

　　7) 과거에 에트레티네이트 성분의 약물을 투여 받은 적이 있는 자, 소에서 유래한 인슐린을 투여 받은 적이 있는 자, 뇌하수체 유래 성장호르몬을 투여 받은 적이 있는 자, 변종크로이츠펠트-야콥병의 위험지역에서 채혈된 혈액의 혈청으로 제조된 진단시약 등 투여자, 제9조제1호마목에 따라 보건복지부장관이 인정하여 고시하는 약물의 투여자는 영구 금지

나. 예방접종

    1) 콜레라, 디프테리아, 인플루엔자, A형간염, B형간염, 주사용 장티푸스, 주사용 소아마비, 파상풍, 백일해, 일본뇌염, 신증후군출혈열(유행성출혈열), 탄저, 공수병 예방접종을 받은 후 24시간이 경과하지 않은 사람

    2) 홍역, 유행성이하선염, 황열, 경구용 소아마비, 경구용 장티푸스 예방접종을 받은 날부터 2주가 경과하지 않은 사람

    3) 풍진, 수두 예방접종 또는 BCG 접종을 받은 날부터 4주가 경과하지 않은 사람

4. 진료 및 처치 관련 요인

가. 임신 중인 자, 분만 또는 유산 후 6개월 이내인 자. 다만, 본인이 출산한 신생아에게 수혈하고자 하는 경우에는 그러하지 아니하다.

나. 수혈 후 1년이 경과하지 아니한 자

다. 전혈채혈일로부터 8주, 혈장성분채혈, 혈소판혈장성분채혈 및 두단위혈소판성분채혈일로부터 14일, 백혈구성분채혈 및 한단위혈소판성분채혈일로부터 72시간, 두단위적혈구성분채혈일로부터 16주가 경과하지 아니한 자

라. 과거 경막 또는 각막을 이식 받은 경험이 있는 자

5. 선별검사결과 부적격 요인

과거 헌혈검사에서 B형간염검사, C형간염검사, 후천성면역결핍증검사, 인체(T)림프영양성바이러스검사(혈장성분헌혈의 경우는 제외한다) 및 그 밖에 보건복지부장관이 별도로 정하는 혈액검사 결과 부적격 기준에 해당되는 자

6. 그 밖의 요인

가. 제6조제2항제2호의 문진 결과 헌혈불가로 판정된 자

나. 그 밖에 의사의 진단에 의하여 건강상태가 불량하거나 채혈이 부적당하다고 인정되는 자

출제
유형
문제

# 제3장

# 혈액매매 행위 등의 금지 및 혈액관리

## 혈액 매매행위 등의 금지(법 제3조)

① 누구든지 **금전, 재산상의 이익** 또는 그 밖의 **대가적 급부(給付)를 받거나 받기로 하고 자신의 혈액(제14조에 따른 헌혈증서를 포함한다)을 제공하거나 제공할 것을 약속하여서는 아니 된다.**

② 누구든지 금전, 재산상의 이익 또는 그 밖의 대가적 급부를 주거나 주기로 하고 다른 사람의 혈액(제14조에 따른 헌혈증서를 포함한다)을 제공받거나 제공받을 것을 약속하여서는 아니 된다.

③ 누구든지 제1항 및 제2항에 위반되는 행위를 교사(敎唆)·방조 또는 알선하여서는 아니 된다.

④ 누구든지 제1항 및 제2항에 위반되는 행위가 있음을 알았을 때에는 그 행위와 관련되는 혈액을 채혈하거나 수혈하여서는 아니 된다.

## 헌혈자 보호와 의무 등(법 제4조의4)

① 헌혈자는 숭고한 박애정신의 실천자로서 **헌혈을 하는 현장에서 존중받아야 한다.**

② 헌혈자는 안전한 혈액의 채혈 및 공급을 위하여 **신상(身上) 및 병력(病歷)에 대한 정보를 사실대로 성실하게 제공**하여야 한다.

③ 혈액원이 헌혈자로부터 채혈할 때에는 쾌적하고 안전한 환경에서 하여야 한다.

④ 혈액원은 헌혈자가 자유의사로 헌혈할 수 있도록 헌혈에 관한 유의 사항을 설명하여야 하며, 헌혈자로부터 채혈에 대한 동의를 받아야 한다.

⑤ 헌혈 적격 여부를 판정하기 위한 문진(問診) 사항의 기록과 면담은 헌혈자의 개인비밀이 보호될 수 있는 환경에서 하여야 한다.

⑥ 혈액원은 채혈부작용의 발생 여부를 세심히 관찰하여야 하며, 채혈부작용을 예방하기 위하여 필요한 조치를 하여야 한다.

⑦ 헌혈자에게 채혈부작용이 나타나는 경우 혈액원은 지체 없이 적절한 조치를 하여야 한다.

⑧ 제1항부터 제7항까지에서 규정한 사항 외에 헌혈자를 보호하기 위하여 필요한 사항은 대통령령으로 정한다.

## 혈액관리업무(법 제6조)

① 혈액관리업무는 **다음 각 호의 어느 하나에 해당하는 자만이 할 수 있다. 다만, 제3호에 해당하는 자는 혈액관리업무 중 채혈을 할 수 없다.**
  1. **의료기관**
  2. **대한적십자사**
  3. **보건복지부령으로 정하는 혈액제제 제조업자**

② 혈액관리업무를 하는 자는 보건복지부령으로 정하는 기준에 적합한 시설·장비를 갖추어야 한다.

③ 혈액원을 개설하려는 자는 보건복지부령으로 정하는 바에 따라 보건복지부장관의 허가를 받아야 한다. 허가받은 사항 중 보건복지부령으로 정하는 중요한 사항을 변경하려는 경우에도 또한 같다.

④ 혈액관리업무를 하려는 자는 「약사법」에 따라 의약품 제조업의 허가를 받아야 하며, 품목별로 품목허가를 받거나 품목신고를 하여야 한다.

**01** 혈액관리법에 근거하여 금지되는 행위는?

❶ 돈을 받고 혈액제공을 알선하는 행위
② 타인에게 무상으로 혈액을 제공하는 행위
③ 혈액원에서 헌혈의 대가로 상품을 제공하는 행위
④ 헌혈증서를 타인에게 무상으로 제공하는 행위
⑤ 타인에게 사례금을 받지 않고 혈액을 제공할 것을 약속하는 행위

**해설**

**혈액 매매행위 등의 금지(법 제3조)**
① 누구든지 금전, 재산상의 이익 또는 그 밖의 대가적 급부(給付)를 받거나 받기로 하고 자신의 혈액(제14조에 따른 헌혈증서를 포함한다)을 제공하거나 제공할 것을 약속하여서는 아니 된다.
② 누구든지 금전, 재산상의 이익 또는 그 밖의 대가적 급부를 주거나 주기로 하고 다른 사람의 혈액(제14조에 따른 헌혈증서를 포함한다)을 제공받거나 제공받을 것을 약속하여서는 아니 된다.
③ 누구든지 제1항 및 제2항에 위반되는 행위를 교사(敎唆)·방조 또는 알선하여서는 아니 된다.
④ 누구든지 제1항 및 제2항에 위반되는 행위가 있음을 알았을 때에는 그 행위와 관련되는 혈액을 채혈하거나 수혈하여서는 아니 된다.

**02** 다음 중 채혈을 할 수 있는 사람은?

① 혈액관리업무 중인 혈액제제 제조업자
② 의료기관으로 등록되지 않은 의료기관
❸ 대한적십자조직법에 의한 대한적십자사
④ 보건복지부령이 정하는 혈액제제 제조업자
⑤ 의약품 검사를 허가받은 혈액제제 제조업자

**해설**

**혈액관리업무(법 제6조)**
① 혈액관리업무는 다음 각 호의 어느 하나에 해당하는 자만이 할 수 있다. 다만, 제3호에 해당하는 자는 혈액관리업무 중 채혈을 할 수 없다.
  1. 의료기관
  2. 대한적십자사
  3. 보건복지부령으로 정하는 혈액제제 제조업자

# 제 4 장

# 헌혈자의 건강진단

## 헌혈자의 신원 확인 및 건강진단 등(법 제7조)

① 혈액원은 보건복지부령으로 정하는 바에 따라 채혈 전에 헌혈자에 대하여 신원 확인 및 건강진단을 하여야한다.

② 혈액원은 보건복지부령으로 정하는 감염병 환자 및 건강기준에 미달하는 사람으로부터 채혈을 하여서는아니 된다.

③ 혈액원은 신원이 확실하지 아니하거나 신원 확인에 필요한 요구에 따르지 아니하는 사람으로부터 채혈을하여서는 아니 된다.

④ 보건복지부장관은 혈액제제의 안전성을 확보하기 위하여 필요하다고 인정할 때에는 관계 중앙행정기관의장 또는 공공기관의 장으로 하여금 감염병 환자 또는 약물복용 환자 등의 관련 정보를 혈액원 등에 제공하도록 요청할 수 있다. 이 경우 관계 중앙행정기관의 장 또는 공공기관의 장은 정당한 사유가 없으면그 요청에 따라야 한다.

⑤ 혈액원은 보건복지부령으로 정하는 바에 따라 헌혈자로부터 채혈하기 전에 채혈금지대상 여부 및 과거헌혈경력과 그 검사 결과를 조회하여야 한다. 다만, 천재지변, 긴급 수혈 등 보건복지부령으로 정하는경우에는 그러하지 아니하다.

⑥ 제4항과 제5항에 따른 정보제공의 범위 및 조회 등에 관한 구체적인 사항은 보건복지부령으로 정한다.

---

### 헌혈자의 건강진단 등(시행규칙 제6조)

① 법에 따라 혈액원은 헌혈자로부터 채혈하기 전에 사진이 붙어 있어 본인임을 확인할 수 있는 주민등록증, 여권, 학생증, 그 밖의 신분증명서에 따라 그 신원을 확인하여야 한다. 다만, 학생, 군인 등의 단체헌혈의경우 그 관리·감독자의 확인으로 갈음할 수 있다.

② 신원 확인 후에 혈액원은 헌혈자에 대하여 채혈을 실시하기 전에 다음 각 호에 해당하는 건강진단을 실시하여야 한다.
  1. 과거의 헌혈경력 및 혈액검사결과와 채혈금지대상자 여부의 조회
  2. 문진·시진 및 촉진
  3. 체온 및 맥박 측정
  4. 체중 측정
  5. 혈압 측정
  6. 다음의 어느 하나에 따른 빈혈검사
      가. 황산구리법에 따른 혈액비중검사
      나. 혈색소검사
      다. 적혈구용적률검사
  7. 혈소판계수검사(혈소판성분채혈의 경우에만 해당한다)

---

**01** 혈액원이 채혈 전에 헌혈자에게 실시하는 건강진단에 포함되는 것은?

① 임질검사
② 간염검사
❸ 체중 측정
④ 매독검사
⑤ 소변검사

해설
헌혈자의 건강진단 등(시행규칙 제6조)
② 제1항에 따른 신원 확인 후에 혈액원은 헌혈자에 대하여 채혈을 실시하기 전에 다음 각 호에 해당하는 건강진단을
실시하여야 한다.
1. 과거의 헌혈경력 및 혈액검사결과와 채혈금지대상자 여부의 조회
2. 문진·시진 및 촉진
3. 체온 및 맥박 측정
4. 체중 측정
5. 혈압 측정
6. 다음 각 목의 어느 하나에 따른 빈혈검사
가. 황산구리법에 따른 혈액비중검사
나. 혈색소검사
다. 적혈구용적률검사
7. 혈소판계수검사(혈소판성분채혈의 경우에만 해당한다)

제 **5** 장

# 혈액관리업무

## 혈액 등의 안전성 확보(법 제8조)

① 혈액원은 다음 각 호의 방법으로 혈액 및 혈액제제의 적격 여부를 검사하고 그 결과를 확인하여야 한다.

1. 헌혈자로부터 채혈
2. 보건복지부령으로 정하는 헌혈금지약물의 복용 여부 확인

---

### 혈액의 적격여부 검사 등(시행규칙 제8조)

① 혈액원은 법 제8조제1항에 따라 헌혈자로부터 혈액을 채혈한 때에는 지체 없이 그 혈액에 대한 간기능검사 (ALT검사, 수혈용으로 사용되는 혈액만 해당한다), 비(B)형간염검사, 시(C)형간염검사, 매독검사, 후천성 면역결핍증검사, 사람T세포림프친화바이러스(HTLV) 검사(혈장성분은 제외한다), 그 밖에 보건복지부장관 이 정하는 검사를 실시하고, 혈액 및 혈액제제의 적격 여부를 확인하여야 한다. 다만, 다음 각 호의 어느 하나에 해당하는 경우로서 별표 1 제2호에 따른 혈액선별검사 중 B형간염바이러스(HBV)·C형간염바이러 스(HCV)·사람면역결핍바이러스(HIV) 핵산증폭검사 및 사람T세포림프친화바이러스(HTLV) 검사를 하는 경우에는 그 결과를 수혈 후에 확인할 수 있다.

1. 섬 지역에서 긴급하게 수혈하지 아니하면 생명이 위태로운 상황 또는 기상악화 등으로 적격 여부가 확인 된 혈액·혈액제제를 공급받을 수 없는 경우
2. 성분채혈백혈구 또는 성분채혈백혈구혈소판을 수혈하는 경우

② 제1항에도 불구하고 혈액원은 헌혈자 본인에게 수혈하기 위하여 헌혈자로부터 혈액을 채혈한 때에는 제1항 에 따른 검사를 실시하지 아니할 수 있다.

③ 제1항에 따른 검사는 의사의 지도하에 「의료기사 등에 관한 법률」 제2조에 따른 임상병리사에 의하여 실시 되어야 한다.

④ 혈액원은 제1항에 따른 검사 결과(후천성면역결핍증 검사결과를 제외한다)를 헌혈자에게 통보하여야 한다. 다만, 헌혈자가 적격으로 판정된 검사결과의 통보를 명시적으로 거부하는 경우에는 그러하지 아니하다.

---

② 혈액원 등 혈액관리업무를 하는 자(이하 "혈액원 등"이라 한다)는 제1항에 따른 검사 결과 부적격혈액을 발견하였을 때에는 보건복지부령으로 정하는 바에 따라 이를 폐기처분하고 그 결과를 보건복지부장관에 게 보고하여야 한다. 다만, 부적격혈액을 예방접종약의 원료로 사용하는 등 대통령령으로 정하는 경우에 는 그러하지 아니하다.

---

### 부적격혈액 폐기처분의 예외(시행령 제6조)

법 제8조제2항 단서에 따라 부적격혈액을 폐기처분하지 아니할 수 있는 경우는 다음 각 호와 같다.

1. 예방접종약의 원료로 사용되는 경우
2. 의학연구 또는 의약품·의료기기 개발에 사용되는 경우
3. 혈액제제 등의 의약품이나 의료기기의 품질관리를 위한 시험에 사용되는 경우

---

③ 제1항에 따른 혈액 및 혈액제제의 적격 여부에 관한 판정기준은 보건복지부령으로 정한다.

④ 혈액원은 제1항제2호에 따른 확인 결과 부적격혈액을 발견하였으나 그 혈액이 이미 의료기관으로 출고된 경우에는 해당 의료기관에 부적격혈액에 대한 사항을 즉시 알리고, 부적격혈액을 폐기처분하도록 조치를 하여야 한다.

⑤ 혈액원은 부적격혈액의 수혈 등으로 사고가 발생할 위험이 있거나 사고가 발생하였을 때에는 이를 그 혈액을 수혈받은 사람에게 알려야 한다.

⑥ 혈액원은 헌혈자 및 그의 혈액검사에 관한 정보를 보건복지부령으로 정하는 바에 따라 보건복지부장관에게 보고하여야 한다.

⑦ 보건복지부장관은 제6항에 따라 보고받은 헌혈자 및 그의 혈액검사에 관한 정보를 적절히 유지·관리하여야 한다.

⑧ 제1항에 따른 혈액 및 혈액제제의 적격 여부 검사와 그 밖에 제4항 및 제5항의 부적격혈액 발생 시의 조치에 필요한 사항은 보건복지부령으로 정한다.

## 혈액의 관리 등(법 제9조)

① 혈액원 등은 채혈 시의 혈액량, 혈액관리의 적정 온도 등 보건복지부령으로 정하는 기준에 따라 혈액관리 업무를 하여야 한다.

② 혈액원은 채혈한 혈액을 안전하고 신속하게 공급하기 위하여 혈액 공급 차량을 운영할 수 있다.

③ 제2항에 따른 혈액 공급 차량의 형태, 표시 및 내부 장치 등에 관한 구체적인 사항은 보건복지부령으로 정한다.

---

**혈액관리업무(시행규칙 제12조)**

1. 채혈업무

    가. 의사 또는 간호사는 채혈전에 제6조에 따른 건강진단을 실시하고 보건복지부장관이 고시하는 헌혈기록 카드를 작성하여야 한다.

    나. 채혈은 채혈에 필요한 시설을 갖춘 곳에서 의사의 지도하에 행하여야 한다.

    다. 1인 1회 채혈량(항응고제 및 검사용 혈액을 제외한다)은 **다음 한도의 110%를 초과하여서는 아니 된다.** 다만, 희귀혈액을 채혈하는 경우에는 그러하지 아니하다.

        (1) 전혈채혈 : 400mL

        (2) 성분채혈 : 500mL

        (3) 2종류 이상의 혈액성분을 동시에 채혈하는 다종성분채혈 : 600mL

    라. 채혈은 **항응고제가 포함된 혈액백 또는 성분채혈키트를 사용하여 무균적으로 하여야 한다.**

    마. 혈액제제제조를 위하여 채혈된 혈액은 제조하기까지 다음의 방법에 따라 관리하여야 한다.

        (1) 전혈채혈 : 1℃ 이상 10℃ 이하에서 관리할 것. 다만, 혈소판제조용의 경우에는 20℃ 이상 24℃ 이하에서 관리할 것

        (2) 혈소판성분채혈 : 20℃ 이상·24℃ 이하에서 관리할 것

        (3) 혈장성분채혈 : 6℃ 이하에서 관리할 것

---

2. 혈액제제의 보존업무

    가. 혈액제제의 보존온도·보존방법 및 보존기간 등은 [별표 2의2]의 기준에 따라야 한다.

    나. 보존온도를 유지하는 장치와 그 유지온도를 기록하는 장치를 갖추어야 한다.

    다. 혈액제제의 부적격여부를 주기적으로 점검하여야 한다.

    라. 이상이 없는 혈액제제를 보존중에 폐기하거나 변질시키지 말아야 한다.

3. 혈액제제의 공급업무

    가. 혈액제제의 운송거리 및 시간을 고려하여 제2호 가목의 규정에 의한 보존온도를 유지할 수 있는 적절한 용기에 넣어 운송·공급하여야 한다.

    나. 혈액원은 혈액제제를 공급한 때에는 별지 제7호서식에 따른 혈액제제 운송 및 수령확인서를 2부 작성하여 1부는 3년간 보관하고 1부는 혈액제제를 수령한 자에게 내주며, 혈액제제를 수령한 자는 해당 확인서를 3년간 보관하여야 한다.

4. 품질관리 업무 : 혈액원 등은 제1호부터 제3호까지의 혈액관리업무를 시행함에 있어 보건복지부장관이 고시하는 업무절차 및 정도관리 등에 관한 표준업무규정을 준수하여야 한다.

## 의료기관의 준수사항(법 제9조의2)

① 병상 수와 혈액 사용량을 고려하여 보건복지부령으로 정하는 의료기관의 장은 안전하고 적정한 혈액 사용을 위하여 **수혈관리위원회와 수혈관리실을 설치·운영**하고 **혈액 관련 업무를 전담하는 인력을 두는 등 필요한 조치를 하여야 한다.**

② 제1항에 따른 수혈관리위원회의 구성과 운영, 수혈관리실의 설치와 운영 및 혈액 관련 업무를 전담하는 인력의 자격요건, 인원 수, 업무내용 등에 관하여 필요한 사항은 보건복지부령으로 정한다.

**01** 혈액원의 혈액관리업무에 관한 내용 중 옳은 것은?

① 전혈채혈은 20℃ 이상 24℃ 이하에서 관리한다.

② 혈액제제를 수령한 자는 해당 확인서를 2년간 보관하여야 한다.

❸ 성분채혈의 경우 1인 1회 채혈량이 500mL의 110%를 초과할 수 없다.

④ 채혈은 채혈에 필요한 시설을 갖춘 곳에서 간호사의 지도하에 시행 가능하다.

⑤ 채혈은 혈액응고제가 포함된 혈액백 또는 성분채혈키트를 사용하여 무균적으로 한다.

**해설**

**혈액관리업무(시행규칙 제12조)**

1. 채혈업무
   가. 의사 또는 간호사는 채혈전에 제6조에 따른 건강진단을 실시하고 보건복지부장관이 고시하는 헌혈기록카드를 작성하여야 한다.
   나. 채혈은 채혈에 필요한 시설을 갖춘 곳에서 의사의 지도하에 행하여야 한다.
   다. 1인 1회 채혈량(항응고제 및 검사용 혈액을 제외한다)은 다음 한도의 110%를 초과하여서는 아니 된다. 다만, 희귀혈액을 채혈하는 경우에는 그러하지 아니하다.
      (1) 전혈채혈 : 400mL
      (2) 성분채혈 : 500mL
      (3) 2종류 이상의 혈액성분을 동시에 채혈하는 다종성분채혈 : 600mL
   라. 채혈은 항응고제가 포함된 혈액백 또는 성분채혈키트를 사용하여 무균적으로 하여야 한다.
   마. 혈액제제제조를 위하여 채혈된 혈액은 제조하기까지 다음의 방법에 따라 관리하여야 한다.
      (1) 전혈채혈 : 1℃ 이상 10℃ 이하에서 관리할 것. 다만, 혈소판제조용의 경우에는 20℃ 이상 24℃ 이하에서 관리할 것
      (2) 혈소판성분채혈 : 20℃ 이상 24℃ 이하에서 관리할 것
      (3) 혈장성분채혈 : 6℃ 이하에서 관리할 것
2. 혈액제제의 보존업무
   가. 혈액제제의 보존온도·보존방법 및 보존기간 등은 [별표 2의2]의 기준에 따라야 한다.
   나. 보존온도를 유지하는 장치와 그 유지온도를 기록하는 장치를 갖추어야 한다.
   다. 혈액제제의 부적격여부를 주기적으로 점검하여야 한다.
   라. 이상이 없는 혈액제제를 보존중에 폐기하거나 변질시키지 말아야 한다.
3. 혈액제제의 공급업무
   가. 혈액제제의 운송거리 및 시간을 고려하여 제2호 가목의 규정에 의한 보존온도를 유지할 수 있는 적절한 용기에 넣어 운송·공급하여야 한다.
   나. 혈액원은 혈액제제를 공급한 때에는 별지 제7호서식에 따른 혈액제제 운송 및 수령확인서를 2부 작성하여 1부는 3년간 보관하고 1부는 혈액제제를 수령한 자에게 내주며, 혈액제제를 수령한 자는 해당 확인서를 3년간 보관하여야 한다.
4. 품질관리 업무 : 혈액원 등은 제1호부터 제3호까지의 혈액관리업무를 시행함에 있어 보건복지부장관이 고시하는 업무절차 및 정도관리 등에 관한 표준업무규정을 준수하여야 한다.

출제
유형
문제

# 제 6 장

# 특정수혈부작용

## 특정수혈부작용(시행규칙 제3조)

1. 사 망
2. 장애(「장애인복지법」 제2조의 규정에 의한 장애를 말한다)
3. 입원치료를 요하는 부작용
4. 바이러스 등에 의하여 감염되는 질병
5. 의료기관의 장이 제1호 내지 제4호의 규정에 의한 부작용과 유사하다고 판단하는 부작용

## 특정수혈부작용에 대한 조치(법 제10조)

① 의료기관의 장은 특정수혈부작용이 발생한 경우에는 보건복지부령으로 정하는 바에 따라 그 사실을 **시·도지사에게 신고**하여야 한다.

② 시·도지사는 제1항에 따른 특정수혈부작용의 발생 신고를 받은 때에는 이를 보건복지부장관에게 통보하여야 한다.

③ 보건복지부장관은 제2항에 따라 특정수혈부작용의 발생 신고를 통보받으면 그 발생 원인의 파악 등을 위한 실태조사를 하여야 한다. 이 경우 특정수혈부작용과 관련된 의료기관의 장과 혈액원 등은 실태조사에 협조하여야 한다.

---

**특정수혈부작용에 대한 신고 등(시행규칙 제13조)**

① 의료기관의 장은 특정수혈부작용이 발생한 사실을 **확인한 날부터 15일 이내에 해당 의료기관 소재지의 보건소장**을 거쳐 특별시장·광역시장·특별자치시장·도지사·특별자치도지사(이하 "시·도지사"라 한다)에게 특정수혈부작용이 발생한 사실을 별지 제8호서식에 따라 신고해야 한다. 다만, **사망의 경우에는 지체 없이 신고해야 한다.**

② 시·도지사는 매월 말일을 기준으로 별지 제9호서식의 특정수혈부작용 발생현황 보고서를 작성하여 **다음 달 10일까지** 보건복지부장관에게 제출해야 한다. 다만, **사망의 경우에는 지체 없이 제출해야 한다.**

③ 실태조사에는 다음 각 호의 내용이 포함되어야 한다.
  1. 수혈자의 인적사항, 수혈기록 및 의무기록 조사
  2. 헌혈자의 헌혈기록 및 과거 헌혈혈액 검사결과 조회
  3. 수혈자 및 헌혈자의 특정수혈부작용 관련 진료내역 및 검사결과 확인
  4. 헌혈혈액 보관검체 검사결과 확인
  5. 헌혈자 채혈혈액 검사결과 확인

---

## 특정수혈부작용 및 채혈부작용의 보상(법 제10조의2)

① 혈액원은 다음 각 호의 어느 하나에 해당하는 사람에 대하여 특정수혈부작용 및 채혈부작용에 대한 보상금 (이하 "보상금"이라 한다)을 지급할 수 있다.

1. 헌혈이 직접적인 원인이 되어 질병이 발생하거나 사망한 채혈부작용자

2. 혈액원이 공급한 혈액이 직접적인 원인이 되어 질병이 발생하거나 사망한 특정수혈부작용자

② 제1항에 따른 보상금은 위원회의 심의에 따라 결정되며, 보상금이 결정된 때에는 위원장은 그 심의 결과를 지체 없이 혈액원에 통보하여야 한다.

③ 제1항에도 불구하고 다음 각 호의 어느 하나에 해당하는 경우에는 보상금을 지급하지 아니할 수 있다.

1. 채혈부작용이 헌혈자 본인의 고의 또는 중대한 과실로 인하여 발생한 경우

2. 채혈부작용이라고 결정된 사람 또는 그 가족이 손해배상청구소송 등을 제기한 경우 또는 소송제기 의사를 표시한 경우

④ 제1항에 따라 지급할 수 있는 보상금의 범위는 다음 각 호와 같다. 다만, 혈액의 공급과정에서 혈액원의 과실이 없는 경우에는 제6호의 위자료만 지급할 수 있다.

1. 진료비

2. 장애인이 된 자에 대한 일시보상금

3. 사망한 자에 대한 일시보상금

4. 장제비

5. 일실(逸失)소득

6. 위자료

⑤ 그 밖에 보상금의 산정 및 지급 등에 필요한 사항은 보건복지부령으로 정한다.

**01** 특정수혈부작용에 해당하는 상황은?

① 수혈 중 두통을 호소하여 수혈을 중단하였다.

❷ 수혈 후 바이러스성 질병에 감염되어 입원 치료를 받았다.

③ 수혈 과정에서 흉부 불편감을 호소하여 수혈을 중단하였다.

④ 수혈 후 전신열감이 느껴졌으나 휴식 후 증상이 소실되었다.

⑤ 수혈 후 국소적인 두드러기가 나타나 항히스타민 제제를 투약하였다.

해설

**특정수혈부작용(시행규칙 제3조)**
1. 사 망
2. 장애(「장애인복지법」제2조의 규정에 의한 장애를 말한다)
3. 입원치료를 요하는 부작용
4. 바이러스 등에 의하여 감염되는 질병
5. 의료기관의 장이 제1호 내지 제4호의 규정에 의한 부작용과 유사하다고 판단하는 부작용

**02** 특정수혈부작용이 발생한 경우 보건소장에게 신고해야 하는 의무를 가진 자는?

① 헌혈자

② 수혈자

③ 담당의

④ 근무 간호사

❺ 의료기관의 장

해설

**특정수혈부작용의 신고 등(시행규칙 제13조)**
① 의료기관의 장은 특정수혈부작용에 대한 조치에 따라 특정수혈부작용이 발생한 사실을 확인한 날부터 15일 이내에 해당 의료기관 소재지의 보건소장을 거쳐 특별시장·광역시장·특별자치시장·도지사·특별자치도지사(이하 "시·도지사"라 한다)에게 특정수혈부작용이 발생한 사실을 별지 제8호서식에 따라 신고해야 한다. 다만, 사망의 경우에는 지체 없이 신고해야 한다.
② 시·도지사는 매월 말일을 기준으로 별지 제9호서식의 특정수혈부작용 발생현황 보고서를 작성하여 다음 달 10일까지 보건복지부장관에게 제출해야 한다. 다만, 사망의 경우에는 지체 없이 제출해야 한다.
③ 실태조사에는 다음 각 호의 내용이 포함되어야 한다.
　1. 수혈자의 인적사항, 수혈기록 및 의무기록 조사
　2. 헌혈자의 헌혈기록 및 과거 헌혈혈액 검사결과 조회
　3. 수혈자 및 헌혈자의 특정수혈부작용 관련 진료내역 및 검사결과 확인
　4. 헌혈혈액 보관검체 검사결과 확인
　5. 헌혈자 채혈혈액 검사결과 확인

12

# 호스피스 · 완화의료 및 임종과정에 있는 환자의 연명의료결정에 관한 법률

간호사 국가고시
# 보건의약관계법규

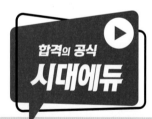

제 **1** 장

# 총 칙

## 목적(법 제1조)

호스피스 · 완화의료와 임종과정에 있는 환자의 연명의료와 연명의료중단 등 결정 및 그 이행에 필요한 사항을 규정함으로써 환자의 최선의 이익을 보장하고 자기결정을 존중하여 인간으로서의 존엄과 가치를 보호하는 것을 목적으로 한다.

## 정의(법 제2조)

1. "임종과정"이란 회생의 가능성이 없고, 치료에도 불구하고 회복되지 아니하며, 급속도로 증상이 악화되어 사망에 임박한 상태를 말한다.
2. "임종과정에 있는 환자"란 담당의사와 해당 분야의 전문의 1명으로부터 임종과정에 있다는 의학적 판단을 받은 자를 말한다.
3. "말기환자(末期患者)"란 적극적인 치료에도 불구하고 근원적인 회복의 가능성이 없고 점차 증상이 악화되어 보건복지부령으로 정하는 절차와 기준에 따라 담당의사와 해당 분야의 전문의 1명으로부터 수개월 이내에 사망할 것으로 예상되는 진단을 받은 환자를 말한다.
4. "연명의료"란 임종과정에 있는 환자에게 하는 심폐소생술, 혈액 투석, 항암제 투여, 인공호흡기 착용 및 그 밖에 대통령령으로 정하는 의학적 시술로서 치료효과 없이 임종과정의 기간만을 연장하는 것을 말한다.
5. "연명의료중단 등 결정"이란 임종과정에 있는 환자에 대한 연명의료를 시행하지 아니하거나 중단하기로 하는 결정을 말한다.
6. "호스피스 · 완화의료"(이하 "호스피스"라 한다)란 다음 각 목의 어느 하나에 해당하는 질환으로 말기환자로 진단을 받은 환자 또는 임종과정에 있는 환자(이하 "호스피스대상환자"라 한다)와 그 가족에게 통증과 증상의 완화 등을 포함한 신체적, 심리사회적, 영적 영역에 대한 종합적인 평가와 치료를 목적으로 하는 의료를 말한다.
   가. 암
   나. 후천성면역결핍증
   다. 만성 폐쇄성 호흡기질환
   라. 만성 간경화
   마. 그 밖에 보건복지부령으로 정하는 질환

7. **"담당의사"**란 「의료법」에 따른 의사로서 말기환자 또는 임종과정에 있는 환자(이하 "말기환자 등"이라 한다)를 직접 진료하는 의사를 말한다.

8. **"연명의료계획서"**란 말기환자 등의 의사에 따라 담당의사가 환자에 대한 연명의료중단 등 결정 및 호스피스에 관한 사항을 계획하여 문서(전자문서를 포함한다)로 작성한 것을 말한다.

9. **"사전연명의료의향서"**란 19세 이상인 사람이 자신의 연명의료중단 등 결정 및 호스피스에 관한 의사를 직접 문서(전자문서를 포함한다)로 작성한 것을 말한다.

## 기본 원칙(법 제3조)

① 호스피스와 연명의료 및 연명의료중단 등 결정에 관한 모든 행위는 **환자의 인간으로서의 존엄과 가치를 침해**하여서는 아니 된다.

② 모든 환자는 **최선의 치료**를 받으며, **자신이 앓고 있는 상병(傷病)의 상태와 예후 및 향후 본인에게 시행될 의료행위에 대하여 분명히 알고 스스로 결정할 권리**가 있다.

③ 「의료법」에 따른 의료인(이하 "의료인"이라 한다)은 환자에게 최선의 치료를 제공하고, 호스피스와 연명의료 및 연명의료중단 등 결정에 관하여 정확하고 자세하게 설명하며, 그에 따른 환자의 결정을 존중하여야 한다.

## 다른 법률과의 관계(법 제4조)

이 법은 호스피스와 연명의료, 연명의료중단 등 결정 및 그 이행에 관하여 다른 법률에 우선하여 적용한다.

## 국가 및 지방자치단체의 책무(법 제5조)

① 국가와 지방자치단체는 환자의 인간으로서의 존엄과 가치를 보호하는 사회적 · 문화적 토대를 구축하기 위하여 노력하여야 한다.

② 국가와 지방자치단체는 환자의 최선의 이익을 보장하기 위하여 호스피스 이용의 기반 조성에 필요한 시책을 우선적으로 마련하여야 한다.

## 호스피스의 날 지정(법 제6조)

① 삶과 죽음의 의미와 가치를 널리 알리고 범국민적 공감대를 형성하며 호스피스를 적극적으로 이용하고 연명의료에 관한 환자의 의사를 존중하는 사회 분위기를 조성하기 위하여 **매년 10월 둘째 주 토요일**을 "호스피스의 날"로 한다.

② 국가와 지방자치단체는 호스피스의 날의 취지에 부합하는 행사와 교육 · 홍보를 실시하도록 노력하여야 한다.

## 종합계획의 시행 · 수립(법 제7조)

① **보건복지부장관**은 호스피스와 연명의료 및 연명의료중단 등 결정의 제도적 확립을 위하여 관계 중앙행정 기관의 장과 협의하고 제8조에 따른 국가호스피스연명의료위원회의 심의를 거쳐 호스피스와 연명의료 및 연명의료중단 등 결정에 관한 종합계획(이하 "종합계획"이라 한다)을 **5년마다 수립 · 추진**하여야 한다.

② 종합계획에는 다음 각 호의 사항이 포함되어야 한다.

   1. 호스피스와 연명의료 및 연명의료중단 등 결정의 제도적 확립을 위한 추진방향 및 기반조성

   2. 호스피스와 연명의료 및 연명의료중단 등 결정 관련 정보제공 및 교육의 시행 · 지원

   3. 제14조에 따른 의료기관윤리위원회의 설치 · 운영에 필요한 지원

   4. 말기환자 등과 그 가족의 삶의 질 향상을 위한 교육프로그램 및 지침의 개발 · 보급

   5. 호스피스전문기관의 육성 및 전문 인력의 양성

   6. 다양한 호스피스 사업의 개발

   7. 호스피스와 연명의료 및 연명의료중단 등 결정에 관한 조사 · 연구에 관한 사항

   8. 그 밖에 호스피스와 연명의료 및 연명의료중단 등 결정의 제도적 확립을 위하여 필요한 사항

③ 보건복지부장관은 종합계획을 수립할 때 생명윤리 및 안전에 관하여 사회적으로 심각한 영향을 미칠 수 있는 사항에 대하여는 미리 「생명윤리 및 안전에 관한 법률」 제7조에 따른 국가생명윤리심의위원회와 협의하여야 한다.

④ 보건복지부장관은 종합계획에 따라 매년 시행계획을 수립 · 시행하고 그 추진실적을 평가하여야 한다.

⑤ 보건복지부장관은 종합계획을 수립하거나 주요 사항을 변경한 경우 지체 없이 국회에 보고하여야 한다.

## 국가호스피스연명의료위원회(법 제8조)

① 보건복지부는 종합계획 및 시행계획을 심의하기 위하여 보건복지부장관 소속으로 국가호스피스연명의료 위원회(이하 "위원회"라 한다)를 둔다.

② 위원회는 **위원장을 포함한 15인 이내의 위원**으로 구성한다.

③ 위원장은 **보건복지부차관**이 된다.

④ 위원은 말기환자 진료, 호스피스 및 임종과정에 관한 학식과 경험이 풍부한 다양한 분야의 전문가들 중에서 보건복지부장관이 임명 또는 위촉한다.

⑤ 그 밖에 위원회의 조직 및 운영에 필요한 사항은 대통령령으로 정한다.

**01** 연명의료결정법의 제정 목적으로 옳은 것은?

① 환사의 건강증진 및 유지
② 환자의 생명과 건강보호
③ 환자의 건강증진 및 건강보호
④ 환자의 차선의 이익을 보호
❺ 인간으로서의 존엄과 가치를 보호

해설
목적(법 제1조)
이 법은 호스피스·완화의료와 임종과정에 있는 환자의 연명의료와 연명의료중단 등 결정 및 그 이행에 필요한 사항을 규정함으로써 환자의 최선의 이익을 보장하고 자기결정을 존중하여 인간으로서의 존엄과 가치를 보호하는 것을 목적으로 한다.

**02** 말기환자 여부를 판단할 수 있는 자는?

① 환자의 담당의사
② 의료인 1명과 환자의 담당의사
③ 환자의 담당의사와 담당간호사 1명
❹ 환자의 담당의사와 전문의 1명
⑤ 환자의 담당의사와 전문의 2명

해설
정의(법 제2조)
3. "말기환자(末期患者)"란 적극적인 치료에도 불구하고 근원적인 회복의 가능성이 없고 점차 증상이 악화되어 보건복지부령으로 정하는 절차와 기준에 따라 담당의사와 해당 분야의 전문의 1명으로부터 수개월 이내에 사망할 것으로 예상되는 진단을 받은 환자를 말한다.

> **말기환자의 진단 기준(시행규칙 제2조)**
> 담당의사와 해당 분야 전문의 1명이 말기환자 여부를 진단하는 경우에는 다음 각 호의 기준을 종합적으로 고려하여야 한다.
> 1. 임상적 증상
> 2. 다른 질병 또는 질환의 존재 여부
> 3. 약물 투여 또는 시술 등에 따른 개선 정도
> 4. 종전의 진료 경과
> 5. 다른 진료 방법의 가능 여부
> 6. 그 밖에 제1호부터 제5호까지의 규정에 준하는 것으로서 말기환자의 진단을 위하여 보건복지부장관이 특히 필요하다고 인정하는 기준

**03** '임종과정에 있는 환자'를 옳게 설명하고 있는 것은?

① 회생의 가능성이 없는 환자
② 증상이 급속도로 악화되는 환자
③ 치료에도 불구하고 회복되지 않는 환자
④ 사망이 임박한 환자
❺ 임종과정에 있다는 의학적 판단을 받은 환자

**해설**

정의(법 제2조)
1. "임종과정"이란 회생의 가능성이 없고, 치료에도 불구하고 회복되지 아니하며, 급속도로 증상이 악화되어 사망에 임박한 상태를 말한다.
2. "임종과정에 있는 환자"란 담당의사와 해당 분야의 전문의 1명으로부터 임종과정에 있다는 의학적 판단을 받은 자를 말한다.

**04** 다음 중 호스피스 대상 환자에 속하지 않는 것은?

① 임종과정에 있는 환자
❷ 말기 신부전환자로 진단받은 환자
③ 말기 만성 간경화환자로 진단받은 환자
④ 말기 후천성면역결핍증환자로 진단받은 환자
⑤ 말기 만성 폐쇄성 호흡기질환환자로 진단받은 환자

**해설**

정의(법 제2조)
6. "호스피스・완화의료"(이하 "호스피스"라 한다)란 다음 각 목의 어느 하나에 해당하는 질환으로 말기환자로 진단을 받은 환자 또는 임종과정에 있는 환자(이하 "호스피스대상환자"라 한다)와 그 가족에게 통증과 증상의 완화 등을 포함한 신체적, 심리사회적, 영적 영역에 대한 종합적인 평가와 치료를 목적으로 하는 의료를 말한다.
　가. 암
　나. 후천성면역결핍증
　다. 만성 폐쇄성 호흡기질환
　라. 만성 간경화
　마. 그 밖에 보건복지부령으로 정하는 질환

**05** 치료효과 없이 임종과정의 기간만을 연장하는 의학적 시술에 포함되지 않는 것은?

❶ 인공영양
② 수 혈
③ 혈액 투석
④ 혈압상승제 투여
⑤ 체외생명유지술

해설

**정의(법 제2조)**
4. "연명의료"란 임종과정에 있는 환자에게 하는 심폐소생술, 혈액 투석, 항암제 투여, 인공호흡기 착용 및 그 밖에 대통령령으로 정하는 의학적 시술로서 치료효과 없이 임종과정의 기간만을 연장하는 것을 말한다.

> **연명의료(시행령 제2조)**
> "대통령령으로 정하는 의학적 시술"이란 다음 각 호의 시술을 말한다.
> 1. 체외생명유지술(ECLS)
> 2. 수 혈
> 3. 혈압상승제 투여
> 4. 그 밖에 담당의사가 환자의 최선의 이익을 보장하기 위해 시행하지 않거나 중단할 필요가 있다고 의학적으로 판단하는 시술

출제
유형
문제

**06** 19세 이상인 사람이 자신의 연명의료중단 결정 및 호스피스에 관한 의사를 직접 문서로 작성한 것은?

① 연명의료계획서
② 연명의료결정서
③ 연명의료중단서
❹ 사전연명의료의향서
⑤ 사전연명의료계획서

해설

**정의(법 제2조)**
8. "연명의료계획서"란 말기환자 등의 의사에 따라 담당의사가 환자에 대한 연명의료중단 등 결정 및 호스피스에 관한 사항을 계획하여 문서(전자문서를 포함한다)로 작성한 것을 말한다.
9. "사전연명의료의향서"란 19세 이상인 사람이 자신의 연명의료중단 등 결정 및 호스피스에 관한 의사를 직접 문서(전자문서를 포함한다)로 작성한 것을 말한다.

**07** 보건복지부장관이 호스피스와 연명의료 및 연명의료중단 등 결정에 관한 종합계획을 몇 년마다 수립해야 하는가?

① 2년          ② 3년

③ 4년          ❹ 5년

⑤ 6년

**해설**

**종합계획의 시행·수립(법 제7조)**

① 보건복지부장관은 호스피스와 연명의료 및 연명의료중단 등 결정의 제도적 확립을 위하여 관계 중앙행정기관의 장과 협의하고, 국가호스피스연명의료위원회의 심의를 거쳐 호스피스와 연명의료 및 연명의료중단 등 결정에 관한 종합계획(이하 "종합계획"이라 한다)을 5년마다 수립·추진하여야 한다.

# 제 2 장

# 연명의료중단 등 결정의 이행

## 연명의료중단 등 결정 이행의 대상(법 제15조)

담당의사는 임종과정에 있는 환자가 다음 각 호의 어느 하나에 해당하는 경우에만 연명의료중단 등 결정을 이행할 수 있다.

1. **연명의료계획서, 사전연명의료의향서 또는 환자가족의 진술을 통하여** 환자의 의사로 보는 의사가 연명의료중단 등 결정을 원하는 것이고, 임종과정에 있는 환자의 의사에도 반하지 아니하는 경우
2. **연명의료중단 등 결정이 있는 것으로 보는 경우**

## 환자가 임종과정에 있는지 여부에 대한 판단(법 제16조)

① 담당의사는 환자에 대한 연명의료중단 등 결정을 이행하기 전에 해당 **환자가 임종과정에 있는지 여부**를 해당 분야의 **전문의 1명과 함께 판단**하고 그 **결과를 보건복지부령으로 정하는 바에 따라 기록**(전자문서로 된 기록을 포함한다)하여야 한다.
② 호스피스전문기관에서 호스피스를 이용하는 말기환자가 임종과정에 있는지 여부에 대한 판단은 **담당의사의 판단**으로 갈음할 수 있다.

## 환자의 의사 확인(법 제17조)

① 연명의료중단 등 결정을 원하는 환자의 의사는 다음 각 호의 어느 하나의 방법으로 확인한다.

1. **의료기관에서 작성된 연명의료계획서가 있는 경우 이를 환자의 의사로 본다.**
2. 담당의사가 사전연명의료의향서의 내용을 환자에게 확인하는 경우 이를 환자의 의사로 본다. 담당의사 및 해당 분야의 전문의 1명이 다음 각 목을 모두 확인한 경우에도 같다.
   가. 환자가 사전연명의료의향서의 내용을 확인하기에 충분한 의사능력이 없다는 의학적 판단
   나. 사전연명의료의향서가 제2조 제4호의 범위에서 제12조에 따라 작성되었다는 사실
3. 제1호 또는 제2호에 해당하지 아니하고 19세 이상의 환자가 의사를 표현할 수 없는 의학적 상태인 경우 환자의 연명의료중단 등 결정에 관한 의사로 보기에 충분한 기간 동안 일관하여 표시된 연명의료중단 등에 관한 의사에 대하여 **환자가족(19세 이상인 자로서 다음 각 목의 어느 하나에 해당하는 사람을 말한다) 2명 이상의 일치하는 진술(환자가족이 1명인 경우에는 그 1명의 진술을 말한다)**이 있으면 담당의사와 해당 분야의 전문의 1명의 확인을 거쳐 이를 환자의 의사로 본다. 다만, 그 진술과 배치되는 내용의 다른 환자가족의 진술 또는 보건복지부령으로 정하는 객관적인 증거가 있는 경우에는 그러하지 아니하다.

가. 배우자

나. 직계비속

다. 직계존속

라. 해당하는 사람이 없는 경우 형제자매

② 담당의사는 연명의료계획서 또는 사전연명의료의향서 확인을 위하여 관리기관에 등록 조회를 요청할 수 있다.

③ 환자의 의사를 확인한 담당의사 및 해당 분야의 전문의는 보건복지부령으로 정하는 바에 따라 확인 결과를 기록(전자문서로 된 기록을 포함한다)하여야 한다.

## 환자의 의사를 확인할 수 없는 경우의 연명의료중단 등 결정(법 제18조)

① 제17조에 해당하지 아니하여 **환자의 의사를 확인할 수 없고 환자가 의사표현을 할 수 없는 의학적 상태인 경우 다음 각 호의 어느 하나에 해당할 때에는 해당 환자를 위한 연명의료중단 등 결정이 있는 것으로 본다.** 다만, 담당의사 또는 해당 분야 전문의 1명이 환자가 연명의료중단 등 결정을 원하지 아니하였다는 사실을 확인한 경우는 제외한다.

1. 미성년자인 환자의 법정대리인(친권자에 한정한다)이 연명의료중단 등 결정의 의사표시를 하고 담당 의사와 해당 분야 전문의 1명이 확인한 경우

2. 환자가족 중 다음 각 목에 해당하는 사람(19세 이상인 사람에 한정하며, 행방불명자 등 대통령령으로 정하는 사유에 해당하는 사람은 제외한다) 전원의 합의로 연명의료중단 등 결정의 의사표시를 하고 담당의사와 해당 분야 전문의 1명이 확인한 경우

가. 배우자

나. 1촌 이내의 직계 존속·비속

다. 가목 및 나목에 해당하는 사람이 없는 경우 2촌 이내의 직계 존속·비속

라. 가목부터 다목까지에 해당하는 사람이 없는 경우 형제자매

---

**환자의 의사를 확인할 수 없는 경우의 연명의료중단결정(시행령 제10조)**

① 법 제18조제1항제2호에서 "행방불명자 등 대통령령으로 정하는 사유에 해당하는 사람"이란 다음 각 호의 어느 하나에 해당하는 사람을 말한다.

1. 경찰관서에 행방불명 사실이 신고된 날부터 1년 이상 경과한 사람

2. 실종선고를 받은 사람

3. 의식불명 또는 이에 준하는 사유로 자신의 의사를 표명할 수 없는 의학적 상태에 있는 사람으로서 해당 의학적 상태에 대하여 전문의 1명 이상의 진단·확인을 받은 사람

② 환자가족이 법 제18조제1항제2호에 따라 연명의료중단등결정의 의사표시를 하는 경우 그 가족 중에 제1항 각 호의 어느 하나에 해당하는 사람이 있는 경우에는 해당 사실을 증명할 수 있는 서류를 담당의사에게 제출하여야 한다.

---

② 연명의료중단 등 결정을 확인한 담당의사 및 해당 분야의 전문의는 보건복지부령으로 정하는 바에 따라 확인 결과를 기록(전자문서로 된 기록을 포함한다)하여야 한다.

## 연명의료중단 등 결정의 이행 등(법 제19조)

① 담당의사는 제15조 어느 하나에 해당하는 **환자에 대하여 즉시** 연명의료중단 등 결정을 이행하여야 한다.

② 연명의료중단 등 결정 이행 시 **통증 완화를 위한 의료행위와 영양분 공급, 물 공급, 산소의 단순 공급**은 시행하지 아니하거나 중단되어서는 아니 된다.

③ 담당의사가 연명의료중단 등 결정의 이행을 거부할 때에는 해당 의료기관의 장은 **윤리위원회의 심의**를 거쳐 담당의사를 교체하여야 한다. 이 경우 의료기관의 장은 연명의료중단 등 결정의 이행 거부를 이유로 담당의사에게 해고나 그 밖에 불리한 처우를 하여서는 아니 된다.

④ 담당의사는 연명의료중단 등 결정을 이행하는 경우 그 과정 및 결과를 기록(전자문서로 된 기록을 포함한다)하여야 한다.

⑤ 의료기관의 장은 연명의료중단 등 결정을 이행하는 경우 그 결과를 지체 없이 보건복지부령으로 정하는 바에 따라 관리기관의 장에게 통보하여야 한다.


## 기록의 보존(법 제20조)

의료기관의 장은 연명의료중단 등 결정 및 그 이행에 관한 다음 각 호의 기록을 **연명의료중단 등 결정 이행 후 10년 동안 보관해야 한다.**

1. 작성된 연명의료계획서
2. 기록된 임종과정에 있는 환자 여부에 대한 **담당의사와 해당 분야 전문의 1명의 판단 결과**
3. 연명의료계획서 또는 사전연명의료의향서에 대한 담당의사 및 해당 분야 전문의의 확인 결과
4. 환자가족의 진술에 대한 자료·문서 및 그에 대한 담당의사와 해당 분야 전문의의 확인 결과
5. 의사표시에 대한 자료·문서 및 그에 대한 담당의사와 해당 분야 전문의의 확인 결과
6. 연명의료중단 등 결정 이행의 결과
7. 그 밖에 연명의료중단 등 결정 및 그 이행에 관한 중요한 기록으로서 대통령령으로 정하는 사항

**01** 임종과정에 있는 19세 이상의 환자가 의사를 표시할 수 없고 사전에 이를 서면으로 작성하지 않은 경우에 환자의 연명의료중단 등 결정에 관한 의사를 진술할 수 있는 자는?

❶ 배우자  ② 며느리
③ 대리인  ④ 사 위
⑤ 이 모

**해설**

환자의 의사 확인(법 제17조)

① 연명의료중단 등 결정을 원하는 환자의 의사는 다음 각 호의 어느 하나의 방법으로 확인한다.
  1. 의료기관에서 작성된 연명의료계획서가 있는 경우 이를 환자의 의사로 본다.
  2. 담당의사가 사전연명의료의향서의 내용을 환자에게 확인하는 경우 이를 환자의 의사로 본다. 담당의사 및 해당 분야의 전문의 1명이 다음 각 목을 모두 확인한 경우에도 같다.
    가. 환자가 사전연명의료의향서의 내용을 확인하기에 충분한 의사능력이 없다는 의학적 판단
    나. 사전연명의료의향서가 제2조 제4호의 범위에서 제12조에 따라 작성되었다는 사실
  3. 제1호 또는 제2호에 해당하지 아니하고 19세 이상의 환자가 의사를 표현할 수 없는 의학적 상태인 경우 환자의 연명의료중단 등 결정에 관한 의사로 보기에 충분한 기간 동안 일관하여 표시된 연명의료중단 등에 관한 의사에 대하여 환자가족(19세 이상인 자로서 다음 각 목의 어느 하나에 해당하는 사람을 말한다) 2명 이상의 일치하는 진술(환자가족이 1명인 경우에는 그 1명의 진술을 말한다)이 있으면 담당의사와 해당 분야의 전문의 1명의 확인을 거쳐 이를 환자의 의사로 본다. 다만, 그 진술과 배치되는 내용의 다른 환자가족의 진술 또는 보건복지부령으로 정하는 객관적인 증거가 있는 경우에는 그러하지 아니하다.
    가. 배우자
    나. 직계비속
    다. 직계존속
    라. 가목부터 다목까지에 해당하는 사람이 없는 경우 형제자매

# 호스피스 · 완화의료

# 제 3 장

## 호스피스사업(법 제21조)

① 보건복지부장관은 호스피스를 위하여 다음 각 호의 사업을 실시하여야 한다.

1. 말기환자 등의 적정한 통증관리 등 증상 조절을 위한 지침 개발 및 보급
2. 입원형, 자문형, 가정형 호스피스의 설치 및 운영, 그 밖에 다양한 호스피스 유형의 정책개발 및 보급
3. 호스피스의 발전을 위한 연구 · 개발 사업
4. 호스피스전문기관의 육성 및 호스피스 전문 인력의 양성
5. 말기환자 등과 그 가족을 위한 호스피스 교육프로그램의 개발 및 보급
6. 호스피스 이용 환자의 경제적 부담능력 등을 고려한 의료비 지원사업
7. 말기환자, 호스피스의 현황과 관리실태에 관한 자료를 지속적이고 체계적으로 수집 · 분석하여 통계를 산출하기 위한 등록 · 관리 · 조사 사업(이하 "등록통계사업"이라 한다)
8. 호스피스에 관한 홍보
9. 그 밖에 보건복지부장관이 필요하다고 인정하는 사업

② 보건복지부장관은 제1항 각 호에 따른 사업을 대통령령으로 정하는 바에 따라 관계 전문기관 및 단체에 위탁할 수 있다.

## 자료제공의 협조 등(법 제22조)

보건복지부장관은 등록통계사업에 필요한 경우 관계 기관 또는 단체에 자료의 제출이나 의견의 진술 등을 요구할 수 있다. 이 경우 자료의 제출 등을 요구받은 자는 정당한 사유가 없으면 이에 따라야 한다.

## 중앙호스피스센터의 지정 등(법 제23조)

① 보건복지부장관은 다음 각 호의 업무를 수행하게 하기 위하여 보건복지부령으로 정하는 기준을 충족하는 「의료법」에 따른 종합병원(이하 "종합병원"이라 한다)을 중앙호스피스센터(이하 "중앙센터"라 한다)로 지정할 수 있다. 이 경우 **국공립 의료기관을 우선**하여 지정한다.

1. 말기환자의 현황 및 진단 · 치료 · 관리 등에 관한 연구
2. 호스피스사업에 대한 정보 · 통계의 수집 · 분석 및 제공
3. 호스피스사업 계획의 작성
4. 호스피스에 관한 신기술의 개발 및 보급

5. 호스피스대상환자에 대한 호스피스 제공

6. 호스피스사업 결과의 평가 및 활용

7. 그 밖에 말기환자 관리에 필요한 사업으로서 보건복지부령으로 정하는 사업

② 보건복지부장관은 중앙센터가 제1항 각 호의 사업을 하지 아니하거나 잘못 수행한 경우에는 시정을 명할 수 있다.

③ 보건복지부장관은 중앙센터가 다음 각 호의 어느 하나에 해당하는 경우에는 그 지정을 취소할 수 있다.

1. 제1항에 따른 지정 기준에 미달한 경우

2. 제1항 각 호의 사업을 하지 아니하거나 잘못 수행한 경우

3. 제2항에 따른 시정명령을 따르지 아니한 경우

④ 제1항 및 제3항에 따른 중앙센터 지정 및 지정취소의 기준·방법·절차 및 운영에 관하여 필요한 사항은 보건복지부령으로 정한다.

## 권역별호스피스센터의 지정 등(법 제24조)

① 보건복지부장관은 다음 각 호의 업무를 수행하게 하기 위하여 보건복지부령으로 정하는 기준을 충족하는 **종합병원을 권역별호스피스센터(이하 "권역별센터"라 한다)로 지정**할 수 있다. 이 경우 국공립 의료기관을 우선하여 지정한다.

1. 말기환자의 현황 및 진단·치료·관리 등에 관한 연구

2. 해당 권역의 호스피스사업의 지원

3. 해당 권역의 호스피스전문기관들에 관한 의료 지원 및 평가

4. 호스피스대상환자의 호스피스 제공

5. 해당 권역의 호스피스사업에 관련된 교육·훈련 및 지원 업무

6. 해당 권역의 호스피스에 관한 홍보

7. 말기환자 등록통계자료의 수집·분석 및 제공

8. 그 밖에 말기환자 관리에 필요한 사업으로서 보건복지부령으로 정하는 사업

② 보건복지부장관은 권역별센터가 제1항 각 호의 사업을 하지 아니하거나 잘못 수행한 경우에는 시정을 명할 수 있다.

③ 보건복지부장관은 권역별센터가 다음 각 호의 어느 하나에 해당하는 경우에는 그 지정을 취소할 수 있다.

1. 제1항에 따른 지정 기준에 미달한 경우

2. 제1항 각 호의 사업을 하지 아니하거나 잘못 수행한 경우

3. 제2항에 따른 시정명령을 따르지 아니한 경우

④ 제1항 및 제3항에 따른 권역별센터 지정 및 지정취소의 기준·방법·절차 및 운영에 관하여 필요한 사항은 보건복지부령으로 정한다.

## 호스피스전문기관의 지정 등(법 제25조)

① 보건복지부장관은 호스피스대상환자를 대상으로 호스피스전문기관을 설치·운영하려는 의료기관 중 보건복지부령으로 정하는 시설·인력·장비 등의 기준을 충족하는 의료기관을 입원형, 자문형, 가정형으로 구분하여 호스피스전문기관으로 지정할 수 있다.

② 제1항에 따라 지정을 받으려는 의료기관은 보건복지부령으로 정하는 바에 따라 보건복지부장관에게 신청하여야 한다.

③ 보건복지부장관은 제1항에 따라 지정받은 호스피스전문기관(이하 "호스피스전문기관"이라 한다)에 대하여 평가결과를 반영하여 호스피스사업에 드는 비용의 전부 또는 일부를 차등 지원할 수 있다.

④ 제1항 및 제2항에서 규정한 사항 외에 호스피스전문기관의 지정에 필요한 사항은 보건복지부령으로 정한다.

## 변경·폐업 등 신고(법 제26조)

① 호스피스전문기관의 장은 보건복지부령으로 정하는 인력·시설·장비 등 중요한 사항을 변경하려는 경우 보건복지부장관에게 그 변경사항을 신고하여야 한다.

② 호스피스전문기관의 장은 호스피스사업을 폐업 또는 휴업하려는 경우 보건복지부장관에게 미리 신고하여야 한다.

③ 제1항 및 제2항에 따른 신고의 절차 등에 필요한 사항은 보건복지부령으로 정한다.

## 의료인의 설명의무(법 제27조)

① 호스피스전문기관의 의료인은 호스피스 대상환자나 그 가족 등에게 호스피스의 선택과 이용 절차에 관하여 설명하여야 한다.

② 호스피스전문기관의 의사 또는 한의사는 호스피스를 시행하기 전에 치료 방침을 호스피스 대상환자나 그 가족에게 설명하여야 하며, 호스피스대상 환자나 그 가족이 질병의 상태에 대하여 알고자 할 때에는 이를 설명하여야 한다.

## 호스피스의 신청(법 제28조)

① 호스피스대상환자가 호스피스전문기관에서 호스피스를 이용하려는 경우에는 호스피스 이용동의서(전자문서로 된 동의서를 포함한다)와 의사가 발급하는 호스피스대상환자임을 나타내는 의사소견서(전자문서로 된 소견서를 포함한다)를 첨부하여 호스피스전문기관에 신청하여야 한다.

② 호스피스대상환자가 의사결정능력이 없을 때에는 미리 지정한 지정대리인이 신청할 수 있고 지정대리인이 없을 때에는 각 목의 순서대로 신청할 수 있다.

③ 호스피스대상환자는 **언제든지 직접 또는 대리인을 통하여 호스피스의 신청을 철회할 수 있다.**

④ 호스피스의 신청 및 철회 등에 필요한 사항은 보건복지부령으로 정한다.

## 호스피스전문기관의 평가(법 제29조)

① 보건복지부장관은 호스피스의 질을 향상시키기 위하여 호스피스전문기관에 대하여 다음 각 호의 사항을 평가할 수 있다.
  1. 시설·인력 및 장비 등의 질과 수준
  2. 호스피스 질 관리 현황
  3. 그 밖에 보건복지부령으로 정하는 사항
② 호스피스전문기관의 평가 시기·범위·방법·절차 등에 필요한 사항은 보건복지부령으로 정한다.
③ 보건복지부장관은 제1항에 따른 평가결과를 보건복지부령으로 정하는 바에 따라 공개할 수 있으며, 지원 및 감독에 반영할 수 있다.
④ 보건복지부장관은 제1항에 따른 평가업무를 대통령령으로 정하는 바에 따라 관계 전문기관 또는 단체에 위탁할 수 있다.

## 호스피스전문기관의 지정 취소 등(법 제30조)

① 보건복지부장관은 호스피스전문기관이 다음 각 호의 어느 하나에 해당하는 경우 그 지정을 취소하거나, 6개월 이내의 기간을 정하여 호스피스 업무의 정지를 명할 수 있다. 다만, 제1호에 해당하는 경우에는 그 지정을 취소하여야 한다.
  1. 거짓이나 그 밖의 부정한 방법으로 지정을 받은 경우
  2. 지정 기준에 미달한 경우
  3. 정당한 사유 없이 평가를 거부한 경우
② 호스피스전문기관 지정 취소의 기준·방법·절차 및 운영에 필요한 사항은 보건복지부령으로 정한다.
③ 지정이 취소된 호스피스전문기관은 **지정이 취소된 날부터 2년 이내에는 호스피스전문기관으로 지정받을 수 없다.**

**01** 호스피스사업을 실시할 수 있는 자는?

① 시장·군수·구청장

② 질병관리청장

③ 의료기관의 장

❹ 보건복지부장관

⑤ 시·도지사

해설
호스피스사업(법 제21조)
① 보건복지부장관은 호스피스를 위하여 다음 각 호의 사업을 실시하여야 한다.
· 1. 말기환자 등의 적정한 통증관리 등 증상 조절을 위한 지침 개발 및 보급
2. 입원형, 자문형, 가정형 호스피스의 설치 및 운영, 그 밖에 다양한 호스피스 유형의 정책개발 및 보급
3. 호스피스의 발전을 위한 연구·개발 사업
4. 호스피스전문기관의 육성 및 호스피스 전문 인력의 양성
5. 말기환자 등과 그 가족을 위한 호스피스 교육프로그램의 개발 및 보급
6. 호스피스 이용 환자의 경제적 부담능력 등을 고려한 의료비 지원사업
7. 말기환자, 호스피스의 현황과 관리실태에 관한 자료를 지속적이고 체계적으로 수집·분석하여 통계를 산출하기 위한 등록·관리·조사 사업(이하 "등록통계사업"이라 한다)
8. 호스피스에 관한 홍보
9. 그 밖에 보건복지부장관이 필요하다고 인정하는 사업
② 보건복지부장관은 제1항 각 호에 따른 사업을 대통령령으로 정하는 바에 따라 관계 전문기관 및 단체에 위탁할 수 있다.

**02** 호스피스전문기관의 의료인이 호스피스대상환자에게 설명해야 할 사항에 포함되지 않는 것은?

① 호스피스 선택에 관하여

② 호스피스 시행 전 치료방침에 대해

③ 호스피스 이용 절차에 관하여

④ 질병의 상태에 대해 알고자 하는 사항에 대해

❺ 호스피스전문기관의 질 관리 현황에 대해

해설
의료인의 설명의무(법 제27조)
① 호스피스전문기관의 의료인은 호스피스대상환자나 그 가족 등에게 호스피스의 선택과 이용 절차에 관하여 설명하여야 한다.
② 호스피스전문기관의 의사 또는 한의사는 호스피스를 시행하기 전에 치료 방침을 호스피스대상환자나 그 가족에게 설명하여야 하며, 호스피스대상환자나 그 가족이 질병의 상태에 대하여 알고자 할 때에는 이를 설명하여야 한다.

# 13

## 기출유형 문제

간호사 국가고시

# 보건의약관계법규

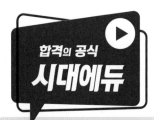

합격의 공식
**시대에듀**

# 기출유형문제

**01** 의료법상 간호사의 임무는?

① 환자의 의료 요구에 대한 진료

② 조산과 임산부 및 신생아에 대한 양호지도

③ 한의사의 지도 없이 행하는 진료보조와 간호

④ 의사의 지도 없이 행하는 간호조무사의 의료행위에 대한 감시

⑤ 간호 요구자에 대한 교육·상담 및 건강증진을 위한 활동의 기획과 수행

**해설**

**의료인(의료법 제2조)**

5. 간호사는 다음 각 목의 업무를 임무로 한다.

　가. 환자의 간호요구에 대한 관찰, 자료수집, 간호판단 및 요양을 위한 간호

　나. 의사, 치과의사, 한의사의 지도하에 시행하는 진료의 보조

　다. 간호 요구자에 대한 교육·상담 및 건강증진을 위한 활동의 기획과 수행, 그 밖의 대통령령으로 정하는 보건활동

　라. 간호조무사가 수행하는 가목부터 다목까지의 업무보조에 대한 지도

**02** 의료법상 국내 의료인 면허 두 가지를 동시에 가지고 있어야 하는 의료인은?

① 의 사　　　　　　　　　　　② 간호사

③ 조산사　　　　　　　　　　　④ 한의사

⑤ 치과의사

**해설**

**조산사 면허(의료법 제6조)**

조산사가 되려는 자는 다음 각 호의 어느 하나에 해당하는 자로서 조산사 국가시험에 합격한 후 보건복지부장관의 면허를 받아야 한다.

1. 간호사 면허를 가지고 보건복지부장관이 인정하는 의료기관에서 1년간 조산 수습과정을 마친 자

2. 외국의 조산사 면허(보건복지부장관이 정하여 고시하는 인정기준에 해당하는 면허를 말한다)를 받은 자

**03** 의료법상 기록 열람 및 송부에 관한 설명으로 옳은 것은?

① 응급환자를 이송할 때, 환자가 요청하면 진료기록의 원본을 송부하여야 한다.
② 환자의 형제·자매가 환자의 기록을 열람하고자 할 경우, 언제든지 열람이 가능하다.
③ 타 의료인이 환자의 진료기록 내용을 확인하고자 할 경우, 담당의사의 동의를 받아야 한다.
④ 진료기록이 이관된 보건소에 근무하는 의사는 자신이 직접 진료하지 아니한 환자의 과거 진료 내용을 확인해 줄 수 없다.
⑤ 담당의사가 환자진료를 위해 불가피하다고 인정한 경우, 환자의 배우자가 요청하는 환자의 기록 열람을 거부할 수 있다.

**해설**
⑤ 담당의사가 환자진료를 위해 불가피하다고 인정한 경우, 환자의 배우자가 요청하는 환자의 기록 열람을 거부할 수 있다(의료법 제21조제3항).
① 의료인 또는 의료기관의 장은 다른 의료인 또는 의료기관의 장으로부터 진료기록의 내용 확인이나 진료기록의 사본 및 환자의 진료경과에 대한 소견 등을 송부 또는 전송할 것을 요청받은 경우 해당 환자나 환자 보호자의 동의를 받아 그 요청에 응하여야 한다. 다만, 해당 환자의 의식이 없거나 응급환자인 경우 또는 환자의 보호자가 없어 동의를 받을 수 없는 경우에는 환자나 환자 보호자의 동의 없이 송부 또는 전송할 수 있다(의료법 제21조의2제1항).
② 환자의 배우자, 직계 존속·비속, 형제·자매(환자의 배우자 및 직계 존속·비속, 배우자의 직계존속이 모두 없는 경우에 한정한다) 또는 배우자의 직계 존속이 환자 본인의 동의서와 친족관계임을 나타내는 증명서 등을 첨부하는 등 보건복지부령으로 정하는 요건을 갖추어 요청한 경우(의료법 제21조제3항제3호)
③ 의료인 또는 의료기관의 장이 응급환자를 다른 의료기관에 이송하는 경우에는 지체 없이 내원 당시 작성된 진료기록의 사본 등을 이송하여야 한다(의료법 제21조의2제2항).
④ 진료기록을 보관하고 있는 의료기관이나 진료기록이 이관된 보건소에 근무하는 의사·치과의사 또는 한의사는 자신이 직접 진료하지 아니한 환자의 과거 진료 내용의 확인 요청을 받은 경우에는 진료기록을 근거로 하여 사실을 확인하여 줄 수 있다(의료법 제21조제4항).

**04** 의료법상 올해, 보수교육을 받아야 하는 자는?

① 병동에 근무 중인 수간호사
② 수련기관에서 수련 중인 전공의
③ 올해, 면허를 취득한 신규간호사
④ 간호대학 대학원에 재학 중인 간호사
⑤ 올해 1월부터 8개월 동안 병가 중인 전문의

**해설**
**보수교육(의료법 시행규칙 제20조)**
⑥ 다음 각 호의 어느 하나에 해당하는 사람에 대하여는 해당 연도의 보수교육을 면제한다.
　1. 전공의
　2. 의과대학·치과대학·한의과대학·간호대학의 대학원 재학생
　3. 면허증을 발급받은 신규 면허취득자
　4. 보건복지부장관이 보수교육을 받을 필요가 없다고 인정하는 사람
⑦ 다음 각 호의 어느 하나에 해당하는 사람에 대하여는 해당 연도의 보수교육을 유예할 수 있다.
　1. 해당 연도에 6개월 이상 환자진료 업무에 종사하지 아니한 사람
　2. 보건복지부장관이 보수교육을 받기가 곤란하다고 인정하는 사람

**05** 의료법상 가정간호의 범위가 아닌 것은?

① 투약 및 주사

② 검체의 채취 및 운반

③ 응급처치에 대한 교육 및 훈련

④ 의사의 진단과 치료에 대한 적정성 평가

⑤ 다른 보건의료기관으로 대상자의 건강관리 의뢰

**해설**

**가정간호(의료법 시행규칙 제24조)**

① 의료기관이 실시하는 가정간호의 범위는 다음 각 호와 같다.

　1. 간호

　2. 검체의 채취(보건복지부장관이 정하는 현장검사를 포함한다. 이하 같다) 및 운반

　3. 투약

　4. 주사

　5. 응급처치 등에 대한 교육 및 훈련

　6. 상담

　7. 다른 보건의료기관 등에 대한 건강관리에 관한 의뢰

**06** 간호사가 환자의 활력징후를 측정한 것처럼 간호기록부를 거짓으로 작성하였다. 의료법상 해당 간호사가 받을 수 있는 처분은?

① 면허 취소　　　　　　　　　② 과징금 부과

③ 면허자격 정지　　　　　　　④ 보수교육 취소

⑤ 중앙회의 자격정지

**해설**

**자격정지(의료법 제66조)**

① 보건복지부장관은 의료인이 다음 각 호의 어느 하나에 해당하면 1년의 범위에서 면허자격을 정지시킬 수 있다. 이 경우 의료기술과 관련한 판단이 필요한 사항에 관하여는 관계 전문가의 의견을 들어 결정할 수 있다.

　1. 의료인의 품위를 심하게 손상시키는 행위를 한 때

　2. 의료기관 개설자가 될 수 없는 자에게 고용되어 의료행위를 한 때

　2의2. 제4조제6항(일회용 의료기기 재사용 금지)을 위반한 때

　3. 진단서·검안서 또는 증명서를 거짓으로 작성하여 내주거나 진료기록부 등을 거짓으로 작성하거나 고의로 사실과 다르게 추가 기재·수정한 때

　4. 제20조(태아 성 감별 행위 등 금지)를 위반한 경우

　5. 삭제

　6. 의료기사가 아닌 자에게 의료기사의 업무를 하게 하거나 의료기사에게 그 업무 범위를 벗어나게 한 때

　7. 관련 서류를 위조·변조하거나 속임수 등 부정한 방법으로 진료비를 거짓 청구한 때

　8. 삭제

　9. 제23조의5(부당한 경제적 이익 등의 취득 금지)를 위반하여 경제적 이익 등을 제공받은 때

　10. 그 밖에 이 법 또는 이 법에 따른 명령을 위반한 때

**07** 감염병의 예방 및 관리에 관한 법률상 세균성이질 환자를 진단한 종합병원 의사가 취하여야 할 조치로 옳은 것은?

① 환자에게 예방접종을 실시한다.

② 환자를 대상으로 역학조사를 실시한다.

③ 진단 사실을 소속 종합병원장에게 보고한다.

④ 환자를 음압병실에 격리하고 치료를 받게 한다.

⑤ 환자의 활동지역을 중심으로 방역조치를 실시한다.

**해설**

**의사 등의 신고(감염병의 예방 및 관리에 관한 법률 제11조)**

① 의사, 치과의사 또는 한의사는 다음 각 호의 어느 하나에 해당하는 사실(제16조제6항에 따라 표본감시 대상이 되는 제4급감염병으로 인한 경우는 제외한다)이 있으면 소속 의료기관의 장에게 보고하여야 하고, 해당 환자와 그 동거인에게 질병관리청장이 정하는 감염 방지 방법 등을 지도하여야 한다. 다만, 의료기관에 소속되지 아니한 의사, 치과의사 또는 한의사는 그 사실을 관할 보건소장에게 신고하여야 한다.

1. 감염병환자 등을 진단하거나 그 사체를 검안(檢案)한 경우

2. 예방접종 후 이상반응자를 진단하거나 그 사체를 검안한 경우

3. 감염병환자 등이 제1급감염병부터 제3급감염병까지에 해당하는 감염병으로 사망한 경우

4. 감염병환자로 의심되는 사람이 감염병병원체 검사를 거부하는 경우

**08** 감염병의 예방 및 관리에 관한 법률상 필수예방접종 대상이 되는 질병은?

① 콜레라                 ② 일본뇌염

③ 파라티푸스            ④ 세균성이질

⑤ 장출혈성대장균감염증

**해설**

**필수예방접종(감염병의 예방 및 관리에 관한 법률 제24조)**

① 특별자치도지사 또는 시장·군수·구청장은 다음 각 호의 질병에 대하여 관할 보건소를 통하여 필수예방접종(이하 "필수예방접종"이라 한다)을 실시하여야 한다.

| | |
|---|---|
| 1. 디프테리아 | 2. 폴리오 |
| 3. 백일해 | 4. 홍역 |
| 5. 파상풍 | 6. 결핵 |
| 7. B형간염 | 8. 유행성이하선염 |
| 9. 풍진 | 10. 수두 |
| 11. 일본뇌염 | 12. b형헤모필루스인플루엔자 |
| 13. 폐렴구균 | 14. 인플루엔자 |
| 15. A형간염 | 16. 사람유두종바이러스 감염증 |
| 17. 그 밖에 질병관리청장이 감염병의 예방을 위하여 필요하다고 인정하여 지정하는 감염병 | |

**09** 검역법상 검역감염병 위험요인에 노출된 자에 대한 최대 감시 기간은?

① 황열 – 5일             ② 콜레라 – 6일

③ 페스트 – 10일           ④ 중동 호흡기 증후군 – 14일

⑤ 동물인플루엔자 인체감염증 – 21일

**해설**

**검역감염병 접촉자에 대한 감시 등(검역법 제17조제3항)**
감시 또는 격리 기간은 보건복지부령으로 정하는 해당 검역감염병의 최대 잠복기간을 초과할 수 없다.

> **검역감염병의 최대 잠복기간(검역법 시행규칙 제14조의3)**
> 1. 콜레라 : 5일
> 2. 페스트 : 6일
> 3. 황열 : 6일
> 4. 중증 급성호흡기 증후군(SARS) : 10일
> 5. 동물인플루엔자 인체감염증 : 10일
> 6. 중동 호흡기 증후군(MERS) : 14일
> 7. 에볼라바이러스병 : 21일
> 8. 법 제2조제1호바목 및 자목에 해당하는 검역감염병 : 법 제4조의2제1항에 따른 검역전문위원회에서 정하는 최대 잠복기간

**10** 사체를 검안한 의사가 사망자가 후천성면역결핍증 환자임을 확인하였다. 후천성면역결핍증 예방법상 해당 의사가 취하여야 할 조치는?

① 즉시 질병관리청장에게 보고한다.

② 즉시 관할 시·도지사에게 신고한다.

③ 즉시 관할 시장·군수·구청장에게 보고한다.

④ 24시간 이내에 관할 보건소장에게 신고한다.

⑤ 24시간 이내에 보건복지부장관에게 보고한다.

**해설**

**의사 또는 의료기관 등의 신고(후천성면역결핍증 예방법 제5조)**
① 감염인을 진단하거나 감염인의 사체를 검안한 의사 또는 의료기관은 보건복지부령으로 정하는 바에 따라 24시간 이내에 진단·검안 사실을 관할 보건소장에게 신고하고, 감염인과 그 배우자(사실혼 관계에 있는 사람을 포함한다. 이하 같다) 및 성 접촉자에게 후천성면역결핍증의 전파 방지에 필요한 사항을 알리고 이를 준수하도록 지도하여야 한다. 이 경우 가능하면 감염인의 의사(意思)를 참고하여야 한다.
② 학술연구 또는 제9조에 따른 혈액 및 혈액제제(血液製劑)에 대한 검사에 의하여 감염인을 발견한 사람이나 해당 연구 또는 검사를 한 기관의 장은 보건복지부령으로 정하는 바에 따라 24시간 이내에 질병관리청장에게 신고하여야 한다.
③ 감염인이 사망한 경우 이를 처리한 의사 또는 의료기관은 보건복지부령으로 정하는 바에 따라 24시간 이내에 관할 보건소장에게 신고하여야 한다.
④ 제1항 및 제3항에 따라 신고를 받은 보건소장은 특별자치시장·특별자치도지사·시장·군수 또는 구청장(자치구의 구청장을 말한다. 이하 같다)에게 이를 보고하여야 하고, 보고를 받은 특별자치시장·특별자치도지사는 질병관리청장에게, 시장·군수·구청장은 특별시장·광역시장 또는 도지사를 거쳐 질병관리청장에게 이를 보고하여야 한다.

**11** 국민건강보험법상 요양급여비용을 심사하고 요양급여의 적정성을 평가하는 곳은?

① 국민건강보험공단         ② 건강보험심사평가원

③ 건강보험정책심의위원회      ④ 보건의료정책심의위원회

⑤ 국민건강증진정책심의위원회

**해설**

업무 등(국민건강보험법 제63조)
① 심사평가원은 다음 각 호의 업무를 관장한다.
  1. 요양급여비용의 심사
  2. 요양급여의 적정성 평가
  3. 심사기준 및 평가기준의 개발
  4. 제1호부터 제3호까지의 규정에 따른 업무와 관련된 조사연구 및 국제협력
  5. 다른 법률에 따라 지급되는 급여비용의 심사 또는 의료의 적정성 평가에 관하여 위탁받은 업무
  6. 그 밖에 이 법 또는 다른 법령에 따라 위탁받은 업무
  7. 건강보험과 관련하여 보건복지부장관이 필요하다고 인정한 업무
  8. 그 밖에 보험급여 비용의 심사와 보험급여의 적정성 평가와 관련하여 대통령령으로 정하는 업무

**12** 국민건강보험법상 부가급여로 지급할 수 있는 것은?

① 장제비            ② 이송비

③ 요양비            ④ 위자료

⑤ 일실소득

**해설**

부가급여(국민건강보험법 제50조)
공단은 이 법에서 정한 요양급여 외에 대통령령으로 정하는 바에 따라 임신·출산 진료비, 장제비, 상병수당, 그 밖의 급여를 실시할 수 있다.

**13** 지역보건법상 지역보건의료계획에 포함되어야 하는 사항은?

① 보건의료 수요의 측정       ② 주요 보건의료사업계획

③ 보건의료 발전의 추진 방향     ④ 보건의료의 효율화에 관한 시책

⑤ 지역별 병상 총량의 관리에 관한 시책

**해설**

지역보건의료계획의 수립 등(지역보건법 제7조)
① 특별시장·광역시장·도지사(이하 "시·도지사"라 한다) 또는 특별자치시장·특별자치도지사·시장·군수·구청장
  (구청장은 자치구의 구청장을 말하며, 이하 "시장·군수·구청장"이라 한다)은 지역주민의 건강 증진을 위하여 다음
  각 호의 사항이 포함된 지역보건의료계획을 4년마다 제3항 및 제4항에 따라 수립하여야 한다.
  1. 보건의료 수요의 측정
  2. 지역보건의료서비스에 관한 장기·단기 공급대책
  3. 인력·조직·재정 등 보건의료자원의 조달 및 관리
  4. 지역보건의료서비스의 제공을 위한 전달체계 구성 방안
  5. 지역보건의료에 관련된 통계의 수집 및 정리

**14** 최근 보건소 한 곳을 추가로 설치한 A 시에서는 두 개의 보건소 중 어느 보건소가 업무를 총괄할 것인지에 대해 갈등하고 있다. 지역보건법상 A 시의 업무 총괄 보건소는 어떻게 정할 수 있나?

① 국무총리가 지정한다.
② A 시 시장이 결정한다.
③ A 시의 조례로 지정한다.
④ A 시의 보건소장들끼리 협의하여 결정한다.
⑤ 행정안전부장관과 보건복지부장관이 협의하여 지정한다.

**해설**

**보건소의 설치(지역보건법 제10조)**
① 지역주민의 건강을 증진하고 질병을 예방·관리하기 위하여 시·군·구에 대통령령으로 정하는 기준에 따라 해당 지방자치단체의 조례로 보건소(보건의료원을 포함한다. 이하 같다)를 설치한다.
② 동일한 시·군·구에 2개 이상의 보건소가 설치되어 있는 경우 해당 지방자치단체의 조례로 정하는 바에 따라 업무를 총괄하는 보건소를 지정하여 운영할 수 있다.

**15** 마약류 관리에 관한 법률상 마약 중독자에게 마약을 투여할 수 있는 사람은?

① 보건소 의사
② 정신건강의학과 전문의
③ 의료기관에 종사하는 마약류관리자
④ 종합병원에 근무하는 마약류취급의료업자
⑤ 시·도지사의 허가를 받은 치료보호기관 의사

**해설**

**마약 사용의 금지(마약류 관리에 관한 법률 제39조)**
마약류취급의료업자는 마약 중독자에게 그 중독 증상을 완화시키거나 치료하기 위하여 다음 각 호의 어느 하나에 해당하는 행위를 하여서는 아니 된다. 다만, 치료보호기관에서 보건복지부장관 또는 시·도지사의 허가를 받은 경우에는 그러하지 아니하다.
1. 마약을 투약하는 행위
2. 마약을 투약하기 위하여 제공하는 행위
3. 마약을 기재한 처방전을 발급하는 행위

**16** 응급환자가 아닌 사람이 응급실을 내원하였다. 응급의료에 관한 법률상 응급실 의료인의 조치로 옳은 것은?

① 진료가 필요한 경우에는 타 의료기관 응급실로 이송하여야 한다.

② 환자 본인과 주치의의 동의를 얻은 후, 타 의료기관으로 이송하여야 한다.

③ 안전한 환자이송에 필요한 의료기구와 인력을 제공하면서 타 의료기관으로 이송하여야 한다.

④ 타 의료기관 이송 시, 응급환자에 해당되지 않는 이유를 설명하고 필요한 진료내용 등을 추천하여야 한다.

⑤ 진료가 필요한 경우에는 환자에게 응급실 이용료가 가산됨을 알리고 다른 응급환자처럼 진료하여야 한다.

> **해설**
>
> **응급의료의 거부금지 등(응급의료에 관한 법률 제6조)**
> ① 응급의료기관 등에서 근무하는 응급의료종사자는 응급환자를 항상 진료할 수 있도록 응급의료업무에 성실히 종사하여야 한다.
> ② 응급의료종사자는 업무 중에 응급의료를 요청받거나 응급환자를 발견하면 즉시 응급의료를 하여야 하며 정당한 사유 없이 이를 거부하거나 기피하지 못한다.
>
> > **응급환자가 아닌 자에 대한 이송기준 및 절차(응급의료에 관한 법률 시행령 제2조)**
> > ① 의료인은 응급의료기관에 내원한 환자가 응급환자에 해당하지 아니하나 진료가 필요하다고 인정되는 경우에는 응급의료에 관한 법률(이하 "법"이라 한다) 제7조의 규정에 따라 본인 또는 법정대리인의 동의를 얻어 응급실이 아닌 의료시설에 진료를 의뢰하거나 다른 의료기관에 이송할 수 있다.
> > ② 의료인은 제1항의 규정에 따라 응급환자에 해당하지 아니하는 환자를 응급실이 아닌 의료시설에 진료를 의뢰하거나 다른 의료기관에 이송하는 경우에는 당해 환자가 응급환자에 해당하지 아니하는 이유를 설명하고, 그에 필요한 진료내용 및 진료과목 등을 추천하여야 한다.
> > ③ 의료기관의 장은 제1항의 규정에 따라 응급환자에 해당하지 아니하는 환자를 다른 의료기관으로 이송한 경우 그 이송받은 의료기관, 환자 또는 그 법정대리인이 진료에 필요한 의무기록을 요구하는 경우에는 이를 즉시 제공하여야 한다.
>
> **응급환자의 이송(응급의료에 관한 법률 제11조)**
> ① 의료인은 해당 의료기관의 능력으로는 응급환자에 대하여 적절한 응급의료를 할 수 없다고 판단한 경우에는 지체 없이 그 환자를 적절한 응급의료가 가능한 다른 의료기관으로 이송하여야 한다.
> ② 의료기관의 장은 제1항에 따라 응급환자를 이송할 때에는 응급환자의 안전한 이송에 필요한 의료기구와 인력을 제공하여야 하며, 응급환자를 이송받는 의료기관에 진료에 필요한 의무기록(醫務記錄)을 제공하여야 한다.
> ③ 의료기관의 장은 이송에 든 비용을 환자에게 청구할 수 있다.
> ④ 응급환자의 이송절차, 의무기록의 이송 및 비용의 청구 등에 필요한 사항은 보건복지부령으로 정한다.

**17** 보건의료기본법상 주요질병관리체계에 속하는 것은?

① 환경 보건의료, 산업 보건의료
② 정신 보건의료, 구강 보건의료
③ 구강 보건의료, 노인의 건강증진
④ 학교 보건의료, 감염병의 예방 및 관리
⑤ 장애인의 건강 증진, 만성질환의 예방 및 관리

**해설**

**주요질병관리체계**
**주요질병관리체계의 확립(보건의료기본법 제39조)**
보건복지부장관은 국민건강을 크게 위협하는 질병 중에서 국가가 특별히 관리하여야 할 필요가 있다고 인정되는 질병을 선정하고, 이를 관리하기 위하여 필요한 시책을 수립·시행하여야 한다.
**감염병의 예방 및 관리(보건의료기본법 제40조)**
국가와 지방자치단체는 감염병의 발생과 유행을 방지하고 감염병환자에 대하여 적절한 보건의료를 제공하고 관리하기 위하여 필요한 시책을 수립·시행하여야 한다.
**만성질환의 예방 및 관리(보건의료기본법 제41조)**
국가와 지방자치단체는 암·고혈압 등 주요 만성질환(慢性疾患)의 발생과 증가를 예방하고 말기질환자를 포함한 만성질환자에 대하여 적절한 보건의료의 제공과 관리를 위하여 필요한 시책을 수립·시행하여야 한다.
**정신 보건의료(보건의료기본법 제42조)**
국가와 지방자치단체는 정신질환의 예방과 정신질환자의 치료 및 사회복귀 등 국민의 정신건강 증진을 위하여 필요한 시책을 수립·시행하여야 한다.
**구강 보건의료(보건의료기본법 제43조)**
국가와 지방자치단체는 구강질환(口腔疾患)의 예방 및 치료와 구강건강에 관한 관리 등 국민의 구강건강 증진을 위하여 필요한 시책을 수립·시행하여야 한다.

**18** 국민건강증진법상 담배에 관한 광고가 가능한 경우는?

① 국내선의 항공기 안에 스티커 부착

② 지정소매인의 영업소 외부에 포스터 부착

③ 여성을 대상으로 하는 잡지에 제품광고 게재

④ 청소년을 대상으로 하는 음악행사에 후원

⑤ 성인남성을 대상으로 하는 체육행사에 후원자로 명칭 사용

**해설**

담배에 관한 광고의 금지 또는 제한(국민건강증진법 제9조의4)

① 담배에 관한 광고는 다음 각 호의 방법에 한하여 할 수 있다.

    1. 지정소매인의 영업소 내부에서 보건복지부령으로 정하는 광고물을 전시(展示) 또는 부착하는 행위. 다만, 영업소 외부에 그 광고내용이 보이게 전시 또는 부착하는 경우에는 그러하지 아니하다.

    2. 품종군별로 연간 10회 이내(1회당 2쪽 이내)에서 잡지[잡지 등 정기간행물의 진흥에 관한 법률에 따라 등록 또는 신고되어 주 1회 이하 정기적으로 발행되는 제책(製冊)된 정기간행물 및 신문 등의 진흥에 관한 법률에 따라 등록된 주 1회 이하 정기적으로 발행되는 신문과 출판문화산업 진흥법에 따른 외국간행물로서 동일한 제호로 연 1회 이상 정기적으로 발행되는 것(이하 "외국정기간행물"이라 한다)을 말하며, 여성 또는 청소년을 대상으로 하는 것은 제외한다]에 광고를 게재하는 행위. 다만, 보건복지부령으로 정하는 판매부수 이하로 국내에서 판매되는 외국정기간행물로서 외국문자로만 쓰여져 있는 잡지인 경우에는 광고게재의 제한을 받지 아니한다.

    3. 사회 · 문화 · 음악 · 체육 등의 행사(여성 또는 청소년을 대상으로 하는 행사는 제외한다)를 후원하는 행위. 이 경우 후원하는 자의 명칭을 사용하는 외에 제품광고를 하여서는 아니 된다.

    4. 국제선의 항공기 및 여객선, 그 밖에 보건복지부령으로 정하는 장소 안에서 하는 광고

**19** 혈액관리법상 부적격혈액을 폐기처분하지 아니할 수 있는 경우는?

① 혈액제제로 수혈하는 경우

② 예방접종약의 원료로 사용하는 경우

③ 희귀질환자에게 응급으로 수혈하는 경우

④ 헌혈환급예치금을 조성하기 위해 활용하는 경우

⑤ 의료급여법에 따른 수급권자에게 무료로 수혈하는 경우

**해설**

부적격혈액 폐기처분의 예외(혈액관리법 시행령 제6조)

법 제8조제2항 단서에 따라 부적격혈액을 폐기처분하지 아니할 수 있는 경우는 다음 각 호와 같다.

1. 예방접종약의 원료로 사용되는 경우

2. 의학연구 또는 의약품 · 의료기기 개발에 사용되는 경우

3. 혈액제제 등의 의약품이나 의료기기의 품질관리를 위한 시험에 사용되는 경우

**20** 호스피스·완화의료 및 임종과정에 있는 환자의 연명의료결정에 관한 법률상 호스피스·완화의료를 제공할 수 있는 질환은?

① 만성간경화
② 급성호흡기감염증
③ 만성자기면역질환
④ 중증급성호흡기증후군
⑤ 중증열성혈소판감소증증후군

**해설**

호스피스·완화의료 및 임종과정에 있는 환자의 연명의료결정에 관한 법률 제2조

6. "호스피스·완화의료"(이하 "호스피스"라 한다)란 다음 각 목의 어느 하나에 해당하는 질환으로 말기환자로 진단을 받은 환자 또는 임종과정에 있는 환자(이하 "호스피스대상환자"라 한다)와 그 가족에게 통증과 증상의 완화 등을 포함한 신체적, 심리사회적, 영적 영역에 대한 종합적인 평가와 치료를 목적으로 하는 의료를 말한다.
　가. 암
　나. 후천성면역결핍증
　다. 만성폐쇄성호흡기질환
　라. 만성간경화
　마. 그 밖에 보건복지부령으로 정하는 질환

# 참 / 고 / 사 / 이 / 트

• 국가법령정보센터 홈페이지(www.law.go.kr)

---

**※ 본 도서의 법령 시행일 반영 현황**
- 의료법 : 21.12.30
- 감염병의 예방 및 관리에 관한 법률 : 22.12.11
- 검역법 : 22.06.22
- 후천성면역결핍증 예방법 : 20.09.12
- 국민건강보험법 : 22.12.11
- 지역보건법 : 22.08.18
- 마약류 관리에 관한 법률 : 22.12.11
- 응급의료에 관한 법률 : 22.12.22
- 보건의료기본법 : 21.03.23
- 국민건강증진법 : 22.06.22
- 혈액관리법 : 22.09.24
- 호스피스・완화의료 및 임종과정에 있는 환자의 연명의료결정에 관한 법률 : 22.03.22

# 좋은 책을 만드는 길
# 독자님과 함께하겠습니다.

도서나 동영상에 궁금한 점, 아쉬운 점, 만족스러운 점이
있으시다면 어떤 의견이라도 말씀해 주세요.
SD에듀는 독자님의 의견을 모아 더 좋은 책으로 보답하겠습니다.

## www.sdedu.co.kr

## 간호사 국가고시 보건의약관계법규

| | | |
|---|---|---|
| 개정1판1쇄 발행 | 2023년 01월 05일 (인쇄 2022년 11월 04일) | |
| 초 판 발 행 | 2021년 11월 05일 (인쇄 2021년 10월 28일) | |
| 발 행 인 | 박영일 | |
| 책 임 편 집 | 이해욱 | |
| 편 저 | 노연경 · 박문귀 · 박지영 | |
| 편 집 진 행 | 윤진영 · 김달해 | |
| 표 지 디 자 인 | 권은경 · 길전홍선 | |
| 편 집 디 자 인 | 심혜림 | |
| 발 행 처 | (주)시대고시기획 | |
| 출 판 등 록 | 제10-1521호 | |
| 주 소 | 서울시 마포구 큰우물로 75 [도화동 538 성지 B/D] 9F | |
| 전 화 | 1600-3600 | |
| 팩 스 | 02-701-8823 | |
| 홈 페 이 지 | www.sidaegosi.com | |
| I S B N | 979-11-383-3747-2(13510) | |
| 정 가 | 18,000원 | |

# SD에듀와 함께
# 간호사 면허증을
# 취득해보세요!

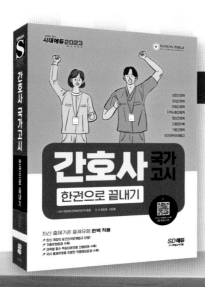

## 2023 간호사 국가고시 한권으로 끝내기

- 최신 출제 경향을 완벽하게 분석한 핵심이론
- 출제 비중이 높은 적중예상문제 수록
- 누구나 쉽게 이해할 수 있는 명쾌한 해설
- 최신 개정의 보건의약관계법규 반영

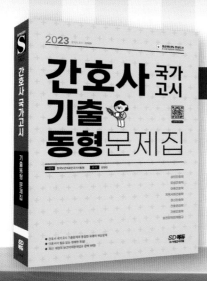

## 2023 간호사 국가고시 기출동형문제집

- 최신 출제기준과 출제유형 적용!
- 과목별 문제 구성으로 취약 과목만 학습 가능
- 이론서가 필요 없는 상세한 해설 수록!
- 최신 개정의 보건의약관계법규 완벽 반영

※ 도서의 이미지는 변경될 수 있습니다.

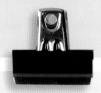
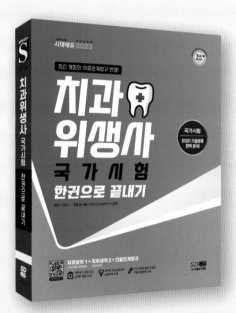

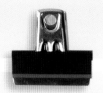
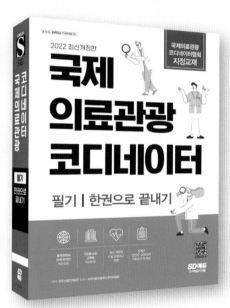

합격의 공식 **SD에듀**

www.**sdedu**.co.kr

합격을 위한 동반자,
SD에듀 동영상 강의와
함께하세요!

합 격 을 위 한 필 수 선 택 !

# 간호사
## 국가고시
# 동영상 강의

| HD 고화질 동영상 | | 1:1 맞춤 학습 | | 모바일 강의 |
|---|---|---|---|---|
| 강의 제공 | + | 문의 서비스 제공 | + | 무료 제공 |

## 수강회원을 위한 **특별한 혜택**

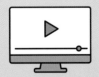

**HD 고화질 동영상 강의 제공**
보다 선명하고 뚜렷하게 고화질로 수강

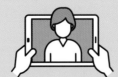

**모바일 강의 무료 제공**
언제 어디서나 자유롭게 강의 수강

**1:1 맞춤 학습 Q&A 제공**
온라인 피드백 서비스로 빠른 답변 제공